Ernährung für Golfer

Für meine Tochter Lilly,

die zwar (noch) kein Golf spielt, aber durch die Golfleidenschaft ihrer Mutter genötigt wurde, sich öfter mal ein Mittagessen selbst zu kochen.

Hinweise

Aus Gründen der besseren Lesbarkeit wird bei Personenbezeichnungen die männliche Sprachform verwendet. Gemeint ist sowohl die männliche als auch die weibliche und die diverse Form.

Das vorliegende Buch wurde sorgfältig erarbeitet. Dennoch erfolgen alle Angaben ohne Gewähr. Weder die Autorin noch der Verlag können für eventuelle Nachteile oder Schäden, die aus den im Buch vorgestellten Informationen resultieren, Haftung übernehmen.

Sollte diese Publikation Links auf Webseiten Dritter enthalten, so übernehmen wir für deren Inhalte keine Haftung, da wir uns diese nicht zu eigen machen, sondern lediglich auf deren Stand zum Zeitpunkt der Erstveröffentlichung verweisen.

DR. ALEXA IWAN

ERNÄHRUNG für Golfer

CLEVER ESSEN FÜR EIN BESSERES HANDICAP

MEYER & MEYER VERLAG

Ernährung für Golfer

Bibliografische Information der Deutschen Nationalbibliothek

Die Deutsche Nationalbibliothek verzeichnet diese Publikation in der Deutschen Nationalbibliografie; detaillierte bibliografische Details sind im Internet über <http://dnb.d-nb.de> abrufbar.

Auckland, Beirut, Dubai, Hägendorf, Hongkong, Indianapolis, Kairo, Kapstadt, Manila, Maidenhead, Neu-Delhi, Singapur, Sydney, Teheran, Wien

Member of the World Sport Publishers' Association (WSPA)

Gesamtherstellung: Print Consult GmbH, München

MIX
Paper from responsible sources
FSC® C084279

978-3-8403-7772-3

E-Mail: verlag@m-m-sports.com

www.dersportverlag.de

Inhalt

Die Ernährung ist nicht das Höchste im Leben – sie ist der Nährboden, auf dem das Höchste gedeihen und verderben kann.

Dr. Maximilian Oskar Bircher-Benner

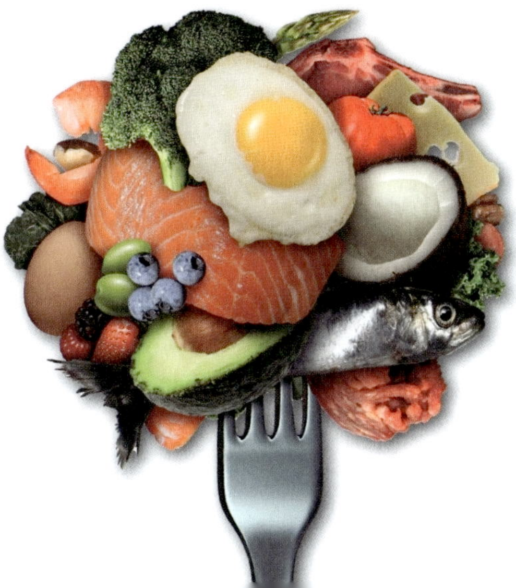

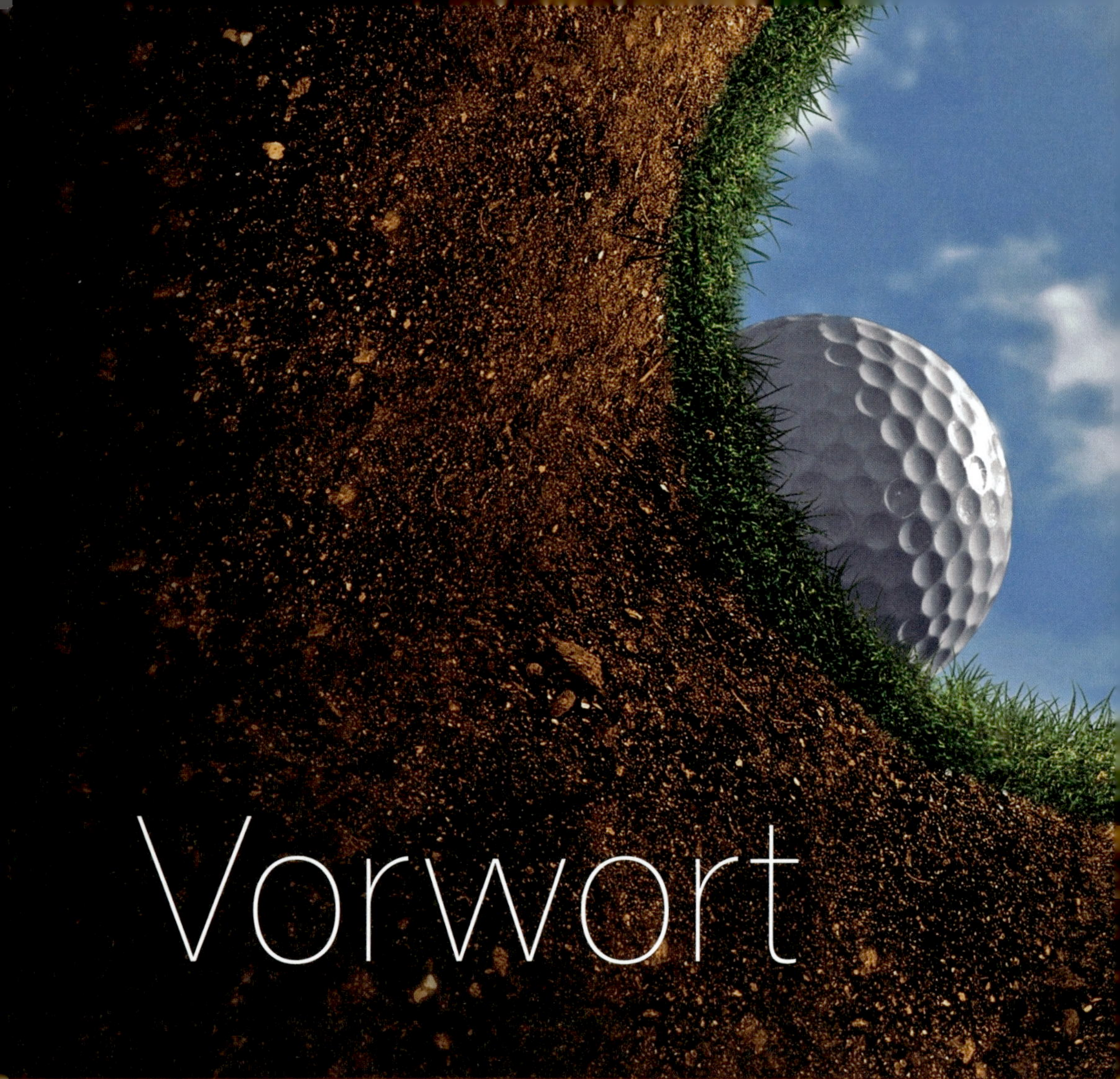

Vorwort

Golf ist doch kein richtiger Sport …

denken Menschen, die noch nie Golf gespielt haben. Und genau das habe ich auch viele Jahre lang gedacht. Ich spielte relativ ambitioniert Tennis, mein Mann war bereits zum Golf gewechselt und versuchte regelmäßig, mich zum Mitmachen zu animieren. Keine Chance.

Fünf Jahre lang bin ich nicht ein einziges Mal mit ihm auf den Golfplatz gefahren, um mir das Ganze auch nur anzuschauen. Golf war für mich kein Sport. Ich konnte mir partout nicht vorstellen, worin die Faszination beim Golfspiel liegen und inwiefern eine Golfrunde eine sportliche Herausforderung sein sollte.

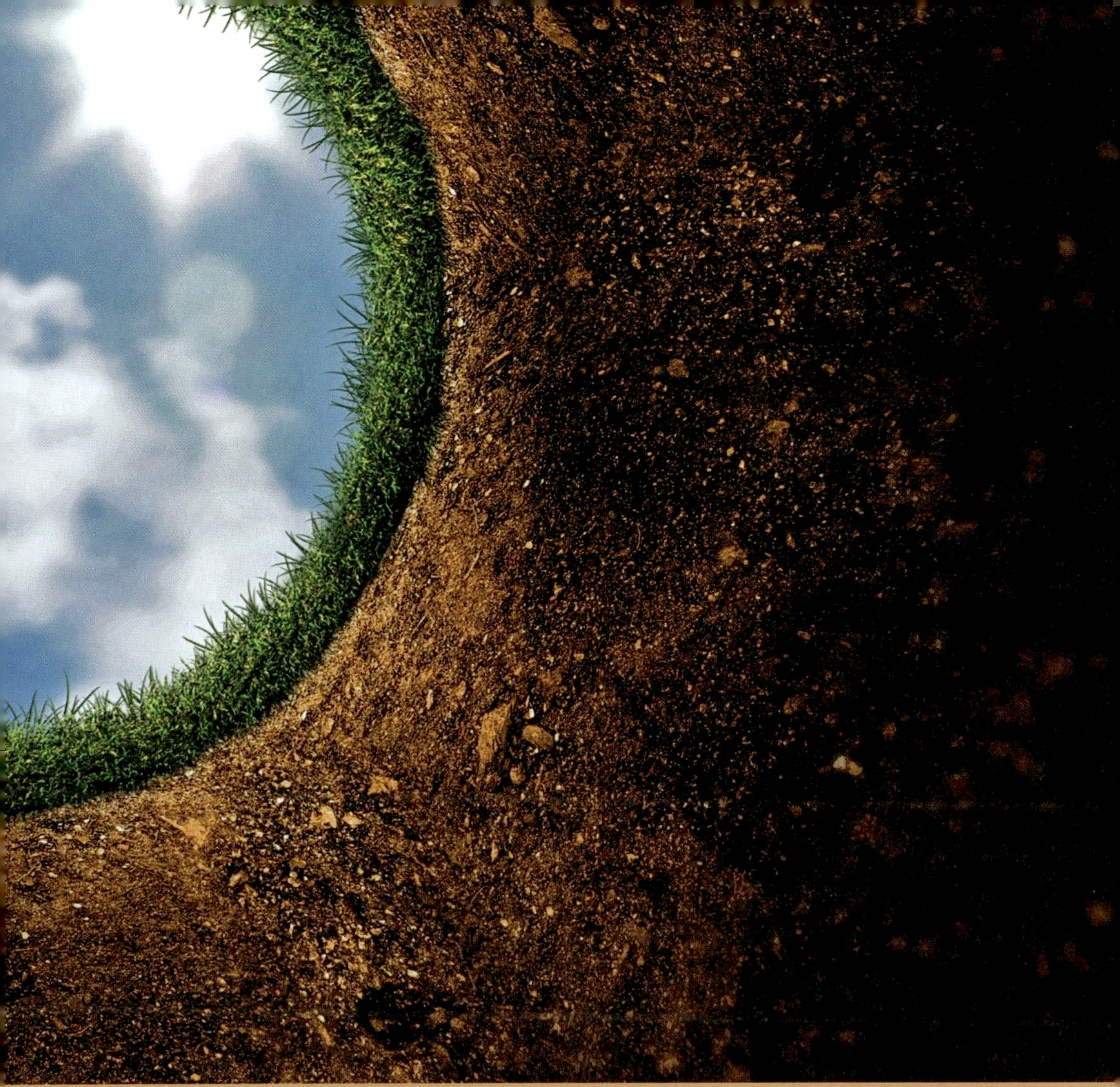

Doch dann bekam ich von meinem Gatten einen Platzreifekurs zum Geburtstag geschenkt. Meine Freude war ... sagen wir mal: überschaubar. Aber da der Kurs bezahlt war, habe ich ihn schlussendlich auch besucht. Wir waren eine nette Gruppe und die Golflehrerin gab sich viel Mühe mit uns.

Einer der Teilnehmer schloss den Kurs mit Handicap 36 ab. Ich erhielt nach der Prüfung eine Urkunde über eine bestandene Platzreife – mit dem Hinweis, dass ich Handicap 54 leider um einen Punkt verfehlt hätte. Man kann also nicht wirklich sagen, dass ich auffallend talentiert gewesen wäre. Doch ich hatte Blut geleckt.

Und vor allem war mein Ehrgeiz geweckt: Ich wollte wissen, wie dieses Spiel funktioniert und ich wollte es unbedingt besser spielen können. Im darauf folgenden Jahr bin ich aus dem Tennisclub ausgetreten, spiele seitdem leidenschaftlich (und so oft es geht!) Golf. Und da ich ein leistungsorientierter Mensch bin, der gerne weiß, wo er im Vergleich steht, mag ich das Wettkampfgeschehen.

Bei diesen Leistungsvergleichen im Rahmen von Turnierrunden fällt mir eines immer wieder auf: Viele meiner Flightpartner (es spielt keine Rolle, welches Handicap) scoren auf den letzten Löchern einer 18-Loch-Runde tendenziell schlechter als zu Rundenbeginn. Dies ist natürlich zunächst einmal nur eine individuelle Beobachtung, ich kann dazu keine Statistik aus dem Hut zaubern, die meine Aussage wasserfest belegen würde.

Aber beobachten Sie doch einmal Ihr eigenes Spiel. Können Sie Ihr Leistungsniveau auf einer Golfrunde regelmäßig nach hinten halten oder sogar noch steigern? Oder ist an den letzten Löchern doch häufiger mal „die Luft raus"?

Wenn Sie die zweite Frage für sich selbst mit einem (zerknirschten) Ja beantworten, dann halten Sie das richtige Buch in den Händen! Denn genau in dieser Situation kann Ihnen eine clevere Ernährungs- und Verpflegungsstrategie enorm helfen. Was mein eigenes Spiel angeht, so bin ich überzeugt: Es ist mein Essen im Alltag sowie das, was ich auf einer Runde bzw. vor und während eines Turniers zu mir nehme, weshalb ich relativ konstant auch an Loch 18 noch die gleiche Leistung abrufen kann wie an Loch 4. (Gemeint ist dabei eine für mich persönlich gute Leistung, keine objektive Spitzenleistung.)

Denn Fakt ist: Kondition, golferisches Können, taktisches Vermögen, Mindset, Motivationsstrategien – das alles nützt Ihnen nicht mehr so wahnsinnig viel, wenn Ihr Blutzucker an Loch 16 im Keller ist oder ein Flüssigkeitsverlust Ihre Gehirnzellen trockenlegt.

Spitzensportler wissen es längst: Für konstante und überdurchschnittliche sportliche Erfolge kommt es auf jedes Detail an. Und die Ernährungsweise eines Sportlers ist eines dieser Details. Und zwar ein extrem Wichtiges. Ich bin Ernährungswissenschaftlerin und ich habe noch keinen Sportler erlebt, der seine Leistung durch besseres Essen nicht noch steigern oder zumindest dauerhaft stabilisieren konnte.

Dass auch Golfer auf der Tour heutzutage immer mehr auf ihre Ernährung achten und wie sich die Wahrnehmung des Themas in den letzten Jahrzehnten gewandelt hat, erzählen einige Topspieler in diesem Buch. Natürlich gibt es, je nach Sportart, große Unterschiede bezüglich der Lebensmittelauswahl. Eine Marathonläuferin braucht etwas ganz anderes als eine Golfspielerin. Ein Fußballer sollte anderes essen als ein Triathlet. Aber am Ende profitieren sie alle von einer cleveren Ernährungsstrategie.

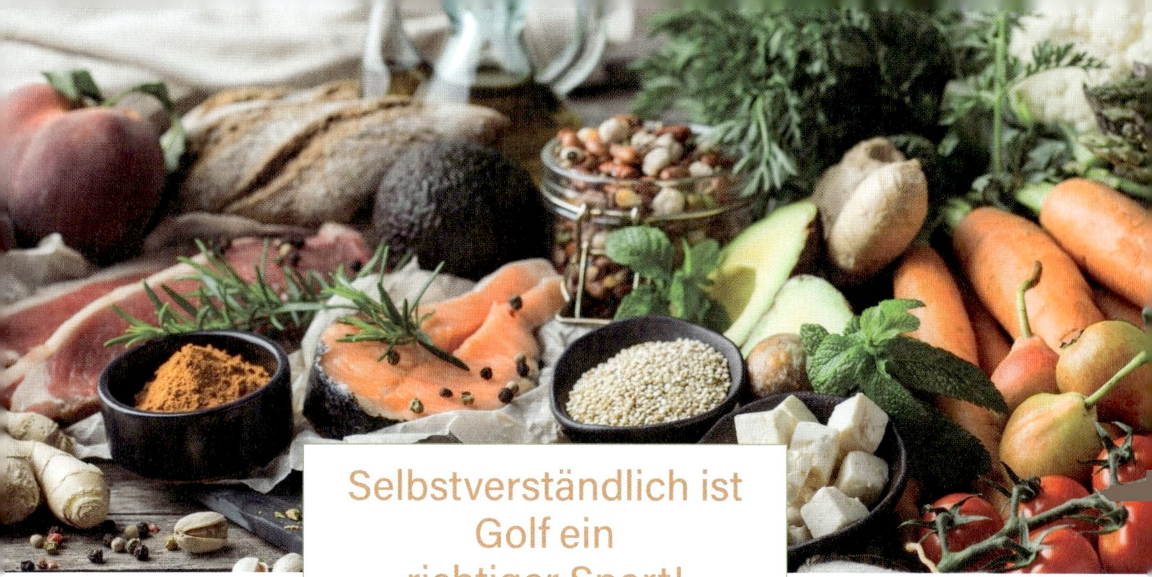

Selbstverständlich ist Golf ein richtiger Sport!

Und das gilt genauso auch für ambitionierte Freizeitgolfer! Eine 18-Loch-Golfrunde dauert zwischen vier und fünf Stunden. Die Konzentration über so eine lange Zeitspanne gleichmäßig hoch zu halten, ist nicht einfach. Die Leistungsfähigkeit und Reaktionsfähigkeit der Muskulatur über so eine lange Strecke aufrechtzuerhalten, obwohl (bzw. weil) zwischen den einzelnen Schlägen/Schwüngen immer wieder Pausen liegen, ist ebenfalls nicht einfach. Sich von nervigen Flightpartnern nicht stressen zu lassen, ist nicht einfach. Aufregung, Nervosität und Herzklopfen vor dem Abschlag oder während eines Turniers im Griff zu behalten, ist nicht einfach.

In all diesen Situationen kann Ihnen richtiges Essen helfen. Plus: Sie können mit bestimmten Nährstoffen die Regenerationsfähigkeit Ihrer Muskulatur so verbessern, dass Sie nach einem anstrengenden Turnier rasch und ohne Ermüdungssymptome auf die nächste Runde gehen können.

Ich habe es schon oft gesagt und an anderen Stellen geschrieben – und mein Credo gehört natürlich auch in dieses Buch: **Eine gesunde Ernährung ist die beste Investition in sich selbst!**

Auf den folgenden Seiten möchte ich Ihnen zeigen, wie Sie die Power natürlicher Lebensmittel nutzen können, um Ihre Performance auf dem Golfplatz (aber auch in anderen Bereichen Ihres Lebens!) zu verbessern – und so auch noch am letzten Loch einen guten Score spielen.

Denn selbstverständlich ist Golf ein richtiger Sport ☺.
In diesem Sinne: Ein schönes Spiel, viel Erfolg und ... guten Appetit!

Herzlichst
Alexa Iwan

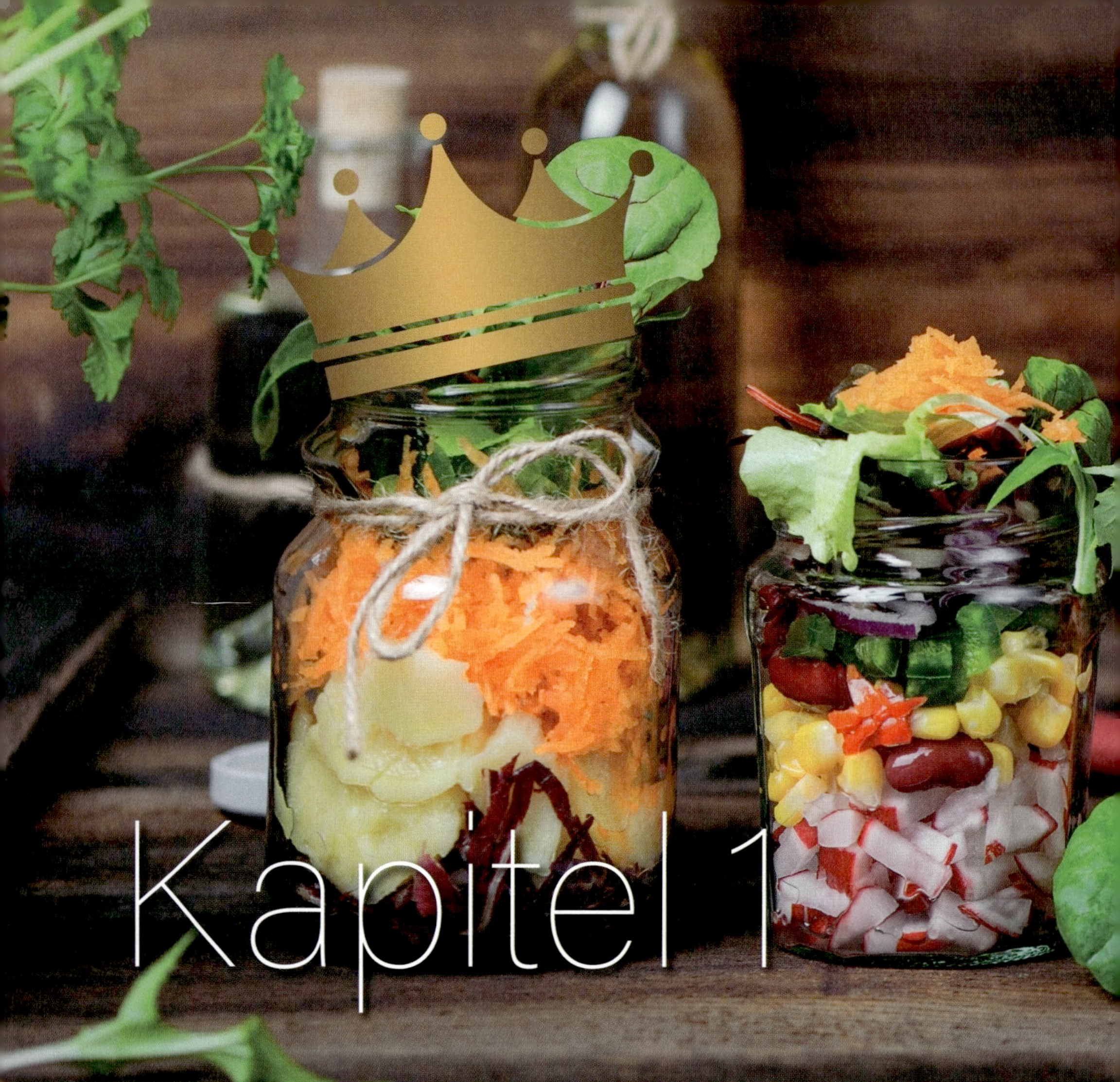

Ohne stabile Basis wackelt die Krone

Kein Sportler, und es spielt dabei keine Rolle, ob Profi oder Amateur, würde ernsthaft bestreiten, dass regelmäßiges Training sehr wichtig ist für sportliche Erfolge im Wettkampf. Im Training wird geübt, wird die Grundlage für korrekte Bewegungsabläufe gelegt, wird der Körper an Belastungen und der Geist an Herausforderungen gewöhnt.

Im Golfsport sagt man gerne: Meister werden im Winter gemacht. Im Training. Während der winterlichen Übungseinheiten auf der Driving Range, wenn über mehrere Wochen kein Turnier „stört". Genau hier und in dieser Zeit wird die Basis für spätere Bestrunden geschaffen.

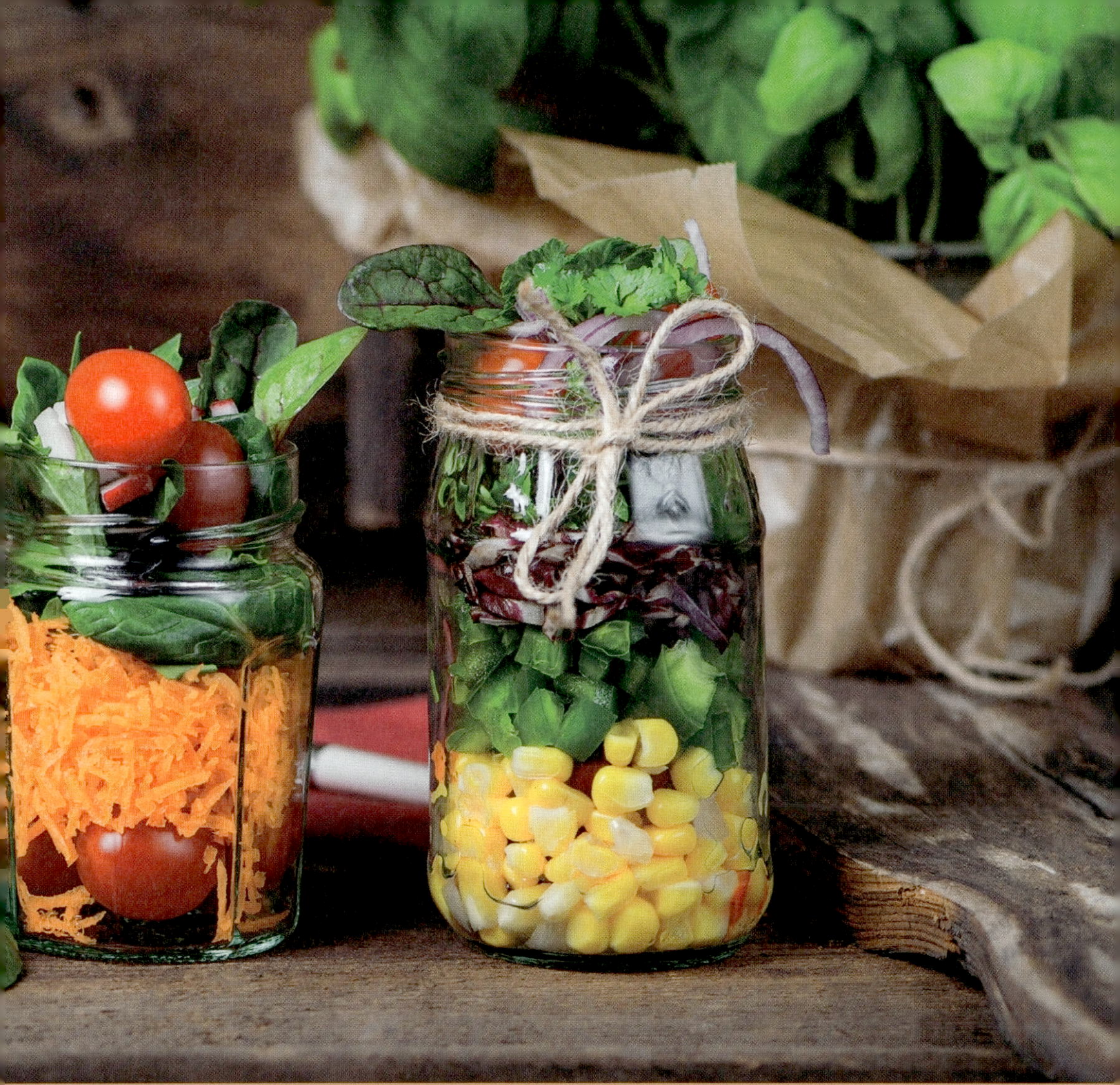

Mit der Ernährung verhält es sich nicht anders. Wenn Sie das Potenzial von Nahrungsmitteln für Ihren Erfolg nutzen möchten, dann sollten Sie damit nicht erst auf der Runde anfangen.

Die Basis muss bereits vorher gelegt worden sein – Wochen bzw. am besten sogar Monate im Vorfeld. Sprich: in Ihrem Alltag. Denn die Basis ist Ihre Alltagsernährung. Das, was Sie tagtäglich essen und trinken. Eine ausgewogene Alltagsernährung steigert Ihre Leistungsfähigkeit körperlich und mental.

Sie ist der Nährboden, auf dem

- Fitness,
- Kraft,
- Schnellkraft,
- Stärke,
- Ausdauer,
- Belastbarkeit,
- Konzentrationsfähigkeit,
- ein stabiles Immunsystem sowie
- eine gute Regenerationsfähigkeit

gedeihen können.

Und wenn Sie anschließend im Wettkampf clever agieren und zum richtigen Zeitpunkt das Richtige essen bzw. trinken, dann ist es möglich, die entscheidenden Schläge einzusparen, um gegebenenfalls ein Handicap zu verbessern. Ist Ihr Körper hingegen nur unzureichend oder unausgewogen mit Nährstoffen versorgt, wird auch das teuerste Sportgetränk und der vielversprechendste Müsliriegel während einer Turnierrunde nicht mehr sein als eine Krücke. Oder anders ausgedrückt: Es sind Placebos, die Sie glauben machen, einen positiven Effekt auf Ihre Leistung zu haben – die aber in Wirklichkeit nur wenig ausrichten können, weil die Grundlage fehlt.

Unser Essen bzw. unsere Lebensmittel machen uns nicht nur satt, sondern versorgen unseren Körper mit lebenswichtigen Substanzen. Den meisten Menschen ist in diesem Zusammenhang (zumindest theoretisch) klar, dass eine schlechte und ungesunde Ernährungsweise auf Dauer zu körperlichen Beeinträchtigungen führt. Trotzdem ist der Absatz an industriellem Fast Food und künstlichen Fertiglebensmitteln ungebrochen hoch.

Selbstkochen macht ja (angeblich) sehr viel Arbeit. Umgedacht wird oft erst, wenn die Gelenke wehtun, der Rücken streikt oder ein Arzt streng schaut. Auch auf die Gefahr hin, dass ich mich wiederhole, sage ich es an dieser Stelle gerne noch einmal: **Gesunde Ernährung ist die beste Investition in sich selbst!**

Um gut, besser oder sogar hervorragend Golf zu spielen, brauchen Sie Ihren Körper. Und der braucht anständiges Futter. Ansonsten wird das nix mit den sportlichen Highlights. Zumindest nicht auf Dauer.

Stellen Sie sich Ihren Körper als Auto vor. Ein Auto braucht eine stabile Karosserie. Wenn Sie diese nicht pflegen, wird die Karosserie irgendwann an allen Ecken und

Wenn Sie's genau wissen möchten

Eiweiß, Fett und Kohlenhydrate heißen *Makronährstoffe*, weil die Mengen, die wir davon täglich benötigen, im Grammbereich liegen. Von Mineralstoffen (z. B. Kalzium, Magnesium) oder Vitaminen brauchen wir dagegen nur einige Milligramm bzw. zum Teil sogar nur einige Mikrogramm täglich. Deshalb nennen wir sie *Mikronährstoffe*.

Enden rosten. Dann fahren Sie nur noch eine Klapperkiste. Ein Auto braucht außerdem ein gutes Motoröl. Füllen Sie stattdessen Salatöl in den Öltank Ihres Wagens, wird Ihnen der Motor was husten.

Und: Ein Auto fährt nur mit dem richtigen Benzin. Betanken Sie einen rassigen Zwölfzylinder mit Diesel, so wird er nicht anspringen bzw. kaputtgehen. Ähnlich reagiert auch Ihr Körper, wenn Sie ihm dauerhaft wesentliche Nährstoffe vorenthalten oder mit den falschen Nährstoffen (über-)betanken.

Die „Karosserie" unseres menschlichen Körpers sind unsere Knochen und unsere Muskeln. Der Muskelbaustoff schlechthin ist Eiweiß. Knochen hingegen brauchen, damit sie stabil bleiben, vor allem Kalzium und Vitamin D. Das Motoröl für unseren Körper besteht aus einem guten Mix aus verschiedenen pflanzlichen Ölen und gegebenenfalls tierischen Fetten. Und das Benzin, also der Treibstoff, sind für uns Menschen die Kohlenhydrate.

In den folgenden Kapiteln möchte ich Ihnen zeigen, wie sich aus den drei Makronährstoffen Eiweiß, Fett und Kohlenhydrate sowie ausgewählten (sprich: für Sportler relevanten) Mikronährstoffen eine ausgewogene und leistungssteigernde Basisernährung zusammenstellen lässt.

Möglicherweise werden Sie an dieser Stelle einwenden, dass wir hier in Europa aber doch in einem Schlaraffenland leben, sodass ein Nährstoffmangel eigentlich eher unwahrscheinlich sein sollte. Das ist im Prinzip richtig. Echte Unterernährung und echte Nährstoffmangelzustände sehen wir in Deutschland sehr selten.

Eine Ausnahme bildet z. B. die Vitamin-B_{12}-Versorgung bei Menschen (vor allem bei Kindern), die sich jahrelang vegan ernährt haben oder wurden und keine Ergänzungspräparate verwenden. Hier kommt es zu schweren Nervenschädigungen als Symptom eines echten Nährstoffmangels.

In den meisten anderen Fällen handelt es sich dagegen um eine Nährstoffunterversorgung. Diese kann durch einen temporär erhöhten Bedarf (Schwangerschaft, Stillzeit, Leistungssport, Krankheit) entstehen oder aber durch eine generell unausgewogene und einseitige Ernährung sowie häufige Diäten.

In beiden Fällen nützt es übrigens nichts, einfach irgendwelche Multivitamin-/Multimineralpräparate einzuwerfen, denn hoch dosiert blockieren sich diese Mikronährstoffe zum Teil gegenseitig in der Aufnahme. Außerdem beeinflussen sie die Wirkung bestimmter Arzneimittel (vgl. Tabelle der Verbraucherzentrale NRW: *Was Nahrungsergänzungsmittel verschweigen dürfen*. Link im Anhang). Es ist also alle Male besser, sicherer und vor allem leckerer, seinen Nährstoffbedarf über natürliche Lebensmittel zu decken.

Neben einer Unterversorgung mit einzelnen Mikronährstoffen gibt es in unserem Schlaraffenland aber auch das gegenläufige Problem: nämlich die Überversorgung mit Makronährstoffen, allen voran den Kohlenhydraten. Dies führt nicht nur zu ungeliebten Polstern an Bauch, Beinen und Po, sondern beeinträchtigt auch die Leistungsfähigkeit. Und zwar insbesondere im Sport.

Natürlich muss ein Golfer während einer 18-Loch-Runde nicht die gleiche körperliche Anstrengung vollbringen wie ein Marathonläufer oder ein Tennisspieler. Aber Sie haben sicher bemerkt, dass sowohl die Topspieler auf der PGA Tour als auch die Spie-

FORE!

Ich spreche in diesem Buch bewusst von *ausgewogener* und nicht von *gesunder* Ernährung. Denn eine ausgewogene Ernährung ist am Ende des Tages eine gesunde Ernährung. Der Begriff „gesunde Ernährung" ist mir persönlich inzwischen zu dogmatisch besetzt. Die meisten Menschen wissen sehr gut, welche Lebensmittel als eher gesund und welche als eher ungesund einzustufen sind. Darf man die Ungesunden deswegen nicht essen?

Ich finde, das kommt immer darauf an, wie man sich grundsätzlich ernährt. Wer 80 Prozent seiner Mahlzeiten frisch und vitalstoffreich gestaltet, der kann bei den restlichen 20 Prozent auch mal fünfe gerade sein lassen. Die Menschheit hätte nicht so lange überlebt, wenn unser Körper nicht in der Lage wäre, Ernährungsfehler auszugleichen. Wichtig ist nur, dass man sich bei der Einschätzung des 80:20-Verhältnisses nicht ständig selbst beschummelt.

lerinnen auf der Ladies Tour seit Jahren auf Fitness setzen und neben Golftrainern auch Athletiktrainer im Team haben, um ihre Körper bestmöglich in Form zu halten.

Wenn Sie also Ihre Ernährung nicht nur im Sinne eines besseren Golfscores optimieren, sondern auf diese Weise auch gleichzeitig Körpergewicht reduzieren möchten, so gebe ich Ihnen in Kap. 5 hierzu einige konkrete Tipps. An den Empfehlungen für eine ausgewogene Basisernährung ändert das nichts – diese werde ich Ihnen im ersten Teil des Buchs erläutern.

In Kap. 3 gebe ich Ihnen dann konkrete Ernährungsempfehlungen für die Phasen vor, während und nach einer Golfrunde bzw. eines Turniers. Wenn Sie ungeduldig sind, können Sie jetzt natürlich direkt dorthin vorblättern. Allerdings bildet Kap. 1 die Grundlage für das Verständnis der konkreten Golf-Ernährungsempfehlungen.

1.1 Mit der richtigen Menge Eiweiß zum Bogey

Die meisten Sportler sind zunächst einmal sehr am Thema Eiweiß interessiert. Eiweiß verspricht Muskeln und Muskeln versprechen sportliche Erfolge. Schön wär's, wenn es so einfach wäre ...

Um es gleich vorneweg zu sagen: Eiweiß alleine baut keine Muskeln auf. Dafür ist zwingend auch körperliche Anstrengung nötig. Aber ohne eine gute Eiweißversorgung wäre umgekehrt auch ein Workout einfach nur anstrengend und hätte keine sichtbaren Auswirkungen auf den Körperbau.

Tatsächlich ist Eiweiß (Protein) einer der wichtigsten Nährstoffe für den menschlichen Körper. Denn jede einzelne unserer Billionen von Körperzellen besteht aus Eiweiß.

Wir haben mehr als 300 verschiedene Zelltypen, die alle ganz unterschiedliche Aufgaben haben. Es gibt Leberzellen, Muskelzellen, Hautzellen, Darmzellen, Ner-

Wenn Sie's genau wissen möchten

Der Begriff *Protein* wurde Mitte des 19. Jahrhunderts von dem schwedischen Chemiker Jöns Jakob Berzelius eingeführt. Er hatte es von dem griechischen Wort „protos" abgeleitet, was so viel bedeutet wie „das Erste" oder „das Wichtigste". Damit wollte Berzelius die Bedeutung der Proteine für das Leben deutlich machen.

venzellen, Blutzellen usw. Alle diese verschiedenen Körperzellen haben eine spezifische Lebensdauer. So werden Muskelzellen ungefähr 15 Jahre alt, Hautzellen hingegen nur etwa 4-5 Wochen. In jeder Minute unseres Lebens sterben also unzählige Zellen ab und müssen erneuert werden. Dafür braucht der Körper ausreichend Eiweiß.

Das Gleiche gilt für Kinder im Wachstum und für Erwachsene, die Körpermasse (sprich: Muskeln) aufbauen möchten: Ohne eine ausreichende Eiweißzufuhr läuft hier nichts.

Eiweiße bilden aber nicht nur unsere Körpergrundmasse, sondern auch andere lebenswichtige Substanzen – wie z. B. Hormone, Enzyme, Antikörper, Blutgerinnungsfaktoren und Neurotransmitter. Das heißt, dass auch unser Stoffwechsel nur dann reibungslos funktioniert, wenn die Eiweißversorgung gesichert ist. Für Sie als Golfer sind dabei einige Neurotransmitter von besonderer Bedeutung.

Gut gelaunt und rhythmisch schwingen

Haben Sie schon einmal einen Schläger an einem Loch liegen gelassen? Oder sich nach einem taktisch unklugen Schlag gefragt: Mein Gott, wieso habe ich so eine blöde Entscheidung getroffen?

Solche Patzer können unter anderem passieren, wenn Sie Ihren gewohnten Kaffee vor der Runde nicht bekommen haben und Ihr Hirn aufgrund des Koffeinentzugs etwas träge ist. Aber kennen Sie auch die Situation, dass an manchen Tagen Ihr eigentlich recht runder Schwung komplett aus dem Rhythmus ist? Und dass Sie das so richtig doll nervt?

Koordinationsschwierigkeiten dieser Art, Stimmungstiefs und die oben beschriebenen situativen Konzentrationslücken können auch damit zusammenhängen, dass Ihre Neurotransmitter gerade nicht ganz auf der Höhe sind. Denn es ist erwiesen, dass Wachheit, Aufmerksamkeit, Laune sowie die Auslösung und Kontrolle von Bewegungen von der Konzentration bestimmter Neurotransmitter im Gehirn und Gewebe abhängen.

Neurotransmitter (teilweise auch Neurohormone genannt) sind nichts anderes als Botenstoffe. Und zwar die Botenstoffe unseres Nervensystems. Über sie werden Signale von einer Nervenzelle an die andere geleitet. Neurotransmitter werden von sämtlichen Nervenzellen unseres Körpers gebildet, im kleinen Zeh genauso wie in der Nasenspitze – aber eben auch im Gehirn und in den Muskeln.

Man kann im Sport schneller oder besser werden, indem man seine Muskeln trainiert. Aber man kann seine Leistung auch über den neuronalen Bereich steigern. Für Sportler relevant sind dabei vor allem die Neurotransmitter Noradrenalin, Dopamin, Acetylcholin und Serotonin.

- *Noradrenalin* steuert Wachheit, Fokus und Konzentrationsfähigkeit. Dieser Neurotransmitter wird in besonders anspruchsvollen Situationen ausgeschüttet, die ein Höchstmaß an Aufmerksamkeit erfordern. Sobald Noradrenalin das Spielfeld betritt, ist man wach und voll da. Für mich persönlich ist zum Beispiel der Abschlag an Tee 1 eine Situation, in der ich genau das sein möchte. Noradrenalin kann allerdings auch Stresshormone anlocken – nämlich immer dann, wenn Sie die Situation nicht mehr als positiv herausfordernd, sondern als negativ überfordernd und stressig empfinden (s. Kap. 2.2).

- *Dopamin* ist einerseits der Zündstoff für Bewegungen und sorgt andererseits für gute Stimmung und Glücksgefühle. In unserem Gehirn gibt es zwei große, sogenannte ***dopaminerge*** Systeme. Über das eine System werden willkürliche Bewegungen gesteuert. Es gibt Krankheiten, wie zum Beispiel Morbus Parkinson, bei denen die dopaminergen Nervenzellen im Gehirn absterben. Dann können Bewegungsimpulse nicht mehr richtig weitergeleitet werden. Die Betroffenen bewegen sich deshalb nur mehr schleppend und haben zum Teil keine Kontrolle über ihre Motorik. Für koordinierte Bewegungen, wie einen gut gekoppelten (runden) und rhythmischen Golfschwung, brauchen Sie also unbedingt ausreichend Dopamin. Das zweite dopaminerge System ist unser Belohnungssystem im Gehirn. Wird es angeregt, fühlen wir uns motiviert. Die Stimmung und das Selbstbewusstsein steigen. Genau diesen Effekt lösen z. B. Drogen wie Kokain im Übermaß aus, denn sie verhindern den Abbau von Dopamin. Auf dem Golfplatz führt eine ausreichende Menge an Dopamin dazu, dass Sie sich gut fühlen und mit Selbstvertrauen spielen können.

- *Acetylcholin* ist der Botenstoff, mit dem die Nervenzellen den Muskel dazu bringen, sich zu kontrahieren. Vielleicht haben Sie in diesem Zusammenhang schon einmal von dem Pfeilgift Curare gehört: dieses blockiert die Acetylcholinwirkung, sodass sich die Muskeln nicht mehr zusammenziehen können. Da mit dem Gift auch die Lungenmuskulatur gelähmt wird, führt eine Vergiftung mit Curare zum Ersticken. Wenn Sie mit einem Golfschläger hohe Schlägerkopfgeschwindigkeiten erzielen möchten, dann darf Acetylcholin auf keinen Fall fehlen.

- *Serotonin* wird bekanntlich als DER Glücksbotenstoff bezeichnet. Serotonin sorgt aber nicht nur für ein gutes seelisches Gleichgewicht, sondern auch für eine reibungslose Informationsverarbeitung im Gehirn. Das ist auf dem Golfplatz wichtig – insbesondere, wenn Entscheidungen in kurzer Zeit getroffen werden müssen und ungewöhnliche Balllagen kreative Lösungen verlangen.

Um alle diese Neurotransmitter, Hormone, Enzyme, Muskel- und Körperzellen zu bilden, braucht unser Körper also Proteine. Über die Nahrung stehen uns dafür zwei verschiedene Quellen zur Verfügung: das Eiweiß aus pflanzlichen Lebensmitteln sowie das Eiweiß aus tierischen Lebensmitteln.

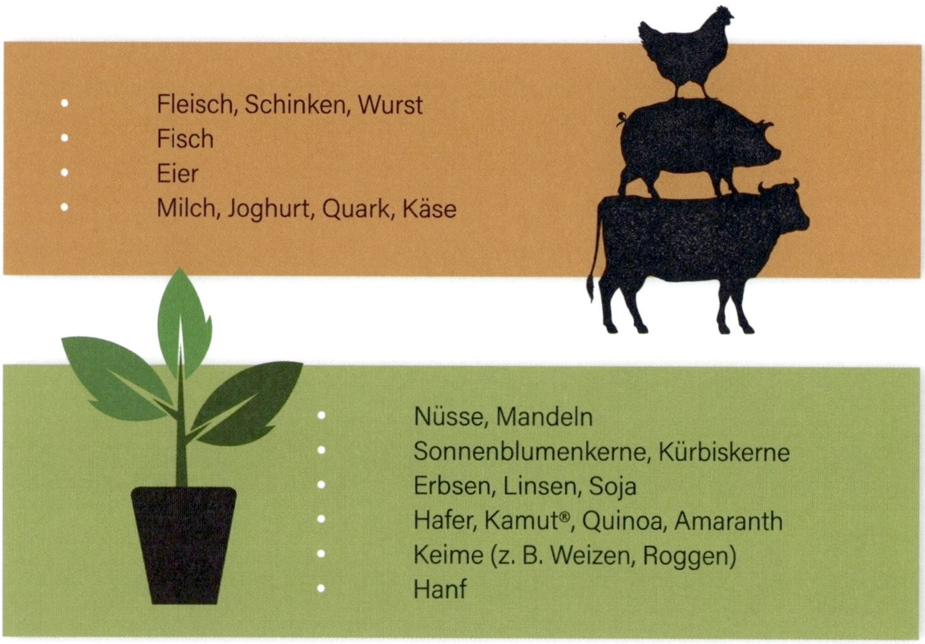

Abb. 1: Eiweißreiche Lebensmittel

Für jede Sorte Eiweiß, die Sie essen, gilt: Proteine sind ziemlich komplexe Moleküle, die unser Körper während des Verdauungsprozesses im Magen und Dünndarm in Einzelteile zerlegt. Diese Einzelteile nennt man Aminosäure. Insgesamt gibt es 20 verschiedene Aminosäuren, aus denen sämtliche Proteine, die es in unserem Körper gibt, gebildet werden können.

Nach einem eiweißhaltigen Essen steht dem Organismus also ein Pool an einzelnen Aminosäuren zur Verfügung, aus denen er neue Proteine – und damit Zellen – aufbauen kann. Dies passiert in der Leber. Das System ist ein Meisterwerk der Natur, denn jedes Protein hat einen ganz spezifischen Bauplan.

Stellen Sie sich die Aminosäuren als Dreiecke vor. Je nachdem, wie Sie die einzelnen Dreiecke zusammensetzen, können Sie ganz unterschiedliche Figuren (= unterschiedliche Proteine) daraus bilden. So entsteht zum Beispiel das Kollagen in der Haut, das Hämoglobin in den roten Blutkörperchen oder Myosin und Actin in der Muskulatur.

Alle diese verschiedenen Proteine unterscheiden sich sowohl in der Sorte von Aminosäuren, aus denen sie zusammengesetzt sind, als auch in der Menge. Proteine enthalten zwischen 50 und 2.000 Aminosäuren! Man schätzt, dass es im menschlichen Körper mehr als eine Million verschiedene Proteine gibt.

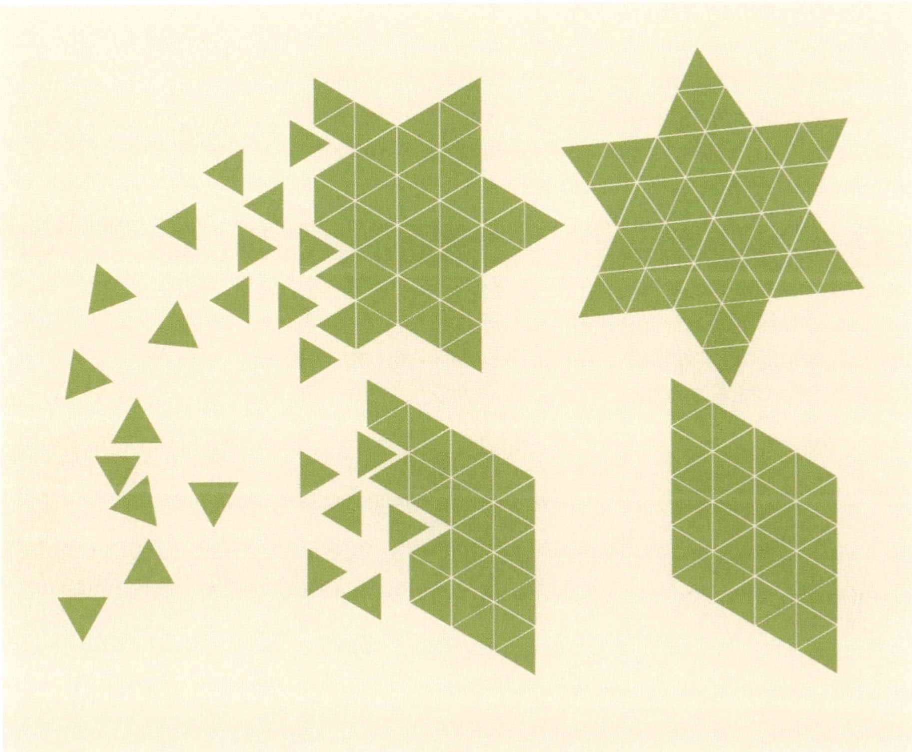

Abb. 2: Aus 20 Aminosäuren lassen sich x-tausende, völlig unterschiedliche Proteine bilden. Abb. modifiziert nach www.workshopernaehrung.de

Die meisten Aminosäuren sind von ihrer Molekülstruktur so aufgebaut, dass sie ineinander umgewandelt werden können. Ein Beispiel: Ein bestimmtes Protein in der Darmwand wird aus den Aminosäuren A, B, C, D und E gebildet. Aufgrund einseitiger Ernährung stehen aber nicht genügend Aminosäuren der Sorte E zur Verfügung. In diesem Fall kann unser Körper z. B. die Aminosäure A in die Aminosäure E umbauen. Problem gelöst? Für diesen speziellen Fall ja, aber nicht generell ...

Denn leider funktioniert dieses „Ineinanderumbauen" nur mit 11 der insgesamt 20 Aminosäuren. Bei den restlichen neun geht das nicht. Diese neun Aminosäuren bezeichnet man als essentielle, also lebenswichtige Aminosäuren. Wir müssen sie zwingend mit der Nahrung aufnehmen, weil der Körper sie nicht aus anderen Aminosäuren selbst herstellen kann. Und genau deshalb ist es so wichtig, sich ausgewogen und abwechslungsreich zu ernähren und möglichst unterschiedliche Eiweißquellen für die Versorgung zu nutzen.

An dieser Stelle kommt das Thema Eiweißqualität ins Spiel. Denn es gibt Eiweiße, die sind unserem menschlichen Eiweiß ähnlicher als andere. Dies gilt (mit wenigen Ausnahmen, s. Tab. 2) für alle Eiweiße aus tierischen Quellen – also für Eier, Fleisch, Fisch und Milchprodukte.

Um einen theoretischen Vergleich zu schaffen, wurde die Klassifizierung der ***biologischen Wertigkeit*** eingeführt. Hierbei gilt: Die biologische Wertigkeit einer Eiweißsorte ist umso höher, je mehr menschliches Eiweiß daraus gebildet werden kann. Um das Ganze anschaulich zu machen, hat man das Eiweiß des Hühnereis (Volleiprotein) mit dem Wert 100 belegt.

Denn das Protein aus Hühnereiern galt lange Zeit als das hochwertigste Eiweiß, das wir kennen. Der Grund dafür ist, dass Hühnereiprotein sämtliche neun essentiellen Aminosäuren enthält. Aufgrund der Zahl 100 könnte man sich jetzt also theoretisch vorstellen, dass aus 100 Gramm Hühnereieiweiß in unserem Körper

Tab. 1: Übersicht über essentielle und nicht-essentielle Aminosäuren

Wenn Sie's genau wissen möchten

Essentielle Aminosäuen (lebenswichtig, unentbehrlich)	Nicht-essentielle Aminosäuren
Histidin, Isoleucin, Leucin, Lysin, Methionin, Phenylalanin, Threonin, Tryptophan, Valin	Alanin, Arginin, Asparagin, Asparaginsäure, Cystein, Glutamin, Glutaminsäure, Glycin, Prolin, Serin, Tyrosin

100 Gramm menschliches Eiweiß gebildet werden ... was natürlich Quatsch ist – denn, wenn das so wäre, wären die beiden Proteinsorten ja identisch und das sind sie nicht. Der Wert 100 wurde einfach willkürlich gewählt. Aber über dieses theoretische Zahlensystem lassen sich die verschiedenen Nahrungseiweiße bezüglich ihrer Qualität miteinander vergleichen. Heute weiß man übrigens, dass isoliertes Molkenprotein noch hochwertiger ist als Hühnerei-Eiweiß, weshalb Molkenprotein (Whey) mit einer biologischen Wertigkeit von 104 gelistet wird.

Tab. 2: Biologische Wertigkeit verschiedener Eiweiße

Lebensmittel	Biologische Wertigkeit
Hühnerei	100
Rindfleisch	90+
Soja, Weizenkeime, Leinsamen	85
Fettarme Milch	84
Quinoa, Amaranth, Hanf	80+
Käse, Quark	80+
Kochschinken	76
Lachs	75
Hühnchen	70
Mandeln, Sonnenblumenkerne	65+
Haferflocken	60
Nudeln	57
Erbsen	43
Linsen	33

In der obigen Tabelle können Sie sehen, dass die meisten pflanzlichen Eiweiße eine niedrigere biologische Wertigkeit haben als tierische Eiweiße. Das liegt daran, dass Pflanzenprotein generell weniger essentielle Aminosäuren enthält. Was aber nicht heißt, dass Sie Ihren Eiweißbedarf nicht auch ausschließlich über pflanzliche

Lebensmittel decken können. Sie müssen einfach nur mengenmäßig *mehr* Linsen oder Haferflocken essen, um auf die gleichen Eiweißwerte zu kommen wie bei einem Stück Hühnchen.

Alternativ können Sie aber auch clever kombinieren. Denn bei einigen veganen Lebensmitteln lässt sich die Eiweißwertigkeit erhöhen, wenn man sie gemeinsam verzehrt. Beispiele dafür sind: Soja mit Reis (z. B. als Tofu-Reis-Pfanne), Soja mit Kartoffeln (z. B. als Bratkartoffeln mit Sojaschnitzel), Bohnen mit Mais (z. B. in einem mexikanischen Salat).

FORE!

Über eine gute Eiweißversorgung können Sie sicherstellen, dass Ihr Körper die nötigen Bausubstanzen für sämtliche Körper- und Stoffwechselproteine zur Verfügung hat. Je abwechslungsreicher Sie essen, desto größer ist die Wahrscheinlichkeit, dass keine essentielle Aminosäure fehlt. Die Eiweiße aus verschiedenen Lebensmitteln ergänzen sich in ihrer Aminosäurenzusammensetzung und gleichen auf diese Weise Defizite aus. Als Veganer sollten Sie mengenmäßig mehr essen oder günstige Lebensmittelkombinationen nutzen, um auf die gleichen Eiweißmengen und -qualitäten zu kommen wie Gemischtköstler.

So, und an dieser Stelle kommen wir dann jetzt zu der Frage, die Sie wahrscheinlich am meisten interessiert:

Wie viel Eiweiß braucht ein Golfer?

Die Antwort auf diese Frage hängt davon ab, wie viel Sie wiegen. Denn der Eiweißbedarf eines Menschen wird pro Kilogramm seines Körpergewichts angegeben. In der Wissenschaft gehen wir davon aus, dass grundsätzlich bei einem ausgewogen und ausreichend ernährten Erwachsenen die Eiweißbilanz mit 0,4-0,6 Gramm Protein pro Kilogramm Körpergewicht (KG) und Tag ausgeglichen ist.

„Wie bitte?!", werden Sie jetzt wahrscheinlich denken, da Sie möglicherweise ganz andere Zahlen gelesen und gehört haben. Tatsächlich sind 0,4-0,6 Gramm pro Kilogramm KG das „physiologische Eiweißminimum". Also die Menge an Proteinen, mit der gerade so das Gleichgewicht zwischen Eiweißaufnahme und Eiweißabbau im Körper gehalten werden kann.

Die Ernährungsfachgesellschaften Deutschlands, Österreichs und der Schweiz (D-A-CH) beziffern deshalb den durchschnittlichen Grundbedarf eines Erwachsenen mit überwiegend sitzendem Lebensstil auf 0,6 Gramm tierisches Protein pro Kilogramm Körpergewicht und Tag.

Für eine 65 Kilogramm schwere Frau wären das also 65 x 0,6 = 39 Gramm Eiweiß täglich. Für einen 85 Kilogramm schweren Mann entsprechend 51 Gramm Eiweiß pro Tag. Wie gesagt: Diese Mengen sind das absolute Minimum! Weniger Eiweiß sollten Sie als gesunder Mensch (bezogen auf Ihr Körpergewicht) auf keinen Fall essen.

Nun sollen mit den offiziellen Empfehlungen zur Nährstoffaufnahme jedoch nicht nur einzelne Individuen ausreichend versorgt werden, sondern die Bevölkerung allgemein. Deshalb werden Sicherheitszuschläge hinzugerechnet. Unter Berücksichtigung individueller Schwankungen und einer verminderten Eiweißverfügbarkeit in einer gemischten Kost (die meisten Menschen essen ja pflanzliches und tierisches Eiweiß), wurde der Bedarfswert auf 0,8 Gramm Protein pro Kilogramm Körpergewicht und Tag angehoben. Dieser Wert gilt für Erwachsene im Alter von 19-65 Jahren und ist in allen offiziellen D-A-CH-Nährwerttabellen zu finden.

Menschen ab 65 Jahren rät die Deutsche Gesellschaft für Ernährung e. V. (DGE), die Menge auf täglich 1,0 Gramm Eiweiß pro Kilogramm Körpergewicht zu steigern, um die vorhandene Muskelmasse und die körperliche Funktionalität bestmöglich zu erhalten. Kinder und Jugendliche sollten aufgrund ihres Wachstums 0,9 Gramm Protein pro Kilogramm Körpergewicht und Tag aufnehmen.

Zugegebenermaßen führen diese krummen Zahlen zu einer etwas blöden Rechnerei, die man im Kopf nicht so einfach hinbekommt. Als Faustformel empfehle ich deshalb: Rechnen Sie als „Normalo“ (sitzende Tätigkeit, ab und zu Sport), auch wenn Sie noch nicht im Seniorenalter sind, mit einem Gramm Eiweiß pro Kilogramm Körpergewicht. Auf diese Weise entspricht Ihr Körpergewicht Ihrem Proteinbedarf in Gramm und Sie müssen überhaupt nichts ausrechnen:

65 kg Körpergewicht ≙ 65 g Eiweiß

85 kg Körpergewicht ≙ 85 g Eiweiß.

Um zu überprüfen, ob Sie Ihren Eiweißbedarf im Alltag decken, lohnt es sich durchaus mal, für fünf Tage ein Ernährungstagebuch zu führen. Schreiben Sie alles auf, was Sie an diesen Tagen essen und trinken und ermitteln Sie im Anschluss den durchschnittlichen Eiweißgehalt Ihrer Nahrung pro Tag. Das können Sie mit einer Handy-App tun oder mit einer Nährwerttabelle (siehe Anhang).

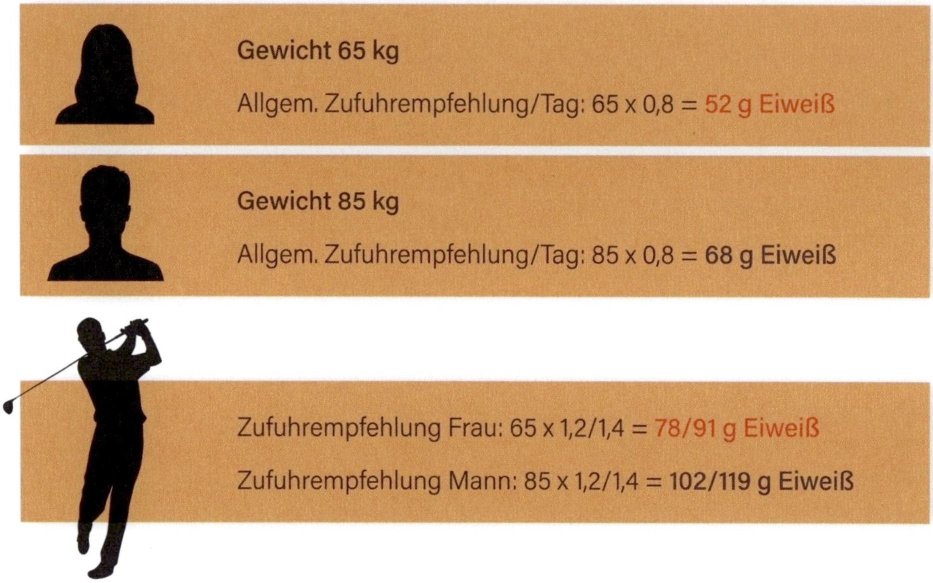

Abb. 3: Allgemeine Eiweißzufuhrempfehlungen pro Tag nach DGE

Als Amateurgolfer mit Trainings- und Spielzeiten von 10-20 Stunden pro Woche haben Sie einen mäßig erhöhten Proteinbedarf. Wenn Sie mit 1,2-1,4 Gramm Eiweiß rechnen, wie in Abb. 3 gezeigt, dann sind Sie alle Male auf der sicheren Seite. Mehr brauchen Sie nicht. Diese Eiweißmengen lassen sich übrigens problemlos über natürliche Nahrungsmittel aufnehmen, spezielle Proteindrinks oder -riegel sind vollkommen unnötig.

Zur Veranschaulichung habe ich Ihnen einmal drei beispielhafte Tagesmahlzeitenpläne zusammengestellt (Tab. 3, 4, 5) und die enthaltenen Eiweißmengen der einzelnen Lebensmittel dazugeschrieben. Sie werden sehen, dass Sie als Golfspieler, selbst wenn Sie vegetarisch oder vegan leben, sich mit ganz normalem Essen bestens mit Proteinen versorgen können – inklusive eines Sicherheitspuffers.

Tab. 3: Beispielhafter Tagesmahlzeitenplan für eine Frau inklusive der enthaltenen Eiweißmenge

	Menge Lebensmittel	Menge Protein (g)
Frühstück	200 g Naturjoghurt	7
	30 g Müsli	4
	1 EL Leinsamen/Kürbiskerne	3
	1 Banane	1
	100 g Himbeeren	1
Zwischendurch	1 Latte macchiato	1
	2 Kekse	2
Mittagessen	150 g Hähnchen/Schnitzel	30
	1 Port. Vollkornnudeln	7
	100 g Brokkoli	3
	50 g Erbsen	2,5
	1 Port. Sauce (Sahne/Schmand)	1,5
Zwischendurch	30 g Mandeln	6
Abendessen	2 Scheiben Brot	8
	30 g Hartkäse	8
	30 g Schinken	7
	1 Tomate	1
	1 hart gekochtes Ei	6
		99

Tab. 4: Beispielhafter Tagesmahlzeitenplan für einen Mann inklusive der enthaltenen Eiweißmenge

	Menge Lebensmittel	Menge Protein (g)
Frühstück	250 g Naturjoghurt	8
	50 g Müsli	6
	1 EL Leinsamen/Kürbiskerne	3
	1 Banane	1
	1 Apfel	0,5
	100 g Himbeeren	1
Zwischendurch	1 Latte macchiato	1,5
	1 Käsebrötchen	13
Mittagessen	1 Port. Nudeln	17
	100 g Lachs	20
	100 g Möhren	1
	1. Port. Sauce mit Sahne	2
Abendessen	150 g Steak	32
	1 Ofenkartoffel	5
	80 g Sour Cream	2
	1 Port. gemischter Salat	3
TV-Snack	50 g Erdnüsse	13
		129

Tab. 5: Beispielhafter Tagesmahlzeitenplan für eine Veganerin inklusive der enthaltenen Eiweißmenge

	Menge Lebensmittel	Menge Protein (g)
Frühstück	250 ml Sojamilch	8,5
	30 g Sojaflocken	13
	1 EL Leinsamen/Kürbiskerne	3
	1 Banane	1
	100 g Himbeeren	1
Zwischendurch	1 Latte mit Sojamilch	3,5
	2 Energy-Hanfbällchen	4
Mittagessen	100 g Tofu	10
	50 g Kichererbsen	10
	50 g Kidneybohnen	3
	50 g Mais	4
	1 Port. Tomatensauce	1
Zwischendurch	200 ml Smoothie mit Mandelmilch	7
Abendessen	1 Port. Vollkornnudeln	7
	200 g Pilzgemüse mit Sprossen	8
	100 g Avocadosalat	2
TV-Snack	50 g Erdnüsse	13
		99

Woher aber kommen nun die zum Teil mehr als doppelt so hohen Eiweißzufuhrempfehlungen, die man in der Presse und im Internet immer wieder liest? In der Regel beziehen sich diese auf Leistungssportler im Kraftsportbereich. Leistungssportler sollten mehr Eiweiß zu sich nehmen, weil ihr Körper aufgrund der Belastung einerseits einen höheren Eiweißumsatz hat (Auf- und Abbau) und Proteine die sportartspezifischen Anpassungsvorgänge in der Muskulatur triggern.

Das American College of Sports Medicine empfiehlt Leistungssportlern generell eine Proteinzufuhr von 1,2-1,7 Gramm pro Kilogramm Körpergewicht und Tag (Thomas et al., 2016). Für Kraftsportler lautet die Empfehlung 1,2-2,0 Gramm. Je besser trainiert ein Sportler ist, desto eher kann er sich allerdings an den niedrigeren Zahlenbereichen orientieren. Denn ein gut trainierter Körper geht ökonomischer mit Protein um und braucht nicht so viel Nachschub.

Aber selbst im Leistungssportbereich sind im Alltag keine zusätzlichen Proteinpräparate vonnöten, denn der gesteigerte Bedarf wird über die größere Nahrungsmenge gedeckt. Triathleten, Gewichtheber oder Tennisprofis essen nämlich deutlich mehr als 150 Gramm Hühnchen oder 150 Gramm Lachs zum Mittagessen. Tab. 6 zeigt Ihnen die Eiweißgehalte einiger ausgewählter tierischer und pflanzlicher Lebensmittel pro gängiger Portionsgröße.

FORE!

Proteine liefern auch Energie, d. h., sie haben einen Kaloriengehalt. Dieser liegt bei rund vier Kilokalorien pro Gramm. Allerdings nutzt unser Körper die Proteine nur im Notfall für seine Energieversorgung – nämlich immer dann, wenn zu wenig Kohlenhydrate oder Fette zur Verfügung stehen. Das ist unter anderem bei längerem Fasten der Fall. In dieser Situation baut der Organismus dann Muskeln ab.

Tab. 6: Eiweißgehalte ausgewählter Lebensmittel

Lebensmittel	Biologische Wertigkeit
150 g Steak/Rinderhack	33 g
150 g Hühnchen	30 g
150 g Lachs	30 g
200 g Magerquark	27 g
30 g Emmentaler (45 % Fett i. Tr.)	9 g
30 g Camembert (45 % Fett i. Tr.)	7 g
200 g Naturjoghurt (3,5 % Fett)	7,8 g
200 ml Milch (3,5 %/1,5 % Fett)	6,8 g
30 g Sojaflocken	12 g*
50 g Tofu	7,7 g
50 g reife Sojabohnen (Edamame)	7,6 g
50 g Amaranth	7,2 g
30 g Mandeln	7,2 g
200 ml Sojamilch	7 g
25 g Hanfsamen	6,5 g*
50 g Quinoa	6,1 g
30 g Haferflocken	4 g
50 g Erbsen	3,4 g

*Quelle: Bundeslebensmittelschlüssel (BLS), *Herstellerangaben*

Ich hoffe sehr, dass ich Sie mit meinen Erläuterungen und Beispielen davon überzeugen konnte, dass man sich über eine abwechslungsreiche Ernährung relativ easy mit ausreichend Eiweiß versorgen kann. Nichtsdestotrotz sind die meisten Sportler – und Golfer machen da keine Ausnahme – versucht, beim Thema Eiweiß ein bisschen nachzuhelfen.

Lassen Sie uns über Shakes reden

Bei Eiweiß gilt (und das wissen viele Menschen offenbar nicht): Viel hilft nicht viel! Wenn Sie deutlich mehr Eiweiß essen bzw. aufnehmen, als Sie benötigen, dann nimmt dadurch nicht automatisch Ihre Menge an fettfreier Körpermasse (sprich: Muskelmasse) zu. Bei einer deutlich über dem Eiweißbedarf liegenden Zufuhr werden die überschüssigen Aminosäuren zunächst einmal in den körpereigenen Aminosäurepool eingeschleust. Dieser hat eine Speicherkapazität von circa 100 Gramm. Das ist nicht wenig, aber auch nicht bombig viel. Es wäre eine Reserve für etwa zwei Tage, wenn man gar nichts mehr äße.

Ist der Speicher gefüllt, werden die darüber hinaus aufgenommenen Aminosäuren abgebaut und müssen rasch ausgeschieden werden. Der Grund dafür ist, dass Aminosäuren das Element Stickstoff (chemisch: N) enthalten. Aus diesem Stickstoff entstehen während der Verstoffwechslung der Aminosäuren sogenannte Ammonium-Ionen, welche für unsere Körperzellen giftig sind.

Da mit Gift bekanntlich nicht zu spaßen ist, ist unser Körper bemüht, das Zeug so schnell wie möglich loszuwerden, sprich auszuschleusen. Und das funktioniert so: Die Ammonium-Ionen werden in der Leber fixiert und in ein ausscheidungsfähiges Produkt überführt, das Sie alle kennen – den Harnstoff. Diesen scheiden wir dann über die Nieren mit dem Urin aus.

Grundsätzlich ist der menschliche Protein-Stoffwechsel so angelegt, dass sich die Stickstoffzufuhr (über Proteine) und die Stickstoffausscheidung (über Urin, Kot, Schweiß) immer die Waage halten. Man spricht von einer ausgeglichenen Stickstoffbilanz, einem Fließgleichgewicht.

Während eines intensiven Muskelaufbautrainings kann es vorkommen, dass die Stickstoffbilanz ins Positive rutscht – dass also weniger Stickstoff ausgeschieden als aufgenommen wird –, weil der Körper die aufgenommenen Aminosäuren in den Muskeln verbaut. Diese Stoffwechsellage kann man aber nicht einfach über eine hohe Eiweißzufuhr „erzwingen". Denn ohne hartes Training wird bei einer hohen Eiweiß- bzw. Stickstoffzufuhr einfach die Ausscheidung entsprechend erhöht, um das Gleichgewicht zu wahren.

Dies kann man sehr schön bei Bodybuildern beobachten, die zwar hart trainieren, aber gleichzeitig ihre Eiweißzufuhr zum Teil so dermaßen überdosieren (in Studien wurden Eiweißmengen von 3-4 Gramm pro Kilogramm Körpergewicht und Tag ermittelt), dass ihr Urin mehr als doppelt so hohe Harnstoffmengen aufweist als der Urin von Nichtsportlern.

Nichtsdestotrotz boomt das Geschäft mit Eiweißpräparaten. In Fitnessstudios, Drogerien, Supermärkten und im Internet werden Eiweißpulver zum Anrühren, Fertigdrinks und Riegel angeboten, deren Verpackungsaufmachungen nicht selten suggerieren, dass alleine der Verzehr der Produkte die Muskeln wachsen lasse.

Abgesehen davon, dass ich persönlich von allen künstlichen Lebensmitteln (und nichts anderes sind Eiweißpräparate) abraten möchte, sollten Sie immer im Hinterkopf haben, dass Sie Ihren Eiweißbedarf mit allergrößter Wahrscheinlichkeit bereits über die normale Nahrung gedeckt haben. Das Eiweiß aus dem Shake oder dem Riegel käme also on top. Und das bedeutet: Ihre Nierenlast wird erhöht, denn der Stickstoff (s. o.) muss ja raus aus dem Körper.

Sie sollten also auf alle Fälle viel trinken, wenn Sie zusätzliche bzw. konzentrierte Eiweißpräparate konsumieren, um Ihrem Körper die Ausscheidung zu erleichtern. Schaden nehmen Ihre Nieren durch eine temporär erhöhte Harnstoffausscheidung übrigens nicht, auch wenn man das immer mal wieder lesen kann.

In der Regel werben die Hersteller von Produkten, die in Sportlerkreisen vertrieben werden, mit einer besseren Verfügbarkeit der Aminosäuren aus ihren Produkten im Vergleich zu natürlichen Lebensmitteln. Der Top-Player in diesem Zusammenhang ist Molkenprotein (Whey-Protein).

Tatsächlich ist es so, dass Molkenprotein im Vergleich zu anderen Proteinen den besten muskelaufbauenden Effekt zeigt – wenn ein entsprechendes Training absolviert wird. Das liegt daran, dass Molkenprotein als „komplettes Protein" gilt, weil es alle neun essentiellen Aminosäuren enthält. Außerdem hat Molkenprotein einen hohen Gehalt an den drei sogenannten *verzweigtkettigen Aminosäuren* (BCAA = Branched Chain Amino Acids) Leucin, Isoleucin und Valin. BCAAs eilt der Ruf voraus, explizit auf den Muskel zu wirken, weil sie nur dort verstoffwechselt werden. Zweifelsfrei belegt ist dies nicht, aber insbesondere Kraftsportler schwören darauf.

Neben dem Molkenprotein, welches immer (!) einer tierischen Quelle entstammt, gibt es auch pflanzliche Eiweißpräparate, z. B. aus Soja-, Mandel-, Erbsen- oder Hanfprotein. Auch diese Pulver sind verarbeitete Industrieprodukte. Aber einerlei, welche Sorte: Die Aminosäuren aus Proteinshakes werden von unserem Körper besonders gut aufgenommen, da sie in flüssiger Form und bereits „zerlegt" daherkommen.

Wenn Sie's genau wissen möchten

Molkenproteine sind die zweitwichtigste Proteinfraktion aus Kuhmilch. Das Milcheiweiß besteht zu 80 Prozent aus Casein und zu 20 Prozent aus Molkenprotein. Molkenprotein gewinnt man bei der Herstellung von Käse. Denn Käse wird ausschließlich aus Casein gemacht – die Molke, eine trübe, wässrige Restflüssigkeit der Milch, wird abgeschieden. Diese Molkenflüssigkeit enthält knapp ein Prozent Molkenprotein, welches man herausfiltern kann.

Was danach folgt, ist eine industrielle Verarbeitung und hat nichts mehr mit einem echten Lebensmittel zu tun. Je nach Herstellungsverfahren werden Molkenprotein-Präparate als Hydrolysate, Isolate und Konzentrate vertrieben, mit Proteingehalten zwischen 70 und 96 Prozent. Kein einziges natürliches Lebensmittel hat einen vergleichbar hohen Eiweißgehalt.

Und auch wenn Molkenproteine immer als das Nonplusultra beim Thema Muskelaufbau gelten, so möchte ich Ihnen an dieser Stelle nicht verschweigen, dass es auch Untersuchungen gibt, die zeigen, dass man mit Sojaprotein genau die gleichen Effekte erzielen kann. Dies zeigt sich auch im wahren Leben, denn es gibt ja genügend muskulär gut ausgestattete, vegane Sportler. Das Pflanzenprotein mit dem höchsten Gehalt an BCAAs ist übrigens das Eiweiß aus Lupinen.

Die Frage, die man sich dennoch stellen kann, lautet: Brauchen wir diese künstliche Unterstützung? Meine Antwort hierauf: Für Tour Pros können Eiweißshakes unter Umständen Sinn machen. Denn die Profis sind einerseits viel höheren körperlichen Belastungen/Anforderungen ausgesetzt und haben andererseits auf Turnierreisen in fremden Ländern mitunter das Risiko, dass sie nicht wissen, was es dort zu essen geben wird und ob die Mahlzeiten so gestaltet werden können, wie sie es möchten und gewöhnt sind.

Doch auch ein Spieler wie Bryson DeChambeau hat bereits vor seiner körperlichen Transformation zum „Muscle Man" ziemlich gutes Golf gespielt und verdankt die Muskelpakete nicht nur seinem Eiweißshake-Konsum, sondern vor allem einem beinharten Krafttraining.

Als Freizeitgolfer brauchen Sie jedenfalls keine zusätzlichen Proteinshakes. In diesem Bereich ist es ohne Zweifel möglich, mit einer auf natürliche Weise aufgebauten Muskulatur sehr gutes Golf zu spielen. Insofern tut es auch ein Glas Milch, Buttermilch oder Sojamilch nach dem Training (s. Kap. 3.6). Diese Lebensmittel enthalten ja alle für den Muskel wichtigen Aminosäuren, nur nicht so konzentriert wie in einem Shake. Ihr Körper ist aber schlau genug, um sich daraus die Aminosäuren herauszufischen, die er gerade braucht.

Timing der Eiweißaufnahme

Unter Sportlern wird gerne kolportiert, dass es ein optimales Zeitfenster für die Eiweißaufnahme gäbe. Also einen Zeitpunkt bzw. eine Zeitspanne, in der es besonders günstig ist, Eiweiß bzw. Aminosäuren zu sich zu nehmen, weil in diesem Moment der Muskelaufbau dadurch in besonderem Maße angeregt wird. Üblicherweise wird in diesem Zusammenhang die Empfehlung gegeben, innerhalb der ersten 30-45 Minuten nach einem anstrengenden Training einen Shake oder Ähnliches zu trinken.

Macht das Sinn? Ja ... – allerdings nur, wenn man ansonsten mit Eiweiß unterversorgt ist. Ein Muskel, der beansprucht wurde, möchte natürlich seine Verluste ausgleichen und gegebenenfalls die muskuläre Kapazität aufstocken. Und wenn dafür keine Reserven vorhanden sind, sollte man natürlich etwas zuführen.

Im wahren Leben ist es aber so, dass wir alle einen relativ gut gefüllten Aminosäurepool (= Speicher, s. o.) haben. Aus diesem bedient sich unsere Muskulatur, wenn sie nach einem Training neues Baumaterial benötigt. Viel wichtiger, als Eiweiß zu einem bestimmten Zeitpunkt zuzuführen, ist es deshalb, sich kontinuierlich über den Tag verteilt ausgewogen zu ernähren und möglichst in jede Mahlzeit eine Eiweißkomponente (20-40 Gramm) einzubauen, sodass der Speicher gefüllt bleibt.

Denn auch, wenn einzelne Studien durchaus einen anabolen Effekt von Proteinshakes nach Belastung zeigen, konnten wissenschaftliche Übersichtsarbeiten der letzten Jahre keinen eindeutigen Zusammenhang belegen zwischen der Zufuhr zusätzlicher Eiweißquellen direkt nach dem Training und dem Kraft- sowie Muskelmassenzuwachs. Leider sind wissenschaftliche Ergebnisse nicht immer so klar, wie wir uns das wünschen ...

Die Zufuhr von Eiweiß nach einer sportlichen Betätigung scheint jedoch einen anderen positiven Effekt zu haben. So vermindert ein „Post-Workout-Proteingetränk" offenbar das Auftreten von Muskelschäden und verbessert die Regeneration der Muskulatur. Dies geschieht allerdings nur, wenn das Getränk außer Eiweiß auch einen kleinen Anteil an Kohlenhydraten enthält. Denn Zucker fördert über die Insulinausschüttung (s. Kap. 1.2) die Aufnahme der Aminosäuren in die Muskelzellen.

Um in den Genuss dieses Geschehens zu kommen, brauchen Sie allerdings kein Kunstpulver anzurühren. Ein Glas Buttermilch mit etwas Ananassaft, eine Tasse Milch mit einem Teelöffel Kakaopulver oder eine leicht gesüßte Vanille-Sojamilch erledigen den Job gleichermaßen.

Wenn man es pragmatisch betrachtet, könnte man zu dieser Thematik also Folgendes sagen: Ein eiweißhaltiges Getränk nach dem Sport ist eine Art Zwischenmahlzeit. Und zwar eine wertvolle, denn sie zahlt auf die Gesamteiweißaufnahme pro Tag ein. Und auch, wenn man den Drink vielleicht nicht unbedingt und speziell für den Muskelaufbau benötigt, ist es nach dem Sport alle Male besser, einen selbstgemixten Eiweißdrink zu trinken, als einen Schokoriegel zu verdrücken oder gar nichts zu essen – in diesem Sinne hat so ein Drink also viele Vorteile und keinerlei Nachteile.

Muskelaufbau für Golfer

Natürlich ist Golf keine klassische Kraftsportart wie Gewichtheben und auch keine Kraftausdauersportart wie Schwimmen, Rudern oder Radfahren. Nichtsdestotrotz spielt auch im Golfsport der Faktor *Kraft* eine wesentliche Rolle. Dabei geht es sowohl um Muskelkraft in Armen und Beinen als auch um Rumpfkraft. Richtig eingesetzt, beeinflusst dies im Zusammenspiel die Länge Ihrer Schläge. Denn natürlich kann weiter schlagen, wer mehr Muskelkraft besitzt –, Mr. DeChambeau ist das beste Beispiel.

Wenn Sie dieses Kapitel aufmerksam gelesen haben, wissen Sie aber inzwischen: Eiweiß allein baut keine Muskeln auf. Wenn Sie mehr Muskeln entwickeln möchten, dann müssen Sie diese zwingend trainieren – und zwar bis zur Erschöpfung.

Nur ein Muskel, der während des Trainings an seine Belastungsgrenze gebracht wird, signalisiert Ihrem Gehirn: „Hallo, ich schaffe das hier nicht mehr, ich brauche mehr Masse!" Und nur auf dieses Signal hin und unter der Voraussetzung, dass genügend Baumaterial in Form von Eiweiß zur Verfügung steht, wird Ihr Körper anfangen, die Muskelfasern zu verdicken.

Golftraining alleine reicht zum Muskelaufbau allerdings nicht aus. Aber Sie müssen dafür auch nicht zwingend ins Fitnessstudio gehen. Unter den Stichworten „Fit ohne Geräte", „Bodyweight Training" oder „Tabata Training" finden Sie im Internet und im Buchhandel eine Menge Anleitungen fürs Training mit dem eigenen Körpergewicht, welches Sie auf dem heimischen Wohnzimmerteppich durchführen können. Und auf YouTube® tummeln sich diverse Vorturner, denen Sie zugucken können und deren Übungen Sie einfach nur nachmachen müssen.

Ansonsten sind auch Thera-Bänder®, die Sie möglicherweise aus der Physiotherapie kennen, wertvolle Helfer fürs Muskelaufbautraining zuhause. Falls Sie an dieser Stelle schmunzeln: Probieren Sie es aus! Sie werden erstaunt sein, wie schnell man mit sehr simplen Thera-Band®-Übungen seine Muskulatur an den Rand der Erschöpfung bringen kann.

1.2 Kohlenhydrate, die das Par ermöglichen

Um im Bild des Autos zu bleiben **(s. Seite 17)**, geht es in diesem Kapitel nun also um das Benzin für unseren Körper. Denn Kohlenhydrate sind der Treibstoff unseres Lebens. Der Körper wandelt sie in Energie um, die es uns ermöglicht, zu laufen, zu springen, zu hüpfen, zu denken und den Golfschläger zu schwingen. Für Sportler sind Kohlenhydrate die wichtigste Energiequelle, denn die sportliche Leistungsfähigkeit hängt maßgeblich mit dem Füllstand der Kohlenhydratspeicher in der Muskulatur zusammen.

Jedes Gramm Kohlenhydrate liefert rund vier Kilokalorien. Die meisten Menschen decken im Alltag weit mehr als die Hälfte ihres täglichen Energiebedarfs über Kohlenhydrate. Dass dies nicht unbedingt sinnvoll ist, zeigen die weltweit steigenden Übergewichtszahlen. Werden Kohlenhydrate nämlich nicht als Energiesubstrat verbraucht, baut der Körper sie in Depotfett um und lagert dieses auf Hüften, Bauch und Co ab. Bei Kohlenhydraten gilt deshalb die Devise: so viel wie nötig, aber so wenig wie möglich.

Es gibt drei menschliche Organe, die keinesfalls ohne Kohlenhydrate – konkret: Glukose (= Traubenzucker) – auskommen können. Man sagt, dass diese Organe obligat (zwingend) auf Glukose angewiesen sind. Es sind: das zentrale Nervensystem (ZNS), die roten Blutkörperchen und das Nierenmark. Zusammen brauchen sie etwa 40 Gramm Glukose pro Tag.

FORE!

Es heißt Kohlenhydrate. Nicht Kohlehydrate. Auch, wenn man das immer wieder so liest. Die Dinger haben nämlich nichts mit Kohle zu tun. Dafür aber mit Kohlenstoff. Denn das molekulare Grundgerüst der Kohlenhydrate besteht aus Kohlenstoffatomen (chemisch „C" – der Chemielehrer lässt grüßen).

Fore

Vielleicht stutzen Sie an dieser Stelle jetzt wieder einmal, da Sie in vielen Artikeln gelesen haben, dass auch unser Gehirn ohne Glukose nicht funktionieren könne.

Ja, es stimmt, die gängige Energiequelle für unser Gehirn ist Glukose. Allerdings zeigen unter anderem die Forschungsergebnisse zu ketogener Ernährung (eine extrem kohlenhydratarme Ernährungsform), dass das menschliche Gehirn in der Lage ist, auf eine andere Substanzgruppe auszuweichen, wenn nicht genügend Kohlenhydrate zur Verfügung stehen. Diese Substanzen nennen sich Ketonkörper und sie entstehen aus Fettsäuren. Nur dadurch ist es möglich, dass wir Menschen extreme Hungerphasen überleben oder beim Fasten nicht zusammenbrechen.

Viele leistungsorientierte Ausdauersportler nutzen solche Effekte. Sie essen während längerer Trainingsphasen sehr kohlenhydratarm und bringen ihrem Körper auf diese Weise bei, die Energie aus Fetten zu gewinnen, was z. B. für einen Marathonläufer effizienter ist als die Verbrennung von Zucker. Kurz vor dem Wettkampf füllen Sie dann die Kohlenhydratspeicher in der Muskulatur mit den berühmten Nudelmahlzeiten wieder auf.

„Train low, compete high" heißt das System, das eine größere Ausdauerleistung ermöglicht, weil der Körper im Wettkampf ohne Leistungsabfall von Kohlenhydratverbrennung auf Fettverbrennung wechseln kann.

Für uns Golfer, die wir uns im ambitionierten oder leistungsorientierten Freizeitbereich bewegen, sind solche Ernährungsspielchen allerdings von untergeordneter Bedeutung. Natürlich ist es theoretisch möglich, sich ketogen zu ernähren und gute Scores zu erzielen. Allerdings hat eine sehr kohlenhydratarme Ernährung Einfluss auf die Spielfreude. Man könnte auch sagen: Ohne Kohlenhydrate im Essen wird die Laune nicht gerade besser ... Und derartige Flightpartner wünscht man sich ja nicht unbedingt. Das Ziel für Golfer sollte also sein, bei Kohlenhydraten ein gesundes Maß zu finden.

Finde die Kohlenhydrate im Essen ...

Die Männer in meiner Familie haben sich eine Zeit lang sehr für Kohlenhydrate interessiert. Wegen dieser Nummer, die in allen Medien verbreitet wurde, dass man abends keine Kohlenhydrate mehr essen solle, damit nachts die Fettverbrennung auf Hochtouren laufen kann. Wir diskutierten also bei jedem Essen: Sind Nudeln Kohlenhydrate? Enthält Reis Kohlenhydrate? Pilze? Salat? Mais? Lachs? Haferflocken? Und was ist eigentlich mit Bier ...?

Ich saß stets etwas verblüfft daneben und fragte mich, wieso das Thema „Woraus bestehen unsere Lebensmittel?" in der Schule eigentlich so sträflich vernachlässigt wird. Falls auch Sie nicht genau einordnen können, in welchen Lebensmitteln Kohlenhydrate enthalten sind, dann nehme ich Sie jetzt einmal mit in eine kleine Mini-Biologie-Stunde.

Kohlenhydrate sind immer Zucker bzw. Verbindungen aus Zuckermolekülen. Es gibt süße und nicht-süße Kohlenhydrate. Die süßen Kohlenhydrate bestehen nur aus einzelnen oder ganz wenigen Zuckermolekülen. So sind Traubenzucker (Glukose) und Fruchtzucker (Fruktose) sogenannte *Einfachzucker*.

Ein Beispiel für einen Zweifachzucker hingegen ist unser weißer Haushaltszucker (Saccharose), in dem Glukose und Fruktose zu einem Doppelmolekül verbunden sind. Haushaltszucker, ob aus Zuckerrüben oder Zuckerrohr hergestellt, enthält also immer 50 Prozent Glukose und 50 Prozent Fruktose (s. Abb. 4).

Stärke dagegen ist ein Vielfachzucker und schmeckt nicht mehr süß. Hier sind hunderte Glukosemoleküle wie eine Perlenkette aneinandergereiht. Stärke ist in der Natur die Reservesubstanz der Pflanzen. Das Pendant bei uns Menschen heißt Glykogen und befindet sich in unseren Muskeln und in der Leber.

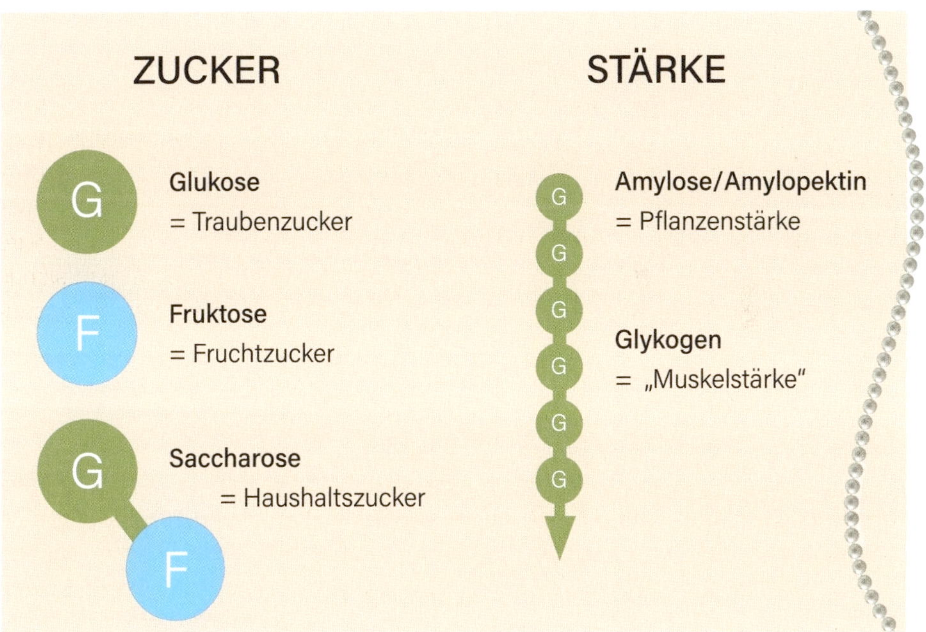
ZUCKER
STÄRKE
G
Glukose
= Traubenzucker
F
Fruktose
= Fruchtzucker
G
F
Saccharose
= Haushaltszucker
G
G
G
G
G
G
Amylose/Amylopektin
= Pflanzenstärke
Glykogen
= „Muskelstärke"

Abb. 4: Der Aufbau verschiedener Kohlenhydrate

Wenn man Kohlenhydrate komplett zerlegt, bleiben also am Ende immer einzelne Zuckermolekühle übrig. Dass auch Stärke letztlich aus Zucker besteht, merken Sie, wenn Sie ein Stück Brot sehr lange im Mund zerkauen und nicht runterschlucken. Die Speichelenzyme fangen nach einer Weile an, die Stärke in ihre Einzelteile (nämlich die Glukose) zu zerlegen und ab diesem Moment schmeckt das Brot süßlich.

Alles, was süß schmeckt und Zucker enthält, enthält also zwangsläufig Kohlenhydrate. Das ist nicht schwer zu beurteilen. Aber auch andere Lebensmittel kann man sich durch logische Überlegung erschließen: Haferflocken sind Getreide, Getreide hat einen Stärkekern, Stärke ist ein Kohlenhydrat.

Reiskörner haben ebenfalls einen Stärkekern. Kartoffeln enthalten Kartoffelstärke (damit hat die Oma immer den Sandkuchen gebacken). Nudeln werden aus Getreide (unter anderem Weizen) hergestellt, Getreide hat ... na, Sie wissen schon. Mais ist übrigens auch Getreide!

Tab. 7: Unterteilung der verschiedenen Kohlenhydrate

Wenn Sie's genau wissen möchten

Kategorie	Kohlenhydrate	Umgangssprachlich	Lebensmittel
Einfachzucker (Monosaccharide)	Glukose Fruktose Galaktose	Traubenzucker Fruchtzucker Schleimzucker	Obst, Säfte, Honig Obst, Säfte, Honig Sojasauce, Sauerkraut
Zweifachzucker (Disaccharide)	Saccharose Laktose Maltose	Rohrzucker, Haushaltszucker Milchzucker Malzzucker	Zuckerrohr, Zuckerrüben Milch, Milchprodukte Getreide, Malzextrakt
Mehrfachzucker (Oligosaccharide)	Dextrin	Maltodextrin	Zusatz für Sportgetränke
Vielfachzucker (Polysaccharide)	Stärke Zellulose Pektin Glykogen	Stärke Ballaststoffe Ballaststoffe Muskelstärke	Getreide, Kartoffeln, Reis, Mais Gemüse, Getreide, Hülsenfrüchte, Obst Menschliche Muskel-/Leberzellen

Pilze und Salat dagegen sind Gemüse und Gemüse enthält zwar auch einige Kohlenhydrate, allerdings gleichzeitig viele unlösliche Faserstoffe (Ballaststoffe), die unser menschlicher Körper nicht verwerten kann. Die verdaulichen Kohlenhydrate in Gemüse können Sie vernachlässigen. Etwas höhere Kohlenhydratgehalte haben Knollen- und Wurzelgemüse, sie liegen aber auch noch im niedrigen Bereich.

Hülsenfrüchte dagegen enthalten mehr Kohlenhydrate, aber auch mehr Ballaststoffe, was sie wiederum sehr gesund macht. Fisch und Fleisch gehören zur Eiweißfraktion und haben keinen nennenswerten Kohlenhydratanteil. Natürliche, ungesüßte Milch und Milchprodukte enthalten Laktose. Das wiederum ist eine Zuckerart, die aber nur in kleinen Mengen in den Milchprodukten vorkommt.

Und Bier? Tja, woraus wird Bier gemacht? Wasser, Hopfen, Hefe und Malz. Und was ist Malz? Malz ist gekeimte und getrocknete Gerste (oder im Fall von Weizenbier eben Weizen). Gerste und Weizen sind Getreidesorten, Getreide hat einen Stärkekern usw. – insofern ist klar, dass Bier Kohlenhydrate enthält.

Heißt in letzter Konsequenz: Wer abends auf Kohlenhydrate verzichten möchte, der darf vor, während und nach dem Abendessen kein Bier trinken. Und an dieser Stelle hören Spaß und Konsequenz beim Kohlenhydratverzicht bei vielen Menschen dann auf ...

Die Sache mit dem Blutzucker

Gute Kohlenhydrate, schlechte Kohlenhydrate. Langsame Kohlenhydrate, schnelle Kohlenhydrate. Einfache Kohlenhydrate, komplexe Kohlenhydrate. Wer sich mit Kohlenhydraten beschäftigt, wird früher oder später auf solche Formulierungen stoßen. Doch was bedeuten sie eigentlich?

Kohlenhydrate werden auch danach unterschieden, wie sie auf den Blutzuckerspiegel wirken. Wenn Sie Kohlenhydrate essen (es spielt keine Rolle, welche Sorte), dann werden diese während des Verdauungsvorgangs im Mund, Magen und Darm aufgespalten. Das, was am Ende vom Darm aus ins Blut geschleust wird, sind also immer Einfachzucker.

Mengenmäßig entsteht dabei hauptsächlich Glukose. Sobald Glukose im Blut ankommt, steigt der Blutzuckerspiegel. Für den Körper ist dies ein Signal, das Hormon Insulin auszuschütten. Insulin wird in der Bauchspeicheldrüse produziert und ist ein sogenanntes anaboles (körpersubstanzaufbauendes) Hormon.

Insulin sorgt dafür, dass der Zucker aus dem Blut in die Körperzellen gelangt. Wären unsere Körperzellen kleine Diskotheken, dann wäre Insulin der Türsteher, der nur bestimmte Leute reinlässt. Sobald die Glukose aus dem Blut raus und in den Zellen (der Disko) drin ist, sinkt der Blutzuckerspiegel wieder.

Das ist sehr wichtig, denn ein dauerhaft erhöhter Blutzuckerspiegel macht Gefäße und Organe kaputt. Außerdem wird der Zucker ja in den Zellen (z. B. den Muskelzellen) als Brennstoff gebraucht und nicht im Blut.

Wenn Sie nun eine Mahlzeit mit süßem Zucker essen, dann kommt dieser Zucker relativ schnell im Blut an. Denn die Einfachzucker müssen gar nicht aufgespalten werden und die Zweifachzucker werden nur einmal in der Mitte geknackt. Deshalb liest man in diesem Zusammenhang mitunter die Bezeichnungen „schnelle" oder „einfache" Kohlenhydrate. Je mehr Süßes eine Person isst, desto stärker steigt der Blutzuckerspiegel an und die Bauchspeicheldrüse muss entsprechend viel Insulin ausschütten.

Durch die hohen Insulinmengen sinkt der Blutzucker sehr schnell wieder, teilweise sogar unter Normalniveau – was leider den Effekt hat, dass man mitunter hinterher Hunger bzw. sogar Heißhunger bekommt und am liebsten gleich wieder etwas in den Mund stecken möchte. Deshalb wird hier auch von „schlechten" Kohlenhydraten gesprochen.

Bei Brot aus ganzen Getreidekörnern ist das anders. Im Brot liegen die Kohlenhydrate ja als Stärke vor. Stärke ist ein sehr großes Molekül. Der Körper muss die Stärke erst einmal in die einzelnen Zuckermoleküle zerlegen, bevor er damit etwas anfangen kann. Deshalb spricht man hier von „komplexen" Kohlenhydraten.

Das Aufspalten dauert zudem ein bisschen. Die aus der Stärke entstehenden Zuckermoleküle kommen also nicht alle auf einmal im Blut an, sondern langsam nach und nach – weshalb hier manchmal die Formulierung „langsame" Kohlenhydrate auftaucht. Das führt dazu, dass der Blutzuckerspiegel nicht so stark ansteigt und länger auf moderatem Niveau stabil bleibt.

Es wird also auch weniger Insulin gebraucht, welches langsam und kontinuierlich seine Arbeit verrichten kann (nicht so anfallsartig wie bei Süßkram). Auf diese Weise werden starke Blutzuckerschwankungen und damit die gefürchteten Heißhungerattaken vermindert, weshalb oft von „guten" Kohlenhydraten gesprochen wird.

Bei Vollkornbrot verstärken die nicht verdaulichen Ballaststoffe den Effekt noch. Diese machen satt, weil sie im Darm Wasser binden und verlangsamen gleichzeitig die Verdauung der verwertbaren Kohlenhydrate.

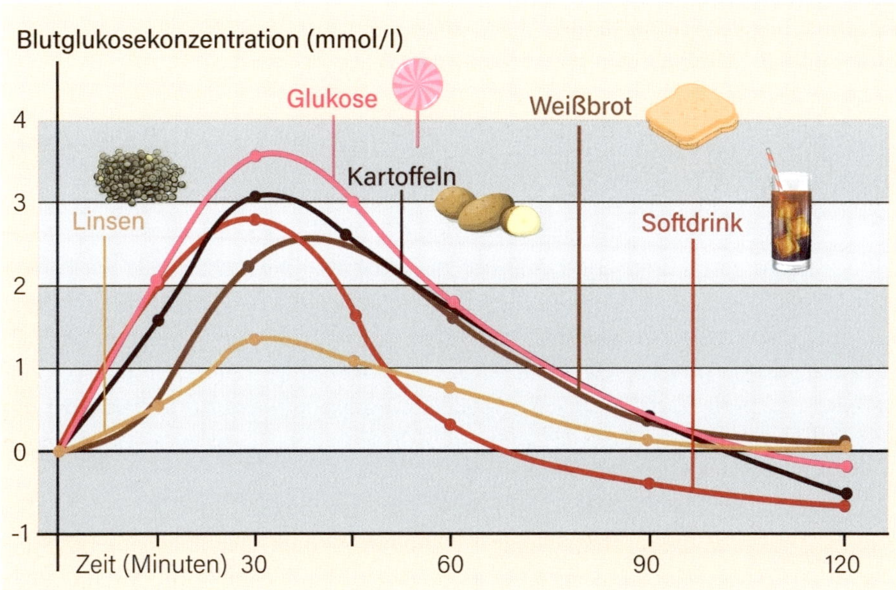

Abb. 5: Blutzuckerreaktion nach dem Konsum verschiedener Lebensmittel (modifiziert nach DGE-Position: Richtwerte für die Energiezufuhr aus Kohlenhydraten und Fett, 2011)

Allerdings ist alle Theorie immer auch ein bisschen grau. Denn neuere Untersuchungen haben gezeigt, dass die Blutzuckerreaktion auf bestimmte Lebensmittel individuell sehr unterschiedlich sein kann. So reagieren viele Menschen z. B. auf Salzkartoffeln oder Pellkartoffeln mit einem sehr starken Blutzuckerspiegelanstieg, obwohl es sich bei dem enthaltenen Kohlenhydrat um Stärke handelt. Auch bei Weißbrot und Vollkornbrot gibt es große Unterschiede.

Theoretisch würde man bei Vollkornbrot einen deutlich niedrigeren Blutzuckeranstieg erwarten als bei Weißbrot. Dies ist aber nicht bei allen Menschen der Fall. Sie können Ihre Blutzuckerreaktion auf stärkehaltige Produkte aber durchaus ein bisschen selbst beeinflussen. Nämlich z. B. indem Sie anständige Butter aufs Brot schmieren. Denn Fett verlangsamt die Verdauung von Kohlenhydraten.

Fruktose, die natürliche Süße?

Lange Zeit galt Fruchtzucker als der „gesündere" Zucker. In der Werbung wurde uns Fruchtzucker als „die natürliche Süße aus Früchten" verkauft. Was nicht falsch ist, aber zu kurz gedacht: Denn streng genommen ist auch Glukose eine natürliche Süße aus Früchten bzw. Pflanzen. Warum also hat man gedacht, dass Fruktose besser sei als Glukose?

Weil für die Verstoffwechslung von Fruktose kein Insulin gebraucht wird. Damit kann Fruktose kein Blutzucker-Jo-Jo auslösen wie Glukose. Das ist auch der Grund, warum Fruktose früher als Süßungsmittel in Diabetikerprodukten genutzt wurde, denn Diabetiker bilden zu wenig oder kein Insulin.

Fruktose wird, anders als Glukose, vom Darm aus mit dem Blut auf direktem Weg zur Leber transportiert. Keine andere Körperzelle lässt Fruktose rein, nur die Leberzellen machen ihre Türen auf. Denn nur die Leber kann Fruchtzucker verwerten. Und zwar auf zwei verschiedene Arten. Bei Menschen, die sich ausreichend bewegen und einen maßvollen Zuckerkonsum haben, wird Fruktose genau wie Glukose als Energiequelle genutzt. Bei Couch-Potatoes, die Fruktose im Übermaß verzehren, wird aus dem Fruchtzucker Fett gebildet. Allerdings kein Körperfett, sondern Leberfett. Und das ist fatal.

Eine Fettleber ist die häufigste chronische Lebererkrankung in Deutschland. Sie entsteht entweder durch chronischen Alkoholmissbrauch (alkoholische Fettleber) oder durch einen ungesunden Lebensstil mit zu viel Zucker und/oder Fruktose. Diese sogenannte *nicht alkoholische Fettlebererkrankung* (NAFLD) ist also eine reine Wohlstandserkrankung.

Fast alle Betroffenen sind übergewichtig, viele auch zuckerkrank. Am Anfang macht eine Fettleber so gut wie keine Beschwerden. Im Verlauf kann es jedoch zu gravierenden Folgen, wie z. B. Leberentzündung, Leberfibrose, Leberzirrhose und Leberkrebs, kommen. Deshalb: Hüten Sie sich vor Softdrinks und anderen Lebensmitteln, die mit freier Fruktose, Fruktosesirup, Isomaltose oder HFCS (High Fructose Corn Syrup) gesüßt sind!

Ein gesunder Umgang mit Kohlenhydraten

Zucker ist ohne Frage der Problemnährstoff Nummer eins in unserer heutigen Welt. Die meisten Mahlzeiten enthalten zu viel Zucker und zu viel raffinierte Stärke. Gewohnheitsmäßiges Snacken zwischen den Hauptmahlzeiten tut sein Übriges, dass der Blutzucker von sehr vielen Menschen den ganzen Tag Achterbahn fährt. Viel Zucker/raffinierte Stärke in Verbindung mit viel Insulin im Blut und wenig Bewegung führt dazu, dass die Kohlenhydratdepots in den Zellen irgendwann randvoll sind.

In dieser Situation stellen sich die Zellen in Bezug auf Insulin kurzerhand taub. Der Diskobetreiber kündigt quasi seinem Türsteher. Das Hormon wirkt dann nicht mehr so gut und es gelangt kein weiterer Zucker in die Zellen. Weil der Zucker aber aus dem Blut rausmuss, behilft sich der Körper in seiner Not damit, dass er größere Mengen an Insulin produziert.

Am Anfang hilft das, irgendwann aber nicht mehr. Und dann beginnt ein Zustand, den die Ärzte *Insulinresistenz* nennen und der als Vorstufe zu Diabetes Typ 2 und weiteren ernährungsabhängigen Krankheiten gilt.

Interessanterweise werden bei einem ständigen Überangebot an Zucker und Kohlenhydraten zuerst die Muskelzellen insulinresistent. Wenn der Muskel für Zucker dichtmacht, wandern die verbleibenden Kohlenhydrate ins Fettgewebe von Haut und Organen (vor allem in die Leber), wo sie zu Depotfett umgebaut und „eingelagert" werden. Irgendwann werden aber auch die Fettzellen insulinresistent. Und dann bleibt als Speicherplatz nur noch die Bauchhöhle übrig, die sich mit zunehmender Fettfüllung immer weiter nach vorne ausdehnt.

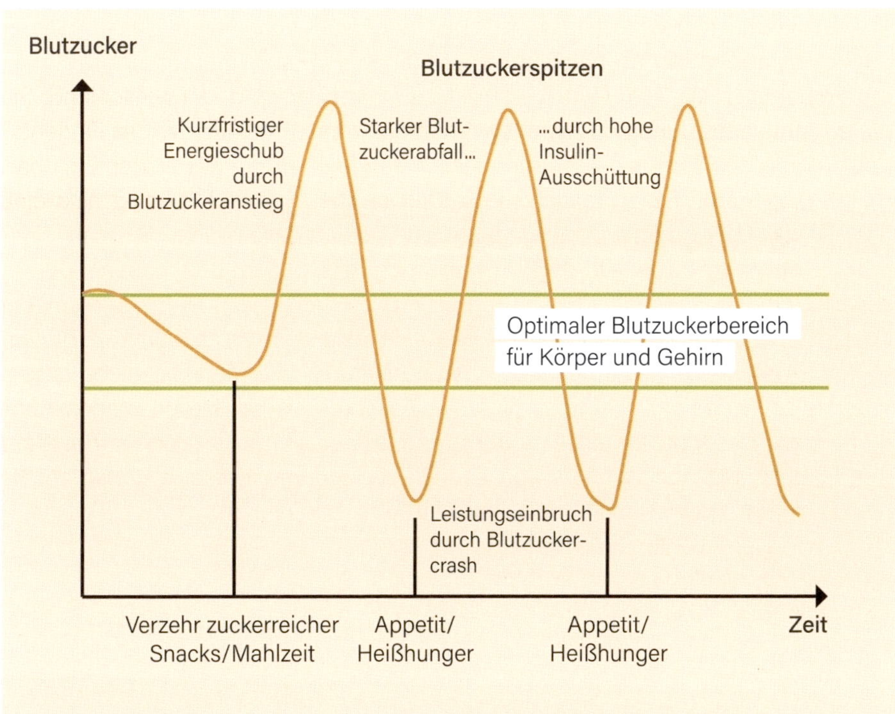

Abb. 6: Blutzuckerkurve nach wiederholten, kohlenhydratreichen Mahlzeiten (modifiziert nach: Gonder, U., Tulipan, J., Lommel, M. et al. (2019).)

„Flatten the Curve" haben wir in Zeiten von Corona gelernt. Und „Flatten the Curve" gilt auch beim Blutzuckerspiegel. Nur, wenn es Ihnen gelingt, Ihren Blutzucker über den Tag stabil im physiologischen Wohlfühlbereich zu halten, schützen Sie sich selbst vor Heißhungerattacken und können sicher sein, dass Sie nicht zu viele und nicht zu wenige Kohlenhydrate zu sich nehmen. Doch wie macht man das?

★ *Wählen Sie die richtigen Kohlenhydrate!*
Ja, es ist richtig, dass den meisten Menschen Zurückhaltung bei den Kohlenhydraten guttäte. Denn eine „Low-Carb"-Ernährung hilft nicht nur beim Abnehmen, sie lässt vor allem das gefährliche Bauchfett schmelzen, verbessert die Blutfettwerte, normalisiert den Blutzuckerspiegel und verlängert so das Leben. Aber auch, wenn immer wieder kolportiert wird, dass Kohlenhydrate allesamt ungesund seien, ist eine generelle Angst vor Kohlenhydraten unbegründet – Sie sollten einfach nur clever auswählen. Sämtliche Lebensmittel, die komplexe Kohlenhydrate, gepaart mit Ballaststoffen, enthalten, sind wertvoll. Und zwar sowohl hinsichtlich der Begleitnährstoffe (Mineralstoffe, Vitamine), die sie liefern, als auch hinsichtlich der Wirkung auf Ihr Verdauungssystem und Ihr Sättigungsgefühl. Vollkornprodukte machen sehr satt, man kann sich an ihnen eigentlich nicht wirklich überessen (anders als an Weißbrot ...).

Das heißt natürlich nicht, dass Sie nicht auch mal ein weißes Baguette oder weißen Reis zum Abendessen servieren dürfen. Aber wenn Sie das tun, dann seien Sie sich Ihres Tuns bewusst. Und essen Sie möglichst viel ballaststoffreiches Gemüse oder Salat dazu, damit Sie satt sind, bevor Sie das ganze Weißbrot oder den Reis aufgegessen haben.

Ähnliches gilt für zuckerreiche Obstsorten wie Bananen, Birnen, Weintrauben, Mango oder Ananas. Natürlich können Sie diese essen. Ich würde sie allerdings nicht gedankenlos als generellen Alltagssnack zwischendurch nutzen, sondern nur essen, wenn Sie in einer Situation sind, die den Konsum von schnell verfügbaren Kohlenhydraten rechtfertigt (Bewegung, Sport, konzentrierte Lerneinheit, Prüfung, wichtige Präsentation oder Ähnliches).

FORE!

Günstige kohlenhydrat- und ballaststoffhaltige Lebensmittel sind:

- sämtliche Gemüsesorten und Pilze;
- Vollkornprodukte: Haferflocken, Vollkornmehle (Dinkel, Weizen, Roggen), Vollkorngrieß, Vollkornbrot, Vollkornnudeln, Quinoa, Amaranth, Naturreis;
- Hülsenfrüchte: Erbsen, Kichererbsen, Bohnen, Linsen, Sojabohnen;
- eher zuckerarmes Obst: Erdbeeren, Himbeeren, Brombeeren, Blaubeeren, Johannisbeeren, Aprikosen, Pfirsiche, Orangen, Grapefruit, Kiwi, Papaya, Wassermelone, Äpfel.

Zurückhaltung sollten Sie auf jeden Fall bei Süßigkeiten und süßen Softdrinks üben. Gummibärchen, Bonbons, Puddingteilchen, Kuchen, Kekse, Cola, Limo und Co. schießen Ihren Blutzucker steil in die Höhe. Das fühlt sich erst mal gut an, rächt sich aber in dem Moment, in dem die Kurve weit unter den Wohlfühlbereich abfällt (s. Abb. 6). Und schon fahren Sie auf der Blutzuckerachterbahn. Deshalb: Sparen Sie bei den schlechten, schnellen, einfachen Kohlenhydraten. Bei guten, langsamen, komplexen Kohlenhydraten brauchen Sie dagegen nicht ganz so geizig zu sein.

★ *Passen Sie den Kohlenhydratkonsum an Ihre Bewegungszeit an!*
Ein Auto verbraucht umso mehr Benzin, je schneller es fährt. Bei uns Menschen ist das genauso. Je aktiver Sie sind, je mehr Sie sich bewegen, je mehr Sport Sie treiben, desto mehr Kohlenhydrate können Sie essen. Denn in diesen Situationen nutzt Ihr Körper die Kohlenhydrate als Energiequelle und wird kein Depotfett daraus bilden. Wenn Sie dagegen den Tag am Schreibtisch verbringen und abends nur einmal kurz um den Block gehen, um frische Luft zu schnappen, dann kommt Ihr Körper mit sehr wenig Kohlenhydraten aus. An solchen Tagen wäre es schlauer, wenn Sie Ihre Mahlzeiten überwiegend aus Gemüse, Pilzen, Nüssen, Milchprodukten, Eiern, Fisch oder Fleisch gestalten, gepaart mit Hülsenfrüchten und zuckerarmem Obst.

Wie bereits erwähnt, brauchen das zentrale Nervensystem, die roten Blutkörperchen und das Nierenmark zusammen 40 Gramm Glukose pro Tag. Das Gehirn benötigt im Normalbetrieb zusätzlich 140 Gramm Glukose täglich. Macht insgesamt 180 Gramm.

Dafür könnten Sie zum Beispiel 1 Portion Haferflocken + 2 Scheiben Roggenvollkornbrot + 1 Apfel + 1 Banane + 150 Gramm gekochte Kartoffeln + 150 Gramm Fruchtjoghurt essen. Das ist gar nicht so wenig, oder?

Doch wenn Sie jetzt einmal ehrlich überlegen, wie oft am Tag man zusätzlich irgendetwas isst, das Kohlenhydrate/Zucker enthält – Marmelade, Honig, Hustenbonbons, Nudeln, Pizza, Pommes, Ketchup, Cornflakes, Müsliriegel, Schokolade, Brötchen, Croissants, Pudding, Tiramisu, Kuchen, Eis, Salzstangen, Chips, Flips, Orangensaft, Kakao, Kaffee mit Zucker, Bier, Gin Tonic usw. usw. –, dann ist klar, dass es doch nicht so einfach ist, mit obigen Mengen seinen Tag zu bestreiten. Auch, wenn diese Latte also recht hoch gehängt ist: Versuchen Sie unbedingt an Tagen, an denen Sie sich wenig bewegen, Ihre Kohlenhydratzufuhr einzuschränken.

Zum Vergleich: echte „Low-Carb"-Diäten arbeiten mit einer Kohlenhydratzufuhr von 50-150 Gramm pro Tag, verbunden mit einer Kalorieneinschränkung. Im Rahmen einer ketogenen Ernährung wird noch weiter runtergegangen, auf täglich maximal 30-50 Gramm Kohlenhydrate. Ob das noch Spaß macht und lecker ist, muss jeder für sich selbst beurteilen. Fakt ist jedoch, dass Sie nicht befürchten müssen, in einen physiologischen „Glukosemangelzustand" zu fallen –, auch wenn es sich subjektiv am Anfang vielleicht so anfühlt. Denn unsere Leber ist in der Lage, aus Proteinen, Fettsäuren und Laktat (Milchsäure) innerlich kleine Mengen neuer Glukose zu bilden und so die Versorgung des ZNS, der roten Blutkörperchen und des Nierenmarks sicherzustellen.

Wenn Sie's genau wissen möchten

Tatsächlich haben wir Menschen keinen echten Kohlenhydratbedarf (im Gegensatz zu bestimmten Aminosäuren und Fettsäuren, wo ein obligater Bedarf besteht). Die lebensnotwendige Glukosemenge könnte unser Körper zur Not aus Aminosäuren und Fettsäuren selbst herstellen.

Wir haben aber einen Verbrauch an Kohlenhydraten. Und dieser ist umso höher, je aktiver wir körperlich und geistig sind. Das heißt im Umkehrschluss: Bei Inaktiviät werden keine Kohlenhydrate gebraucht und verbraucht, also sollte man dann auch nur möglichst wenig davon essen.

★ *Kombinieren Sie Kohlenhydrate mit Fett!*
Wenn eine kohlenhydrathaltige Mahlzeit gleichzeitig Fett und Ballaststoffe enthält, dann wird die Aufnahme der verdaulichen Kohlenhydrate verlangsamt. Das bedeutet, dass die Glukose verzögert und in kleineren Mengen im Blut ankommt. Ihr Blutzuckerspiegel schlägt dadurch keine so wilden Wellen und Ihre Bauchspeicheldrüse muss weniger Insulin auf einmal bereitstellen. Konkret bedeutet dies:

- Regelmäßige süße Snacks als Zwischenmahlzeit sind eine blöde Idee (selbst wenn Sie es sich kalorienmäßig leisten können).
- Auch Knäckebrot, Reiscracker, Müsliriegel und Ähnliches sind für Schreibtischtäter eher ungünstige Zwischenmahlzeiten.
- Nehmen Sie stattdessen lieber Nüsse, Oliven oder Käsewürfel.
- Essen Sie Süßes am besten als Nachtisch direkt nach einer Hauptmahlzeit.

- Und wenn es doch mal etwas Süßes zwischendrin sein muss: Greifen Sie lieber zu Schokolade als zu Gummibärchen.
- Vollkornbrot mit Käse ist günstiger als Vollkornbrot mit Marmelade, auch wenn Ersteres mehr Kalorien hat.

★ *Drosseln Sie die Kohlenhydratzufuhr im Verlauf des Tages!*
Die meisten (normalgewichtigen) Menschen wachen morgens mit einem leichten Unterzucker auf. Denn in der Nacht wurde etwaige Restglukose im Blut in die Körperzellen verteilt. Falls Sie also regelmäßig in der Frühe im Bad einen Morgenmuffel antreffen, könnte dies an einem niedrigen Blutzuckerspiegel liegen. Jetzt macht es durchaus Sinn, ein paar Kohlenhydrate in Form eines Müslis, eines Vollkornbrötchens oder frischem Obst zu essen. Dies wird Ihre Laune heben. Abgesehen davon, haben Sie den Tag über ja auch noch einiges vor, sodass Sie morgens guten Gewissens gutes Benzin tanken können und sollten.

Auch zum Mittagessen spricht nichts gegen Vollkornnudeln, Naturreis oder Kartoffeln, wenn Sie Ihren Nachmittag aktiv gestalten. Die enthaltene Glukose wird dann ja noch verbrannt. Ab etwa 15/16 Uhr sollten Sie die Kohlenhydratzufuhr allerdings drosseln. Denn tatsächlich ist es stoffwechseltechnisch sehr günstig, wenn kein Insulin mehr im Blut herumschwirrt, sobald Sie ins Bett gehen. In der Nacht regeneriert sich Ihr Körper. Gewebe und Zellen werden repariert. Dafür braucht der Körper Eiweiß und keinen Zucker. Überhaupt: Im Schlaf brauchen Sie nur wenig Energie – also kein Super-Benzin –, denn Sie schlafen ja.

Für die wenige Energie, die benötigt wird, um Atmung, Herzschlag, Verdauung und Körpertemperatur aufrechtzuerhalten, kann Ihr Körper genauso gut die Fettdepots als Energiequelle nehmen. Fettabbau ist allerdings ein sogenannter kataboler Vorgang, also ein Abbau von Körpersubstanz. Und dieser funktioniert nicht, wenn gleichzeitig noch ein anaboles (körpersubstanzaufbauendes) Hormon wie Insulin im Blut ist. Günstige Abendmahlzeiten sind deshalb zum Beispiel:

- Fisch mit gedünstetem Gemüse;
- Steak mit Salat (ohne gebackene Kartoffel!);
- Salat mit Putenbruststreifen;
- Eier mit Quark und Spinat;
- Hähnchen-Curry ohne Reis;
- Geschnetzeltes mit Gemüsenudeln;
- Moussaka (Augerginenauflauf);
- Omelette, Rührei;
- Tomate-Mozzarella;

- Eiweißbrot mit Käse und Avocado;
- Gemüseauflauf sowie
- vegetarische Pizza mit Blumenkohlteig.

Aber auch hier gilt: Sie müssen nicht auf ewig krampfhaft jedes Gramm Kohlenhydrate aus Ihrem Abendessen entfernen. Das, was ich Ihnen hier zeige, sind Strategien für eine generelle Optimierung Ihrer Ernährung. Empfehlungen, die man strenger oder weniger streng befolgen kann. Je nach persönlicher Lebens- und Gesundheitssituation und Aktivitätslevel.

★ *Meiden Sie Fertigprodukte!*
Ohne Frage: Wir sind alle sehr froh, dass es bestimmte Lebensmittel fertig zu kaufen gibt und wir dadurch nicht jedes Brot selbst backen oder jede Gemüsebrühe selbst ansetzen müssen. Doch Vorsicht: Fertiglebensmittel sind in der Regel so zusammengesetzt, dass sie möglichst vielen Menschen schmecken sollen. Sie haben also eine Art „Mainstreamgeschmack". Und was mögen die meisten Menschen? Süß, cremig, salzig. Zucker, insbesondere Fruktosesirup, ist zudem eine sehr kostengünstige Zutat.

Bevor Sie also das nächste Mal ein verpacktes Lebensmittel in Ihren Einkaufswagen legen, drehen Sie es bitte einmal um und lesen Sie die Zutatenliste. Alle Zutaten, die auf -ose enden, sind Zuckerstoffe. Und Sie werden erstaunt sein, wo Sie die überall finden. Nämlich auch in vielen Lebensmitteln, die eigentlich gar nicht süß schmecken. So zum Beispiel in Pizza, Ketchup, Salatdressings, Grillsaucen, Wurst, Heringssalat, sauren Gurken, Rotkohl, Tomatensauce. Aber auch bei süß schmeckenden Produkten, wie beispielsweise Fruchtjoghurt, gibt es himmelweite Unterschiede im Zuckergehalt. Während manche Sorten 15 Gramm Zucker pro 100 Gramm Joghurt enthalten, gibt es andere Hersteller, deren Joghurts mit sieben Gramm Zucker pro 100 Gramm (reine Süße aus den enthaltenen Früchten) auskommen. Auf der Zutatenliste und in den Nährwertangaben können Sie dies erkennen.

Volle Speicher, volle Leistung?

Obwohl ich im normalen Alltag zu einem bewussten und sensiblen Umgang mit Kohlenhydraten raten möchte, sind Kohlenhydrate für Sportler extrem wichtig. Denn gut gefüllte Glykogenspeicher in der Muskulatur in Verbindung mit einem guten Trainingszustand sind die Voraussetzungen für eine gute sportliche Leistung.

Gehen Sie ab und zu joggen? Morgens vor dem Frühstück? Dann haben Sie es vielleicht schon einmal erlebt, dass Ihnen nach 30 Minuten Laufen sehr plötzlich die Luft ausging, dass Sie einfach nicht mehr konnten und sich völlig schlapp und leer fühlten.

Das ist der berüchtigte Hungerast oder der „Mann mit dem Hammer". Ein Zustand, der auftritt, wenn die Glukose im Blut und das restliche Glykogen in der Leber und Muskulatur aufgebraucht sind. Mit anderen Worten: Wenn Gehirn und Muskulatur mehr Glukose saugen, als nachgeliefert werden kann.

Die Leber kann 75-100 Gramm Glykogen speichern. Die Speicherkapazität für Glykogen im Muskel beträgt – je nach individueller Muskelmasse – 300-500 Gramm. Je nachdem, wie intensiv das Training bzw. die Aktivität ist, reicht der Gesamtglykogenvorrat bei komplett gefüllten Speichern für 1,5-24 Stunden. Ein Radrennfahrer z. B. braucht direkt nach 90 Minuten Nachschub. Einen Schreibtischtag hingegen könnte man auch völlig ohne weitere Kohlenhydratzufuhr überstehen.

Muskelglykogen wird übrigens muskelspezifisch verbraucht. Das heißt, wenn Sie ein Läufer mit gut trainierten Beinmuskeln sind und abends mit Ihren Freunden Armdrücken spielen, dann nützen Ihnen die Kohlenhydratvorräte in den Beinmuskeln leider überhaupt nichts.

Nun zählt Golf nicht zu den belastungsintensiven Sportarten. Deshalb können wir davon ausgehen, dass, wenn Sie fit und gut ernährt sind, Ihre muskulären Kohlenhydratvorräte für eine normale 18-Loch-Runde reichen sollten. Nichtsdestotrotz macht es durchaus Sinn, vor und während eines Turniers oder einer wichtigen Runde, die Kohlenhydratzufuhr zu optimieren, um den Vorteil gut gefüllter Speicher bestmöglich auszunutzen.

Das Leberglykogen, welches ausschließlich dafür da ist, den Blutzuckerspiegel zu stabilisieren und das Gehirn zu versorgen, ist nämlich allerspätestens nach drei Stunden aufgebraucht. Das heißt: Ohne eine clevere Essstrategie wird es (je nach Spielgeschwindigkeit) etwa ab Loch 12 eng.

Jeder, der schon einmal 18 Löcher ohne Verpflegung gespielt hat, wird sicher bestätigen können, dass die Konzentration im letzten Drittel schwindet. Das merkt man natürlich nicht sofort. Aber jeder nicht richtig getroffene Ball oder vorbeigeschobene Putt an den hinteren Löchern kann seine Ursache in einer Aufmerksamkeitsschwäche aufgrund des absinkenden Blutzuckerspiegels haben.

Und genau dies können Sie aktiv verhindern, wenn Sie kohlenhydratreiche Lebensmittel gezielt zu Ihren Verbündeten machen. Die konkreten Strategien diesbezüglich erfahren Sie in Kap. 3.

1.3 Birdie-Chance: Die Macht der gesunden Fette

Fett hat viele Kalorien. Das weiß jeder. Und deshalb hat Fett bei den allermeisten Menschen noch immer ein sehr negatives Image. Zu Unrecht, wie Sie erfahren werden, wenn Sie dieses Kapitel weiterlesen. Meine Mutter hat früher immer zu mir gesagt „Kind, mach' dir nicht so viel Butter aufs Brot!", wenn sie sah, wie dick die kleine Alexa die Butter auf ihre Brotscheiben geschmiert hat.

Gott sein Dank habe ich mich damals von den mahnenden Worten nicht beeinflussen lassen. Ich wusste noch nichts über Ernährung, aber ich fand dünne Brotscheiben mit viel Butter schon immer leckerer als dicke Brotscheiben mit wenig Butter.

Heute weiß ich, dass ich intuitiv alles richtig gemacht habe. Weder bin ich von den Butterschichten auf meinen Broten dick und rund geworden noch habe ich schlechte Blutwerte oder sonstige gesundheitliche Beeinträchtigungen davongetragen. Denn nicht das Fett in der Ernährung ist unser Problem, sondern die Kohlenhydrate. Die Entwicklung der Körpermaße und Gesundheitsdaten der Einwohner der Vereinigten Staaten von Amerika[1] in den letzten 40 Jahren zeigt dies sehr eindrucksvoll.

Das größte Menschenexperiment der Welt

Wer schon einmal in den USA gewesen ist und dort versucht hat, in einem ganz normalen Supermarkt eine ganz normale Vollmilch zu kaufen, weiß, dass dies so gut wie unmöglich ist. Denn Milch mit einem natürlichen Fettgehalt von 3,8 Prozent gibt es in Amerika praktisch nicht. Zumindest nicht im Supermarkt. Stattdessen findet man in den Kühlregalen jede Menge Milchtüten mit 0,1 Prozent bis maximal zwei Prozent Fett. Und das hat einen Grund, wie Sie sehen werden, wenn Sie mit mir auf eine kleine Zeitreise kommen ...

In den 1950er-Jahren stiegen in den USA die Zahlen der Menschen, die an einem Herzinfarkt starben, auffällig an. Im September 1955 erlitt auch der damalige US-Präsident Dwight D. Eisenhower einen Herzanfall. Die Politik reagierte alarmiert und suchte nach wissenschaftlichen Erklärungen. Leider standen die Wissenschaftler dem Phänomen recht ratlos gegenüber, denn systematische Ernährungsforschung gab es damals noch nicht.

Die beste Erklärung, die man fand, war zunächst: Das Cholesterin ist schuld. Denn ein russischer Wissenschaftler hatte zu Beginn des Jahrhunderts festgestellt, dass Kaninchen, die mit tierischer Nahrung gefüttert werden, fettige Ablagerungen in

1 Quelle: CDC (Centers for Disease Control and Prevention)/National Center for Health Statistics, USA: https://www.cdc.gov/obesity/data/prevalence-maps.html

den Blutgefäßen entwickeln. Und solche Ablagerungen begünstigen Herzanfälle. (Falls Sie an dieser Stelle denken, dass es absurd ist, pflanzenfressenden Kaninchen tierisches Futter zu geben: Das ist ein sehr richtiger Gedanke!)

Dennoch achteten Präsident Eisenhower und viele Millionen Amerikaner fortan pedantisch auf den Cholesteringehalt ihrer Nahrung und vermieden viele tierische Lebensmittel. Zeitgleich reiste der amerikanische Ernährungswissenschaftler Ancel Keys um die halbe Welt, um sich die unterschiedlichen Ernährungsgewohnheiten verschiedener Völker anzuschauen.

In den 1960er- und 1970er-Jahren veröffentlichte er die Ergebnisse seiner „Sieben-Länder-Studie", mit denen er die Hypothese belegt sah, dass viel Fett und vor allem viele gesättigte Fettsäuren aus tierischen Lebensmitteln schlecht fürs Herz sind (Keys, 1970 und Keys, et al., 1966). Dass er für die Studie ursprünglich insgesamt 22 Länder untersucht hatte, aber die Ergebnisse aus 15 Ländern, die nicht seiner These entsprachen, unter den Tisch hatte fallen lassen, wird ihm bis heute als „Rosinenpickerei" angekreidet[2].

Auch wenn es von Anfang an Kritik an den Untersuchungen von Keys gab, schlossen sich die meisten Wissenschaftler der damaligen Tage seiner Theorie an. 1980 wurden schließlich die ersten „Dietary Guidelines" (Ernährungsrichtlinien) der USA[3] veröffentlicht. Darin wurde allen Menschen empfohlen, sich möglichst fettarm zu ernähren und stattdessen mehr kohlenhydratreiche Lebensmittel zu verzehren.

Dies sei nicht nur der beste Weg, um Herzerkrankungen zu vermeiden, sondern auch um Übergewicht vorzubeugen. Fortan füllten sich die Regale der amerikanischen Supermärkte mit Low-Fat-Produkten und Margarine. Fett wurde durch Stärke ersetzt. Butter durch billiges, gehärtetes Pflanzenöl.

Und genau zu diesem Zeitpunkt begann ein jahrzehntelanges Menschenexperiment, das im Rückblick der Beginn der weltweiten Übergewichtsepidemie war. Langsam, aber sicher, wurden die Amerikaner immer dicker und mit 5-10 Jahren „Verspätung" auch die Menschen in anderen Industriestaaten. Denn viele Länder, darunter auch Deutschland, übernahmen die US-amerikanischen Ernährungsempfehlungen.

Während in den 1980er-Jahren in den USA weniger als 15 Prozent der Menschen adipös (krankhaft übergewichtig, BMI ≥ 30) waren, lag die Zahl 1999/2000 bereits bei 30,5 Prozent. Doch es kam noch dicker und der Trend ist bis heute nicht ge-

---

2 Walsh, B. (2014). Ending the War on Fat. *Time Magazin*: https://time.com/2863227/ending-the-war-on-fat/

3 https://www.dietaryguidelines.gov/about-dietary-guidelines/previous-editions/1980-dietary-guidelines-americans.

stoppt. 2017/2018 waren nach offiziellen Erhebungen 42,4 Prozent der Erwachsenen in Amerika fettleibig[4]. Man schätzt, dass im Jahr 2030 jeder zweite Amerikaner an Adipositas leiden wird.

Denn auch, wenn es heute genug Belege dafür gibt, dass vor allem ein Übermaß an Zucker und billigen, raffinierten Kohlenhydraten den Stoffwechsel so verändert, dass Menschen übergewichtig werden, fällt es den meisten von uns schwer, die jahrzehntelang eingetrichterte Doktrin „Fett macht fett, weil es so viele Kalorien hat" ad acta zu legen. Doch genau das sollten Sie tun.

Fett ist nicht gleich Fett

Nahrungsfette enthalten verschiedene Fettsäuren, die im menschlichen Stoffwechsel an unterschiedlichen Stellen benötigt werden bzw. eine Rolle spielen. Es gibt

- gesättigte Fettsäuren,
- einfach ungesättigte Fettsäuren und
- mehrfach ungesättigte Fettsäuren.

Stark vereinfacht kann man sagen, dass in pflanzlichen Lebensmitteln die ungesättigten Fettsäuren dominieren, während in tierischen Lebensmitteln mehr gesättigte Fettsäuren enthalten sind. Aber wie gesagt: Das ist eine starke Vereinfachung.

Denn Kokosöl – ein pflanzliches Lebensmittel – besteht zum Beispiel überwiegend aus gesättigten Fettsäuren. Umgekehrt enthält Fisch als tierisches Lebensmittel ausgesprochen viele hochungesättigte Fettsäuren.

Bei Tieren richtet sich die Fettsäurezusammensetzung zudem nach der Haltungsform und dem Futter. So weist das Fleisch von Hochlandrindern, die das ganze Jahr im Freien leben und sich ihr Futter in der Natur selbst suchen, eine andere Fettsäurestruktur auf als das Fleisch von Mastrindern, die im Stall leben (müssen) und mit Kraftfutter gemästet werden. „Du bist, was du isst", gilt also für Tiere genauso wie für Menschen.

Die Fettsäuren haben vielfältige Aufgaben in unserem Körper. Jede einzelne menschliche Körperzelle enthält in ihrem Inneren Fett. Und auch in der Zellmembran, also in der „Zellaußenhaut" jeder unserer Zellen, ist Fett eingebaut. Darüber hinaus brauchen wir Fette zur Bildung von Hormonen, zur Verdauung fettlöslicher Vitamine, zur Kontrolle von Entzündungsreaktionen sowie des Blutzuckerspiegels, als Energielieferant, als wärmende Isolierschicht unter der Haut und zum Sattwerden.

4 Quelle: CDC (Centers for Disease Control and Prevention)/National Center for Health Statistics, USA. Februar 2020.

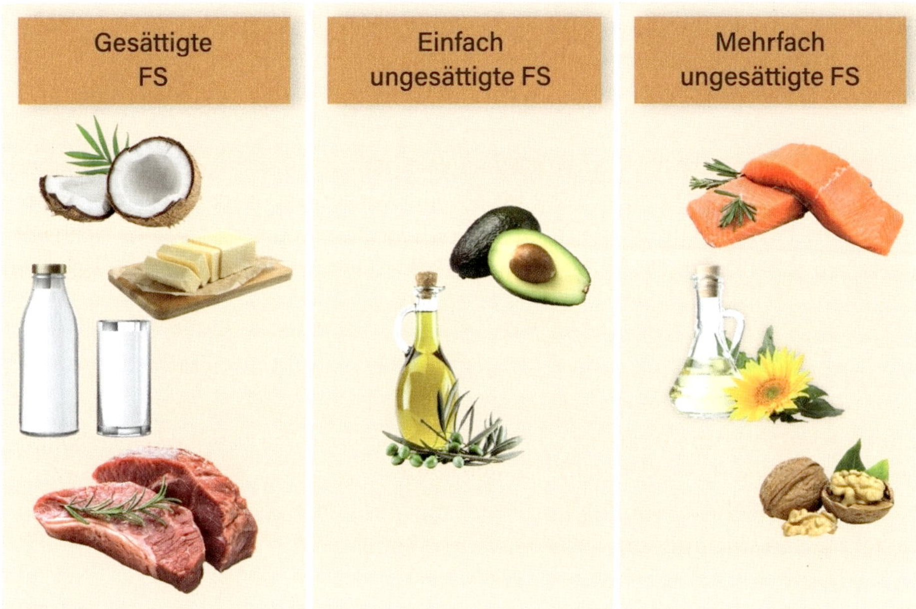

Abb. 7: Verschiedene Fettsäuren und entsprechende Lebensmittelbeispiele

Dank der Erkenntnisse des US-Forschers Ancel Keys haben in den vergangenen Jahrzehnten Generationen von Menschen (und Ernährungsfachkräften!) gelernt, dass Fette/Lebensmittel mit überwiegend gesättigten Fettsäuren ungesund sind, während Fette/Lebensmittel aus überwiegend ungesättigten Fettsäuren als sehr gesund galten. Vergessen Sie es. Wirklich!

Heute wissen wir, dass der menschliche Körper gesättigte, einfach ungesättigte und mehrfach ungesättigte Fettsäuren gleichermaßen benötigt. Und dass weder das Steak mit den gesättigten Fettsäuren auf direktem Weg zum Herztod führt – noch, dass ein Distelöl mit seinen hochungesättigten Fettsäuren uns sicher davor schützt.

Vorausgesetzt, Sie essen Fett in normalen – Ihrem Energieverbrauch angepassten – Mengen, sollten Sie bei Fett vorrangig auf die Lebensmittelqualität schauen und eine ausgewogene Mischung anstreben.

Wie viel und welches Fett ist okay?

Natürlich ist es auf dem Papier richtig, dass ein Gramm Fett neun Kilokalorien hat – also mehr als doppelt so viele wie ein Gramm Kohlenhydrate. Doch das tut nicht wirklich viel zur Sache. Denn es gibt einen entscheidenden Unterschied zwischen

Fettkalorien und Kohlenhydratkalorien: Raffinierte Kohlenhydrate (z. B. weißen Toast mit Marmelade) können Sie essen, bis sie Ihnen zu den Ohren wieder herauskommen. Unser Körper hat in Bezug auf Kohlenhydrate keine natürliche Bremse.

Bei reinem Fett ist das anders. Sie können kein ganzes Päckchen Butter essen oder einen halben Liter Olivenöl trinken. Ihr Magen würde sich umdrehen. Anders sieht es wiederum aus, wenn das Fett mit Kohlenhydraten gepaart ist, wie es beispielsweise in Schokolade oder Chips der Fall ist: Hier sind größere Mengen erneut kein Problem.

Wenn Sie normalgewichtig sind, viel selbst kochen und Ihre Mahlzeiten überwiegend aus frischen, unverarbeiteten Lebensmitteln zubereiten, dann gibt es keinen Grund, beim Fett übertrieben geizig zu sein – solange Sie qualitativ hochwertige Fette verwenden. Der Esslöffel Olivenöl in Ihrem Salat, die Butter auf Ihrem Brot oder der Teelöffel Algenöl in Ihrem Müsli machen Sie weder dick noch krank. Im Gegenteil – es sind äußerst wertvolle Nährstoffquellen.

Einen ausgewogenen Mix zwischen den verschiedenen Fettsäuren erreichen Sie, wenn Sie Ihren Konsum in etwa dritteln, wie in Abb. 7 dargestellt. Damit erhält automatisch das Olivenöl eine Hauptrolle und das ist auch gut so.

Denn die Fettsäuren des Olivenöls sind ausgewiesene Gesundheitsbooster. Nicht umsonst gilt die mediterrane Küche (in der viel Olivenöl verwendet wird) als die gesündeste Ernährungsweise der Welt und Olivenöl als flüssiges Gold. Allerdings spielt beim Thema Fett und Öl die Lebensmittelqualität und die Naturbelassenheit eine besondere Rolle. Deshalb hier ein paar Tipps für den Umgang mit Fett im Alltag:

- Verwenden Sie in der Küche als Basis natürliches Olivenöl, Rapsöl, Leinöl, Walnussöl, Kokosöl und Butter. Verzichten Sie auf Sonnenblumenöl, Maiskeimöl und Sojaöl, da diese Öle physiologisch ungünstige Fettsäuren enthalten (siehe nachfolgendes Kapitel über Omega-3-Fettsäuren). Auch fettreduzierte Bratcremes sind aufgrund der vielen Zusatzstoffe keine so gute Idee.

- Nehmen Sie für Salate und kalte Speisen möglichst kalt gepresste, native Öle. Zum Braten eignen sich geklärte Butter und Kokosöl sowie raffiniertes Rapsöl.

- Erhitzen Sie Fette niemals so stark, dass sie rauchen.

- Kaufen Sie tierische Lebensmittel (Fleisch, Wurst, Schinken, Fisch, Eier, Milch, Käse) aus Freilandhaltung bzw. artgerechter Tierhaltung und artgerechter Fütterung. Künstliches Futter, Stallhaltung oder Aufzucht in Aquakulturen führen zu einer ungünstigen Veränderung des Fettsäuremusters im Fleisch und in den Produkten der Tiere.

- Verwenden Sie möglichst frische, nicht homogenisierte Milch. Das ist die Milch, bei der sich das Fett oben im Flaschenhals absetzt. Diese bekommen Sie im Bioladen. Auch die meisten großen Supermärkte führen inzwischen zumindest eine Sorte. Bei der Homogenisierung wird die Milch mit hohem Druck durch ein Sieb oder auf eine Metallplatte gespritzt, sodass die Fettkügelchen zerplatzen und sich gleichmäßig in der Milch verteilen. Dieser Prozess steht im Verdacht, Unverträglichkeitsreaktionen auszulösen.

Wie gesagt: Naturbelassene Fette sind gesunde Lebensmittel. Und die Low-Fat-Bewegung ist längst begraben. Ein Problem allerdings sind die ganzen versteckten, raffinierten und billigen Fette in Fertigprodukten, Junkfood und zum Teil auch in Restaurant- und Außer-Haus-Essen.

Fett, Zucker und Salz sind Geschmacksträger und Geschmacksverstärker. Da Fertigprodukte möglichst vielen Menschen schmecken sollen, enthalten sie in der Regel viel davon. Und so sind es oft genau diese Produkte, die Ihr Fettkonto (und Zuckerkonto!) überlaufen lassen – und nicht das wohldosiert in der eigenen Küche verwendete Olivenöl.

Wenn Sie's genau wissen möchten

Bei der industriellen Härtung von eigentlich flüssigen Ölen wird die räumliche Struktur der Fettsäuren verändert. Dadurch ändert sich eine physikalische Eigenschaft des Öles: Es ist bei Zimmertemperatur nicht mehr flüssig, sondern cremig oder fest. Wenn man der Natur in den Bauplan pfuscht, kommt bei Lebensmitteln allerdings meist nichts Gutes dabei raus. Denn unser Körper toleriert derart veränderte Molekülstrukturen nur selten und wird unter Umständen krank davon.

Meiden sollten Sie vor allem sämtliche industriell hergestellten Produkte, in deren Zutatenliste Sie Formulierungen wie „gehärtete Fette", „Pflanzenfett, zum Teil gehärtet", „hydrogenisiertes Pflanzenfett" oder Ähnliches lesen.

Bei gehärteten Fetten handelt es sich um die sogenannten ***Transfette***, gerne auch als Killerfette bezeichnet. Diese wirken sich nachweislich negativ auf unser Herz aus. Transfette finden sich unter anderem in Croissants, Berlinern, Donuts, Keksen, Chips, Flips, Pommes, Pizza, einigen Margarinen und Ähnlichem. Aber auch bei starkem und mehrfachem Erhitzen von Öl, z. B. in einer Fritteuse, entstehen Transfette.

Die WHO (Weltgesundheitsorganisation) schätzt, dass weltweit mehr als 500.000 Todesfälle jährlich auf das Konto von Transfetten gehen[5]. Die EU arbeitet derzeit an einer Vorschrift, nach der maximal zwei Prozent der Fette in Lebensmitteln als Transfette vorliegen dürfen.

FORE!

Natürlicherweise gesättigte Fette (Kokosöl, Butter, Rinderfett), die bei Zimmertemperatur ebenfalls fest sind, haben chemisch und physiologisch rein gar nichts mit den künstlich gehärteten Transfetten gemeinsam!

Warum Cholesterin nicht per se böse ist

Cholesterin galt fast das gesamte vergangene Jahrhundert hindurch als DER böse Bube in der Ernährung schlechthin. Herzinfarkte, Schlaganfälle und sämtliche anderen koronaren Herzerkrankungen wurden dem Cholesterin in die Schuhe geschoben.

Erinnern Sie sich an die Geschichte mit dem Kaninchen auf **Seite 54/55**? Tatsächlich kann sich Cholesterin und Fett auch in den menschlichen Blutgefäßen ablagern und dort die gefürchteten Plaques bilden, die die Gefäße verengen, den Blutdruck erhöhen und somit das Risiko steigern, einen Herzanfall oder Schlaganfall zu erleiden. Doch was ist die Ursache dafür, dass sich Cholesterin überhaupt an den Gefäßwänden ablagert?

5 WHO plan to eliminate industrially-produced trans-fatty acids from global food supply. WHO news release, Mai 2018.

Wenn Sie's genau wissen möchten

Cholesterin ist eigentlich kein Fett, sondern „nur" ein Fettbegleitstoff. Chemisch gesehen ist es ein Alkohol, weshalb die korrekte Bezeichnung Cholesterol ist. Tierische Lebensmittel, die gesättigte Fettsäuren enthalten, enthalten immer auch Cholesterin.

Der Job des Cholesterins in unserem Körper ist unter anderem der eines Sanitäters. Cholesterin liefert Material, um kaputte Zellen zu reparieren, also quasi um zelluläre Wunden zu versorgen. Und zwar die Wunden in unseren Blutgefäßen, die aufgrund von sogenannten ***stillen Entzündungen*** (Silent Inflammation) entstehen.

Stille Entzündungen heißen so, weil sie nicht von Schmerz, Fieber oder Schwellungen begleitet sind, was bei normalen Entzündungen (z. B. auf der Haut) der Fall wäre. Stille Entzündungen machen sehr lange überhaupt keine Beschwerden, man merkt nichts davon. Sie entstehen, wenn sich jemand über längere Zeit nährstoffarm ernährt, zu viel Zucker zu sich nimmt, sich wenig bewegt, raucht, stark übergewichtig ist, ständig im Stress ist, ungeschützt in der Sonne rumliegt, zu viel Alkohol trinkt. Aber auch Pestizide, Umweltgifte und Feinstaub fördern stille Entzündungen im Körper.

Wenn nun die Blutgefäße aufgrund von stillen Entzündungsvorgängen im Körper angegriffen sind und unser Stoffwechsel Cholesterin vorbeischickt, um die „Wunden" zu versorgen – ist dann das Cholesterin schuld an der Misere? Wohl eher nicht, oder?

Man weiß heute, dass ein erhöhter Cholesterinspiegel (vor allem erhöhtes LDL und VLDL) nur einer von mehreren Markern ist, die anzeigen, dass ungute Entzündungsvorgänge im Körper stattfinden, die schlimmstenfalls zu einem Herz- oder Schlaganfall führen können. In so einem Fall einfach nur den Cholesterinspiegel mit irgendwelchen Medikamenten zu senken und ansonsten nichts zu unternehmen, wäre aber zu kurz gedacht. Denn wie gesagt: Das Cholesterin ist nicht die Ursache des Problems.

Cholesterin ist ein lebenswichtiger Stoff, deshalb produziert unser Körper ihn auch selbst – einerlei, ob wir ihn essen oder nicht. Ohne Cholesterin würden alle unsere Zellen zerfließen, da Cholesterin die Zellwände zusammenhält. Außerdem werden aus Cholesterin z. B. die Geschlechtshormone und Vitamin D gebildet. Und eine Fettverdauung wäre ohne Cholesterin auch nicht möglich, denn es ist die Grundsubstanz für die Gallensäuren, welche Nahrungsfette im Darm löslich machen.

FORE!

Setzen Sie trotzdem keine medikamentösen Cholesterinsenker eigenmächtig ab. Wenn Sie Ihren Lebensstil aktiv ändern (mehr Bewegung, weniger Kohlenhydrate!), lassen Sie Ihren Cholesterinspiegel häufiger checken. Möglicherweise stimmt Ihr Arzt bald einer Reduzierung der Medikamentendosierung zu.

Essen wir also wenig oder kein Cholesterin, bildet der Körper die benötigte Menge selbst. Essen wir dagegen viel Cholesterin, fährt unser Stoffwechsel die körpereigene Produktion runter.

Und weil das so ist, hat das US-Landwirtschaftsministerium, welches alle fünf Jahre die US-amerikanischen Ernährungsrichtlinien aktualisiert, im Jahr 2015 die Warnung vor Cholesterin aus eben diesen Richtlinien[6] gestrichen. Während zuvor jahrzehntelang geraten wurde, nicht mehr als 300 Milligramm Cholesterin pro Tag zu verzehren (das entspricht etwa eineinhalb Hühnereiern), sehen die Wissenschaftler inzwischen „keinen nennenswerten Zusammenhang zwischen dem Cholesterin in Lebensmitteln und dem Cholesterinspiegel". Ende, aus, Mickey Maus – genießen Sie Ihr Frühstücksei!

Und sollten Sie Probleme mit einem hohen Cholesterinspiegel (genauer: mit einem ungünstigen LDL/HDL-Verhältnis) haben, schauen Sie auf Ihren generellen Lebensstil, Ihre Work-Life-Balance, Ihr Gewicht, Ihren Zigaretten- und Alkoholkonsum und essen Sie unbedingt mehr Gemüse sowie Lebensmittel mit einem hohen Omega-3-Gehalt.

Was Sie über Omega-3-Fettsäuren wissen sollten

Warum habe ich Ihnen in der Überschrift zu diesem Kapitel die Birdie-Chance versprochen? Nun, weil es einige Fettsäuren gibt, die extrem positive Wirkungen auf den menschlichen Stoffwechsel haben – insbesondere auf unser Gehirn, die Sehkraft, die Herzfunktion sowie die muskuläre Regeneration. Alle diese Effekte sind für Sportler sehr förderlich und können in einem Wettspiel möglicherweise das allerletzte Quäntchen bedeuten.

6 https://www.dietaryguidelines.gov/about-dietary-guidelines/previous-editions/2015-dietary-guidelines

Auch wenn man als Golfer letztendlich natürlich nie hundertprozentig weiß, warum man an einem Tag großartig und am nächsten Tag grottig gespielt hat. Aber wenn Sie Profis fragen, dann würden die Ihnen stets sagen: Nutze alle Chancen und Möglichkeiten, die es gibt, um deine körperliche Verfassung zu verbessern!

Und diese Chance hier ist denkbar simpel umzusetzen, denn es geht „nur" darum, sich ausreichend mit Omega-3-Fettsäuren zu versorgen.

Omega-3-Fettsäuren sind hochungesättigte Fettsäuren. Sie gelten als lebenswichtig, müssen also zwingend mit der Nahrung zugeführt werden, denn der Körper kann sie nicht selbst herstellen. Omega-3-Fettsäuren steigern nachweislich die Durchblutung und das Herzschlagvolumen und halten so den Blutdruck stabil. Sie sind wichtige Bestandteile der Hirnsubstanz sowie von Sehzellen und Netzhaut.

Außerdem haben sie positiven Einfluss auf eine Insulinresistenz und regulieren die stillen Entzündungen im gesamten Körper. Was aber für uns Sportler am interessantesten ist: Sie helfen, Trainingsbelastungen besser zu tolerieren. (Details zum Thema *Regeneration* finden Sie in Kap. 3.6).

So weit, so gut. Doch jetzt kommt die Krux: Denn Omega-3-Fettsäuren sind nicht gleich Omega-3-Fettsäuren. Die drei wesentlichen Omega-3-Fettsäuren, mit denen wir es im Essen zu tun haben, sind (und vor diesen Namen kann ich Sie jetzt leider nicht bewahren, aber Sie brauchen sich nur die Abkürzungen einzuprägen):

- die Alpha-Linolensäure, **ALA**,
- die Eicosapentaensäure, **EPA und**
- die Docosahexaensäure, **DHA**.

Die ALA findet sich in pflanzlichen Lebensmitteln, wie z. B. Leinsamen, Walnüssen, Chiasamen, Hanf, Raps sowie den daraus hergestellten Ölen. EPA und DHA kommen in tierischen Lebensmitteln (vor allem in fetten Kaltwasserseefischen) vor, sowie in Mikroalgen und dem daraus hergestellten Öl (siehe Abb. 8).

EPA und DHA sind die *physiologisch wirksamen* Omega-3-Fettsäuren. Also diejenigen, die unser Körper tatsächlich benötigt und mit denen er etwas anfangen kann. ALA kann zunächst mal gar nichts ausrichten – diese Omega-3-Fettsäure muss im menschlichen Organismus zunächst in EPA und DHA umgebaut werden, damit sie die oben beschriebenen positiven Wirkungen entfalten kann. Leider geschieht dieser Umbau jedoch nicht eins zu eins. Im menschlichen Organismus werden nur etwa fünf Prozent der ALA in EPA/DHA umgewandelt.

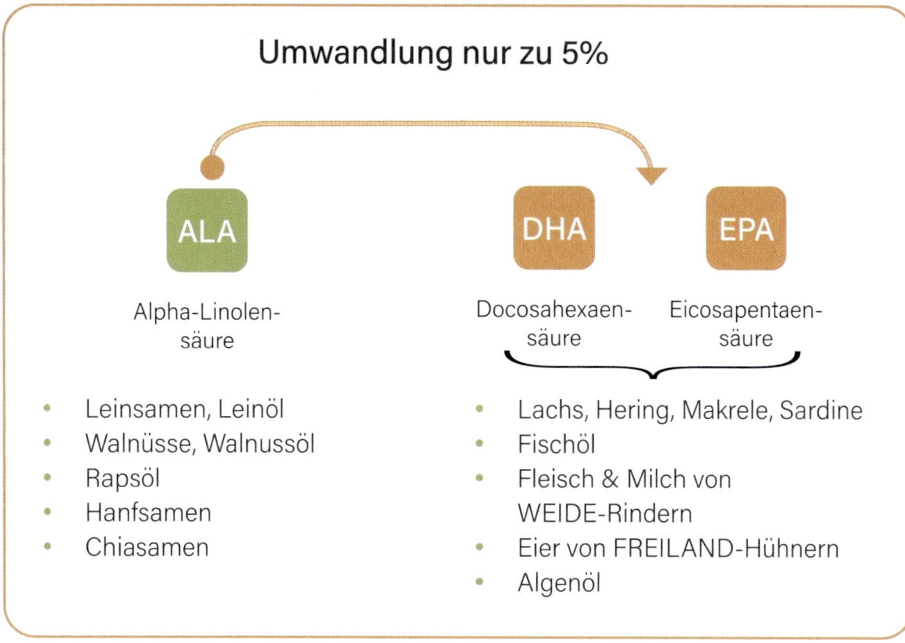
Umwandlung nur zu 5%
ALA
DHA
EPA
Alpha-Linolen-säure
Docosahexaen-säure
Eicosapentaen-säure
Leinsamen, Leinöl
Walnüsse, Walnussöl
Rapsöl
Hanfsamen
Chiasamen
Lachs, Hering, Makrele, Sardine
Fischöl
Fleisch & Milch von WEIDE-Rindern
Eier von FREILAND-Hühnern
Algenöl

Abb. 8: Omega-3-Fettsäuren in Lebensmitteln

Die meisten europäischen Fachgesellschaften empfehlen gesunden Personen eine tägliche Zufuhr von mindestens 250 Milligramm EPA/DHA. Sind bereits Veränderungen der Blutfette oder des Blutdrucks vorhanden, kann die Zufuhr auf 2-3 Gramm (entspricht 2.000-3.000 Milligramm) pro Tag gesteigert werden. Bis fünf Gramm täglich gilt die Einnahme von EPA/DHA als sicher.

Wissend, dass nur fünf Prozent der ALA in die physiologisch wirksamen Formen EPA und DHA umgewandelt werden, relativieren sich an dieser Stelle die Werbeversprechen verschiedener Pflanzenölhersteller in Bezug auf Omega-3-Fettsäuren. Zur besseren Übersicht folgt hier eine tabellarische Darstellung.

Tab. 8: Gehalt an Omega-3-Fettsäuren in verschiedenen Lebensmitteln

Produkt	Menge	Gehalt Omega-3-FS	Physiologisch wirksam	Entspricht EPA/DHA
Leinöl	1 EL	5.400 mg*	5 %	270 mg
Hanföl	1 EL	1.800 mg**	5 %	90 mg
Rapsöl	1 EL	1.000 mg*	5 %	50 mg
Walnussöl	1 EL	1.300 mg*	5 %	65 mg
Chiasamen	1 EL (10 g)	1.800 mg**	5 %	90 mg
Lachs	100 g	1.748 mg*	100 %	1.748 mg
Makrele	100 g	1.327 mg*	100 %	1.327 mg
Hering	100 g	1.910 mg*	100 %	1.910 mg
Fischöl	1 EL	2.000 mg*	100 %	2.000 mg
Algenöl (vegan)	1 EL	3.700 mg**	100 %	3.700 mg

** Quelle: Bundeslebensmittelschlüssel*

*** Quelle: Herstellerangabe*

Wie Sie sehen, ist es zwar durchaus möglich, seinen Bedarf an Omega-3-Fettsäuren über pflanzliche Öle zu decken, allerdings muss man dafür von den meisten Ölen deutlich mehr als einen Esslöffel pro Tag verzehren. Einfacher ist es über Fisch und Fischöl.

100 Gramm Fisch oder ein Esslöffel Fischöl decken den Grundbedarf für mehrere Tage bzw. bieten einen Sicherheitszuschlag. Reich an Omega-3-Fettsäuren sind Lachs, Makrele und Hering. Auch das Fleisch von Thunfisch enthält hohe Mengen Omega-3-Fettsäuren – allerdings sollten Sie diesen nicht regelmäßig essen, da er (wie alle langlebigen Raubfische) Quecksilberverbindungen und andere Toxine anreichert.

Für alle diejenigen, die vegetarisch oder vegan leben bzw. die Meere vor Überfischung schützen möchten, ist veganes Algenöl eine hochwertige Alternative. Hier reicht schon ein Teelöffel pro Tag. Achten Sie beim Kauf von Fischölen und Algenölen jedoch unbedingt auf schadstoff- und jodgereinigte Produkte!

Neben der reinen Versorgung mit ausreichend Omega-3-Fettsäuren spielt auch das Verhältnis von Omega-3- zu Omega-6-Fettsäuren eine wichtige Rolle. Auch Omega-6-Fettsäuren haben wichtige Aufgaben in unserem Stoffwechsel, allerdings ist ihr Anteil in unserer Nahrung überproportional hoch. Dadurch wird ein entzündungsförderndes Milieu begünstigt, welches eine Vielzahl der heutigen Zivilisationskrankheiten triggert.

Wenn Sie's genau wissen möchten

Unsere Vorfahren, die nicht alle regelmäßig Fisch auf dem Teller hatten (geschweige denn jemals von Algenöl gehört hatten), hatten trotzdem kein Problem mit der Omega-3-Versorgung. Warum?

Zum einen, weil sie weniger omega-6-haltige Industrienahrung verzehrten, als wir alle es heutzutage tun. Zum anderen, weil sie ihre Rinder und Hühner das fressen ließen, was diese Tiere natürlicherweise fressen. Nämlich Gras, Kräuter und Klee bzw. Gräser, Kräuter, Samen und Insekten. Dadurch enthielten Rindfleisch und auch Hühnereier wertvolle Omega-3-Fettsäuren. Bei echten Weiderindern sowie Eiern von Hühnern aus Freilandhaltung (ohne Zufütterung) ist das auch heute noch der Fall.

Günstigstenfalls sollte das Verhältnis von Omega-6-Fettsäuren zu Omega-3-Fettsäuren bei maximal 2,5:1 liegen. Tatsächlich liegt es bei vielen Menschen bei 15:1 und bei Jugendlichen, die viel Fast Food essen, mitunter sogar bei 25:1. Das heißt, diese Personen nehmen 15-25-mal mehr Omega-6-Fettsäuren zu sich als Omega-3-Fettsäuren.

Besonders viele Omega-6-Fettsäuren finden sich Fleisch- und Wurstwaren aus Massentierhaltung, denn hier wird sehr viel Soja verfüttert. Diese Produkte gilt es also möglichst zu vermeiden. Auch Sojaöl, Sonnenblumenöl und Maiskeimöl sind reich an Omega-6-Fettsäuren, weshalb ich sie nicht so häufig in der Küche benutzen würde. Ebenso ungünstig sind viele, mit diesen Ölen hergestellte, Fertigprodukte: Fast Food, Backwaren, TK-Menüs, Brotaufstriche, Margarine und Ähnliches.

Achten Sie beim Einkauf auf die Zutatenliste und bevorzugen Sie Produkte, bei denen anstelle von Sonnenblumenöl beispielsweise Rapsöl eingesetzt wurde. Und wie schon weiter vorne gesagt: Kochen Sie mit Olivenöl, Rapsöl, Walnussöl oder Kokosöl.

1.4 Investieren Sie in Ihren Körper

Vielleicht denken Sie nach der Lektüre der ersten Kapitel inzwischen: puh, ganz schön kompliziert ... Tatsächlich ist es in den letzten Jahrzehnten schwieriger geworden, sich ausgewogen zu ernähren. Was aber nicht daran liegt, dass wir alle dümmer geworden sind, sondern daran, dass es heutzutage eine Menge Lebensmittel auf dem Markt gibt, die wenig bis gar nichts taugen. Und für jemanden, der sich nicht intensiv mit dem Thema Ernährung auseinandersetzt, ist es enorm schwierig, in einem übervollen Supermarkt zwischen ***gut*** und ***schlecht*** zu unterscheiden.

Und so kommt es, dass viele Menschen trotz Nahrungsmittelüberfluss in eine Schieflage geraten, was ihre Versorgung mit essenziellen Nährstoffen angeht. Genau das sollten Sie als Sportler jedoch vermeiden. Denn wenn Sie sportliche Erfolge anstreben, ist Ihr Körper Ihr wichtigstes Kapital. Und deshalb sollten Sie kontinuierlich in ihn investieren – und zwar in Form einer bewussten und überlegten Ernährung.

Sicherlich ist zwischendurch auch ein Investment in einen neuen Driver oder in eine Trainingsstunde wichtig – aber Ihr Körper ist wichtiger! Denn wenn Sie Gelenkprobleme aufgrund einseitiger Ernährung bekommen, reißt Sie der neue Driver auch nicht mehr raus. Und wenn Sie z. B. als Frau den Ball nicht über die 100-Meter-Marke befördern können, weil Ihnen aufgrund wiederholter Diäten die muskuläre Grundausstattung fehlt, dann kann Ihr Trainer da auch nichts dran machen.

Überernährung, aber unterversorgt

Es ist ein großer Irrtum, zu denken, dass eine Unterversorgung mit Nährstoffen nur Personen trifft, die wenig essen. Beim Essen kann auch ein Zuviel an einer Stelle ein Zuwenig an anderer Stelle nach sich ziehen.

Und so sehen wir immer wieder Menschen, die gewichtsmäßig überernährt sind, aufgrund Ihrer Lebensmittelauswahl aber trotzdem Defizite bei bestimmten Mikronährstoffen aufweisen. Nährstoffe, die immer wieder als kritisch eingestuft werden und bei denen es sich lohnt, einmal seine eigene Lebensmittelauswahl zu hinterfragen bzw. seinen Versorgungsstatus überprüfen zu lassen, sind:

- Kalzium,
- Eisen,
- Jod,
- Zink,
- Selen,
- Folsäure,
- Vitamin B_1,
- Vitamin B_2,
- Vitamin B_{12},
- Vitamin D sowie
- Omega-3-Fettsäuren.

In diesem Zusammenhang würde ich Ihnen gerne den Begriff der *Nährstoffdichte* näherbringen. Denn natürlich werde ich Ihnen nicht empfehlen, irgendwelche Mineralstoff- oder Vitamintabletten einzuwerfen, um einer Unterversorgung vorzubeugen. Das geht mit natürlichen Lebensmitteln deutlich eleganter. Außerdem bergen echte Lebensmittel nicht die Gefahr, dass Sie plötzlich viel zu viel von einem einzelnen Nährstoff aufnehmen, dadurch die Aufnahme anderer Nährstoffe blockieren und vom Regen in die Traufe kommen.

Die Nährstoffdichte ist ein Maß für die ernährungsphysiologische Wertigkeit eines Lebensmittels. Sie ist ein rechnerischer Wert, der sich aus dem Gehalt eines Mikronährstoffs in einem Lebensmittel in Relation zu seinem Energiegehalt (Kaloriengehalt) ergibt.

Man könnte jetzt also ausrechnen, wie hoch die Nährstoffdichte einer Kiwi in Bezug auf Vitamin C ist und diesen Wert dann mit dem eines Schokokekses vergleichen. Was denken Sie, wer besser abschneidet? Genau. Aber das wussten wir auch schon vorher, oder? Hätten wir nicht rechnen müssen.

Deshalb brauchen Sie sich eigentlich nur Folgendes zu merken: Lebensmittel mit hoher Mikronährstoffdichte enthalten viele Vitamine und Mineralstoffe und sind tendenziell eher kalorienarm.

Heißt konkret: Obstsalat ist besser als Tiramisu. Grüner Salat oder Rohkost mit Vinaigrette sind besser als Kartoffel- oder Nudelsalat mit Mayo. Vollkornbrot ist besser als Weißbrot. Steak ist besser als Nackenkotelett. Pellkartoffeln sind besser als Pommes. Naturreis ist besser als weißer Reis. Müsli ohne Zucker ist besser als Müsli mit Zucker.

Aber es gibt auch energiereiche und gleichzeitig nährstoffdichte Lebensmittel: Algenöl zum Beispiel hat eine extrem hohe Nährstoffdichte in Bezug auf maritime Omega-3-Fettsäuren. Mein Rat lautet deshalb: Versuchen Sie, ein Gefühl dafür zu entwickeln, welche Lebensmittel Ihnen wirklich etwas nützen und welche nur „leere" Kalorien liefern. Letztere sind nicht verboten, aber sie gehören nicht in Ihre regelmäßige Basisernährung.

Dieses Gefühl für die Wertigkeit eines Lebensmittels kann man sich gut aneignen, indem man ab und an mal einen Blick in eine Nährwerttabelle wirft. Dort sind neben den Kalorien stets auch die relevanten Nährstoffe aufgeführt. Praktisch ist es, so ein Buch griffbereit in der Küche liegen zu haben.

Sie werden sehen: Ihr Verhältnis zu Lebensmitteln wird ein völlig anderes werden, wenn Sie wissen, was drin ist. Empfehlenswerte Nährwerttabellen habe ich Ihnen im Anhang aufgelistet.

Versuchen Sie möglichst, der Natur nicht zu viel ins Handwerk zu pfuschen, indem Sie dauerhaft selbstdiagnostizierte Mangelzustände mit frei verkäuflichen Präparaten auszugleichen versuchen. Hoch dosierte Magnesiumgaben beispielsweise blockieren die Aufnahme von Kalzium und Zink (Details zu den für Sportler relevanten Mineralstoffen finden Sie in Kap. 4.1).

Geben Sie Ihr Geld stattdessen lieber für hochwertige und abwechslungsreiche Lebensmittel aus und fangen Sie an, jede Mahlzeit und jeden Snack als Baumaterial sowie Treib- und Schmierstoff für Ihren Körper zu betrachten. Mit jedem Einkauf auf dem Wochenmarkt, im Supermarkt, beim Gemüsehändler, Metzger, Fischhändler, Bäcker oder Bioladen investieren Sie in Ihren Körper – so oder so. Machen Sie das Beste daraus!

Ein gutes Bauchgefühl

In den letzten Jahren hat ein Thema unter Ernährungswissenschaftlern zunehmend an Bedeutung gewonnen, von dem Sie bestimmt schon einmal gehört oder gelesen haben: die Zusammensetzung unserer Darm-Mikrobiota – umgangssprachlich als *Darmflora* bezeichnet.

Als Darm-Mikrobiota bezeichnet man alle Mikroorganismen, die unseren Darm bevölkern. Und das sind eine ganze Menge. Man schätzt, dass unsere Darmflora in etwa so viele Bakterien enthält, wie wir Körperzellen haben. Also rund 30 Billionen.

Die Erforschung von Aufgabe und Zusammensetzung der menschlichen Darmflora hat in jüngster Zeit Erstaunliches zutage gefördert. So sind die Darmbakterien nicht einfach nur für eine funktionierende Verdauung zuständig. Tatsächlich sind sie unentbehrlich für unsere gesamte Gesundheit. Denn sie sind ein wichtiger Teil unseres Immunsystems, da sie das Wachstum von Krankheitserregern hemmen und mit unseren Immunzellen interagieren.

Außerdem produzieren sie Nährstoffe, wie zum Beispiel Vitamin K und B_{12} sowie bestimmte Aminosäuren. Und sie bauen Nahrungsbestandteile ab, die wir Menschen nicht verdauen können – nämlich die Ballaststoffe. Daraus bilden sie kurzkettige Fettsäuren, die den Zellen unserer Darmschleimhaut als Energiequelle dienen und gleichzeitig entzündungshemmend wirken.

Untersuchungen zeigen, dass Menschen, deren Mikrobiota eine große Anzahl unterschiedlicher Keimstämme aufweist, weniger anfällig gegen Krankheitserreger sind, weniger zu Allergien und Unverträglichkeiten neigen und sich körperlich und geistig leistungsfähiger fühlen. Auch gibt es erste Hinweise, dass die Zusammensetzung unserer Darm-Mikrobiota Einfluss auf das Körpergewicht hat.

Stellen Sie sich die Darmflora wie eine bunte Blumenwiese vor. Je mehr unterschiedliche Blumen (= Bakterien) dort wachsen und blühen, je größer also die biologische Vielfalt ist, desto gesünder ist das Ökosystem „Wiese" – ebenso wie das Ökosystem „Darmflora".

Grundsätzlich gibt es zwei Fraktionen von Darmbakterien: die, die uns nützen und die, die uns schaden. Letztere können Sie sich als Unkraut vorstellen. Ein bisschen Unkraut in einer Blumenwiese schadet nicht, es darf jedoch nicht überhandnehmen.

Darmbakterien leben von Nahrungsinhaltsstoffen, genauso wie wir Menschen das tun. Die schädlichen Bakterien bilden daraus allerdings Giftstoffe, die unsere Darmschleimhaut und damit die Darmbarriere destabilisieren und auf diese Weise Entzündungen fördern. Die nützlichen Bakterien hingegen bilden Stoffe, die die Darmschleimhaut intakt halten und zudem ein Sättigungsgefühl fördern.

Wir tun also gut daran, die nützliche Fraktion unserer kleinen „Haustiere" zu pflegen und mit anständigem Futter zu versorgen – dann halten sie uns gesund und fit. Denn je mehr gute Darmbakterien Sie haben, desto mehr wird das Wachstum der schlechten Kollegen gehemmt.

Die wesentlichen Faktoren, die unsere Darmflora aus dem Gleichgewicht bringen können, sind: einseitige Ernährung, zu viel Zucker, Rauchen, Alkohol, Stress, Medikamente (z. B. Antibiotika) und das Alter. Nun können wir gegen das Altern leider nichts machen und um eine Antibiotikaeinnahme kommt man bei einer schweren Erkrankung auch nicht immer herum. Aber alles andere sind Lifestylefaktoren, die wir durchaus beeinflussen können.

Allen voran unsere Ernährung. Und jetzt raten Sie mal, was die guten Darmbakterien gerne futtern? Genau ... frisches sowie fermentiertes Gemüse, Kräuter, Obst, gemahlenes Vollgetreide, gut gekaute Nüsse und Hülsenfrüchte, Sauermilchprodukte (Joghurt, Kefir etc.), Oliven-, Raps-, Leinöl.

Mit dem, was Sie täglich essen, stellen Sie also im besten Fall nicht nur Ihre Nährstoffversorgung sicher, sondern schaffen gleichzeitig auch den Nährboden in Ihrem Darm, auf dem Gesundheit und Leistungsfähigkeit durch eine gesunde Ernährung überhaupt erst gedeihen können. Und deshalb einmal mehr: #eatrealfood!

Über den Einsatz von Probiotika und Präbiotika im Zusammenhang mit Darmgesundheit lesen Sie bitte in Kap. 4.5.

1.5 Ernährungstipps für Vegetarier und Veganer

Ich möchte in diesem Buch keine Lanze für oder gegen den Verzehr tierischer Lebensmittel brechen. Denn ich bin der Ansicht, dass dies eine höchst persönliche und individuelle Entscheidung ist, die es zu respektieren gilt. Was Sie als Sportler beachten sollten, wenn Sie vegetarisch oder vegan essen, ist Folgendes:

- Einfach nur Fleisch, Fisch bzw. sämtliche tierischen Lebensmittel weglassen und ansonsten weitermachen wie immer, ist kein guter Plan. Besonders als Veganer sollten Sie sich sehr gewissenhaft mit der Zusammenstellung Ihres Speisplans beschäftigen, damit Ihr Körper alles bekommt, was er braucht.

- Vegetarische und vegane Speisepläne enthalten in der Regel weniger Energie als eine gemischte Kost. Deshalb kann es sinnvoll sein, regelmäßige Zwischenmahlzeiten einzuplanen.

- Stellen Sie eine ausreichende Proteinversorgung sicher, indem Sie möglichst viele unterschiedliche Eiweißquellen nutzen. Für Veganer sind dies: Nüsse, Mandeln, Sesam, Hanfsamen, Hülsenfrüchte, Soja, Tofu, Linsen, Erbsen, Quinoa, Haferflocken, Kartoffeln. Für Vegetarier zusätzlich: Milchprodukte und Eier. Kombinieren Sie die Lebensmittel clever, um die Eiweißwertigkeit zu erhöhen (s. Kap. 1.1). Die höchste, bisher bekannte biologische Eiweißwertigkeit von 136 erreicht man übrigens mit einer Mischung aus einem Drittel (36 Prozent) Hühnerei und zwei Dritteln (64 Prozent) Kartoffeln.

- Bei einer rein pflanzlichen Ernährung besteht die Gefahr eines Vitamin-B_{12}-Mangels. Lassen Sie als Vegetarier Ihre Versorgungslage einmal im Jahr überprüfen und supplementieren Sie das Vitamin gegebenenfalls. Veganer sollten Vitamin B_{12} kontinuierlich ergänzen.

- Achten Sie insbesondere auch auf Ihre Zufuhr an Omega-3-Fettsäuren. Algenöl sollte einen festen Platz in Ihrem Speiseplan haben.

- Kaufen Sie Pflanzendrinks (Soja-, Mandel- oder Hafermilch), die mit Kalzium angereichert sind.

- Eisen aus pflanzlichen Lebensmitteln wird schlechter resorbiert als das Eisen aus Fleisch. Verzehren Sie eisenhaltige pflanzliche Lebensmittel möglichst zusammen mit vitamin-C-reichen Getränken/Lebensmitteln. Das steigert die Aufnahme. Kaffee und schwarzer/grüner Tee hemmen die Eisenaufnahme.

- Um die Jodversorgung zu sichern, sollten Sie konsequent mit Jodsalz würzen und häufiger mal Seetang essen.

- Eine pflanzliche Kost enthält deutlich mehr Ballaststoffe als eine gemischte Kost. Das kann zu Magen- und Darmbeschwerden führen, was insbesondere vor Turnieren ungünstig ist. Wählen Sie vor einem Wettkampf deshalb unter Umständen lieber ballaststoffarme Lebensmittel, wie hellen Reis, helle Nudeln, Mischbrot, Hirse, Couscous, Bulgur. Essen Sie keine Hülsenfrüchte vor Turnieren.

- Schauen Sie bei Fleischersatzprodukten unbedingt auf die Zutatenlisten. Vegane Fleischersatzprodukte sind nicht automatisch gesund. Häufig enthalten sie eine Menge Zusatzstoffe. Bei Produkten auf Sojabasis würde ich persönlich auf das Label „gentechnikfrei" bzw. „Bio" achten.
- Bevorzugen Sie vegane Brotaufstriche, die auf Rapsölbasis und nicht auf Sonnenblumenöl- oder Sojaölbasis hergestellt wurden.
- Behalten Sie Ihren Zuckerkonsum im Blick und passen Sie auf, dass Sie kein „Puddingvegetarier" werden. Da Süßspeisen immer vegetarisch sind, sind süße Teilchen für Vegetarier stets eine sichere Wahl. Insbesondere wenn Sie unterwegs sind, sollten Sie diesbezüglich vorsorgen.

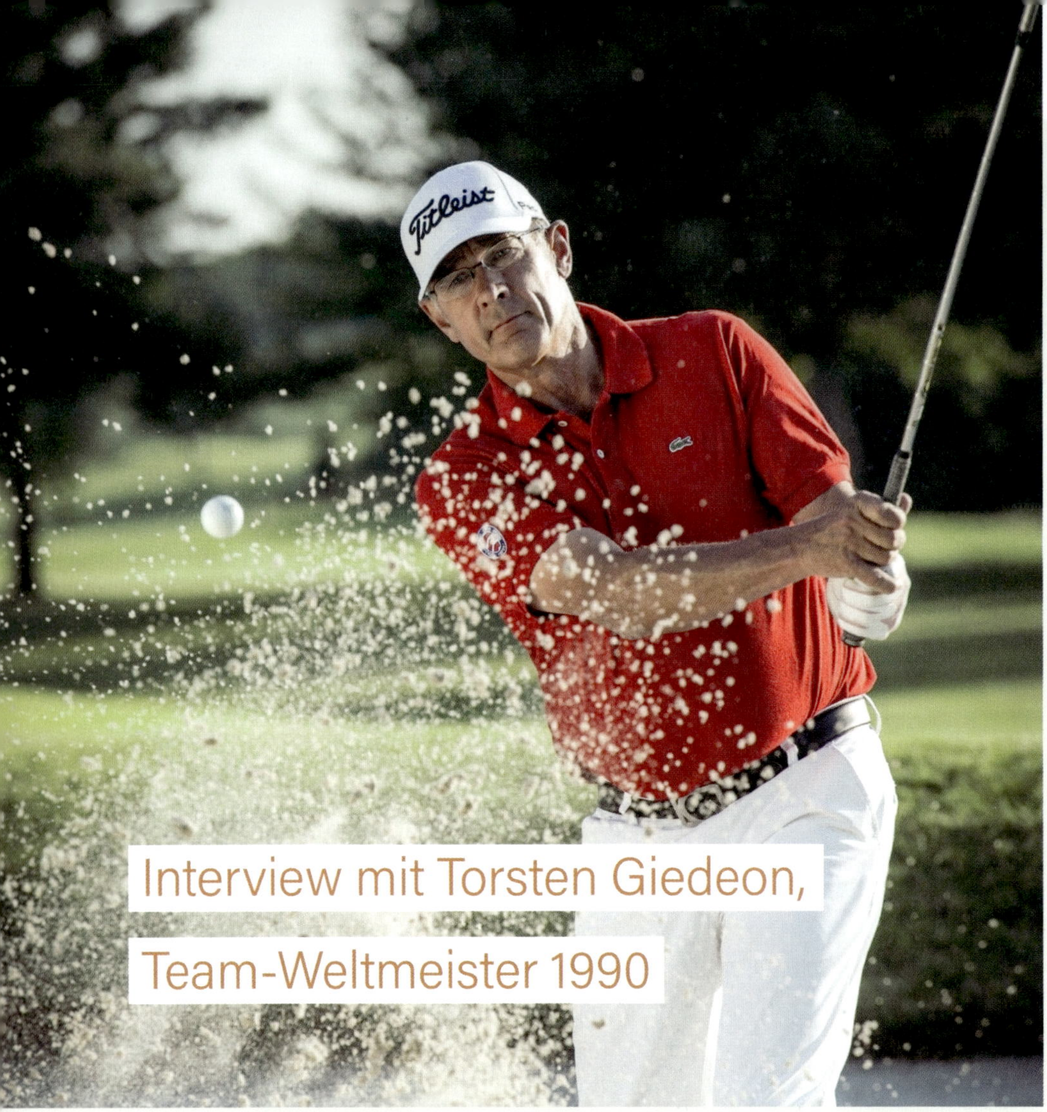

Interview mit Torsten Giedeon, Team-Weltmeister 1990

Torsten Giedeon war, nach Bernhard Langer, viele Jahre die Nummer zwei im deutschen Golfbetrieb. Mehr als 100 internationale Turniere hat der gebürtige Hamburger in seiner Profikarriere bestritten. Von 1979 bis 1996 war er Playing Pro und Mitglied der European, South African und Asian Tour – hat in dieser Zeit an drei Majors teilgenommen. Seite an Seite spielte er mit den damaligen „Big Five“: Seve Ballesteros, Bernhard Langer, Nick Faldo, Sandy Lyle und Ian Woosnam.

Seinen größten Erfolg verbuchte er 1990, als Torsten Giedeon und Bernhard Langer in Orlando/Florida gemeinsam den World Cup (die Team-Weltmeisterschaft) gewannen – als erste deutsche Spieler überhaupt. Torsten Giedeon ist außerdem achtfacher Deutscher Meister und wurde als bester deutscher Spieler, bester deutscher Seniorspieler sowie bester deutscher Golflehrer ausgezeichnet.

Torsten, du hast in den 1980er- und 1990er-Jahren auf der Tour gespielt. Hat damals schon irgendjemand über Ernährung gesprochen oder nachgedacht?

Nein. Anfangs mussten wir ja sogar unsere Getränke selbst mitbringen. Es gab keine Verpflegungsstände so wie heute, wo alle drei Löcher Wasser, Bananen und Snacks zur Verfügung stehen (was allerdings dazu geführt hat, dass ich heute keine Bananen mehr mag – ich habe in meiner Karriere definitiv zu viele davon gegessen).

Der Einzige, der auf diesem Gebiet schon immer weiter vorne war als wir alle, war Bernhard Langer. Er hat schon damals gemischte Nüsse auf der Runde gegessen.

Ende der 1980er-Jahre erschien dann ein Ernährungsbuch der Tennisspielerin Martina Navrátilowá – sie hatte da bereits einen Ernährungsexperten in ihrem Team –, in dem es um Kohlenhydrate ging. Das hat dann auch bei uns Golfern die Runde gemacht.

Was habt ihr denn damals auf einer Turnierrunde gegessen?

Wir haben uns da keinen großen Kopf drum gemacht: Bananen, Müsliriegel, aber auch Schokoriegel. Das lief oft so: Wenn einer von uns super gespielt hat und auf dieser Runde Schokoriegel gegessen hatte, dann haben alle anderen beim nächsten Mal auch Schokoriegel mitgenommen.

Der Gedanke, dass das Essen einen Einfluss auf die Leistung hat, war also schon da, aber wir konnten es überhaupt nicht einordnen. Wir wussten nichts über die Wirkung von Zucker oder Ähnlichem.

Es gab damals zwei sehr gute japanische Spieler, die Ozaki-Brüder, die hatten immer ihren eigenen Koch dabei. Ich weiß nicht, ob sie schon mit Ernährungsstrategien gearbeitet haben – wir haben immer gedacht, dass sie einfach das westliche Essen nicht mögen.

Und was wurde üblicherweise getrunken?

Viele von uns haben tatsächlich Limo und süße Säfte getrunken. Wir waren Sportler, wir haben einfach getrunken, was uns geschmeckt hat.

Kleine Anekdote: Ende der 1970er-Jahre habe ich zusammen mit einem Tourkollegen in Südafrika gespielt. Und während wir beide nach der Runde immer noch ein bisschen auf der Range trainierten, gingen die südafrikanischen Spieler ab 17 Uhr „castlen". Wir wussten nicht, was das ist und sind deshalb irgendwann mal mitgegangen, um festzustellen, dass die sich alle an der Bar trafen und Castle Beer (eine südafrikanische Biersorte) getrunken haben.

Die Spitzenspieler haben das natürlich nicht gemacht, aber es war doch insgesamt alles viel lockerer als heute, denn es ging ja auch längst noch nicht um so viel Geld.

Spricht man denn heute unter Profis über das Thema Ernährung?

Na ja, jeder weiß inzwischen, dass ein leistungsfähiger Körper nicht alleine nur durch Training geformt wird, sondern dass eine gute Ernährungsweise zwingend dazugehört. Aber meine Erfahrung ist, dass die Spieler es nicht gerne verraten, wenn sie unter anderem über ihre Ernährung besser geworden sind und sich auf diese Weise quasi einen Wettbewerbsvorteil verschafft haben. Diese „Geheimrezepte" behält jeder lieber für sich.

Das ist eine ähnliche Situation, wie wenn ein Spieler einen neuen Driver aus einem neuen Material bekommt und damit plötzlich 20 Meter weiter schlägt. Dann verrät er auch nicht gleich allen Konkurrenten, woraus der Driver gebaut ist.

Gibt es in deiner Karriere ein Turnier oder eine Spielsituation, wo du sagen würdest, dass gutes Essen dir geholfen hat?

Oh ja. Ich habe 1984 in der Schweiz die Rolex Trophy gewonnen. Es war ein sehr heißer Sommer und es war ein toller Golfclub mit einem guten Essensangebot. Ich erinnere mich, dass ich aufgrund der hohen Temperaturen sehr viel Gemüse, Tomate/Mozzarella und Ähnliches gegessen habe.

Am letzten Tag habe ich mich von Platz vier auf Platz eins nach vorne gespielt. Und im Nachhinein hatte ich schon den Gedanken, dass es möglicherweise eine Rolle gespielt hat, dass ich die ganze Zeit nur gesunde Sachen gegessen habe. Aber wenn man dann anschließend zum nächsten Turnier nach England weiterreist und dort nur Pubfood zu essen bekommt, dann war's das halt wieder mit den gesunden Sachen ...

Du hast später von 2007 bis 2012 auf der Senior Tour mitgespielt. Hatte sich da dann inzwischen etwas geändert?

Auf den Buffets in den Players Lounges gibt es nach wie vor ein reichhaltiges Angebot. Und bei den Spitzenspielern wie Bernhard Langer kann man deutlich sehen, dass sie sehr bewusst auswählen und genau wissen, was und wie viel sie sich auf den Teller tun. Aber viele andere, mich eingeschlossen, sind da nicht so diszipliniert. Es ist tatsächlich noch immer nicht in allen Köpfen drin.

Doch Fakt ist, dass Bernhard niemals die körperliche Form hätte, die er hat, wenn er nicht neben dem Training auch seine Ernährung optimiert hätte. Und wenn man sich die Spieler insgesamt auf der Herren-Tour heute anschaut, sieht man sehr viel mehr durchtrainierte Figuren als früher, was ganz sicher auch mit gezielter Sporternährung zusammenhängt.

Was isst du persönlich auf einer Golfrunde?

Ganz ehrlich ... gar nichts. Ich trinke nur Wasser. Vor dem Start esse ich ausreichend, sodass ich nicht hungrig losgehe, aber unterwegs esse ich nichts. Wobei das viel damit zu tun hat, dass ich bis heute nicht genau sagen könnte, was wirklich gut für mich wäre. Es gibt ja nach wie vor keine offiziellen Ernährungsempfehlungen für Golfer.

Beim Golftraining liefert zum Beispiel ein Gerät wie der Trackman harte Fakten über Schlagweite, Abweichungen usw., aber bei der Ernährung wüsste ich nicht, wo ich Fakten herbekomme. Im Internet findet man dieses und jenes, aber ich bin kein Fachmann und kann nicht beurteilen, was davon stimmt. Insofern wird es wirklich Zeit, das Thema seriös und aus Expertenhand in der Golfwelt zu implementieren – vor allem auch in der Ausbildung von Trainern und Golflehrern.

Vielen Dank Torsten für die Einblicke in dein Leben als Playing Pro.

Als Fully Qualified PGA Professional hat Torsten Giedeon ein eigenes Trainingskonzept entwickelt. Im Rahmen des „Torsten Giedeon Golf Trainings" (TGGT) betreut er heute Leistungs- und Spitzenspieler sowie ambitionierte Freizeitspieler und Kinder im Golf- und Landclub Köln in Bergisch Gladbach.

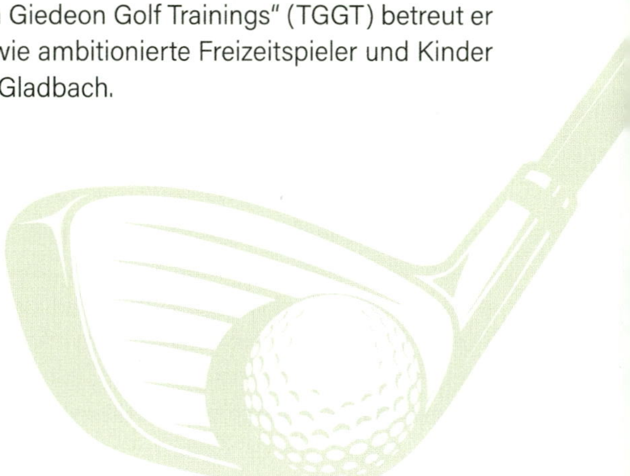

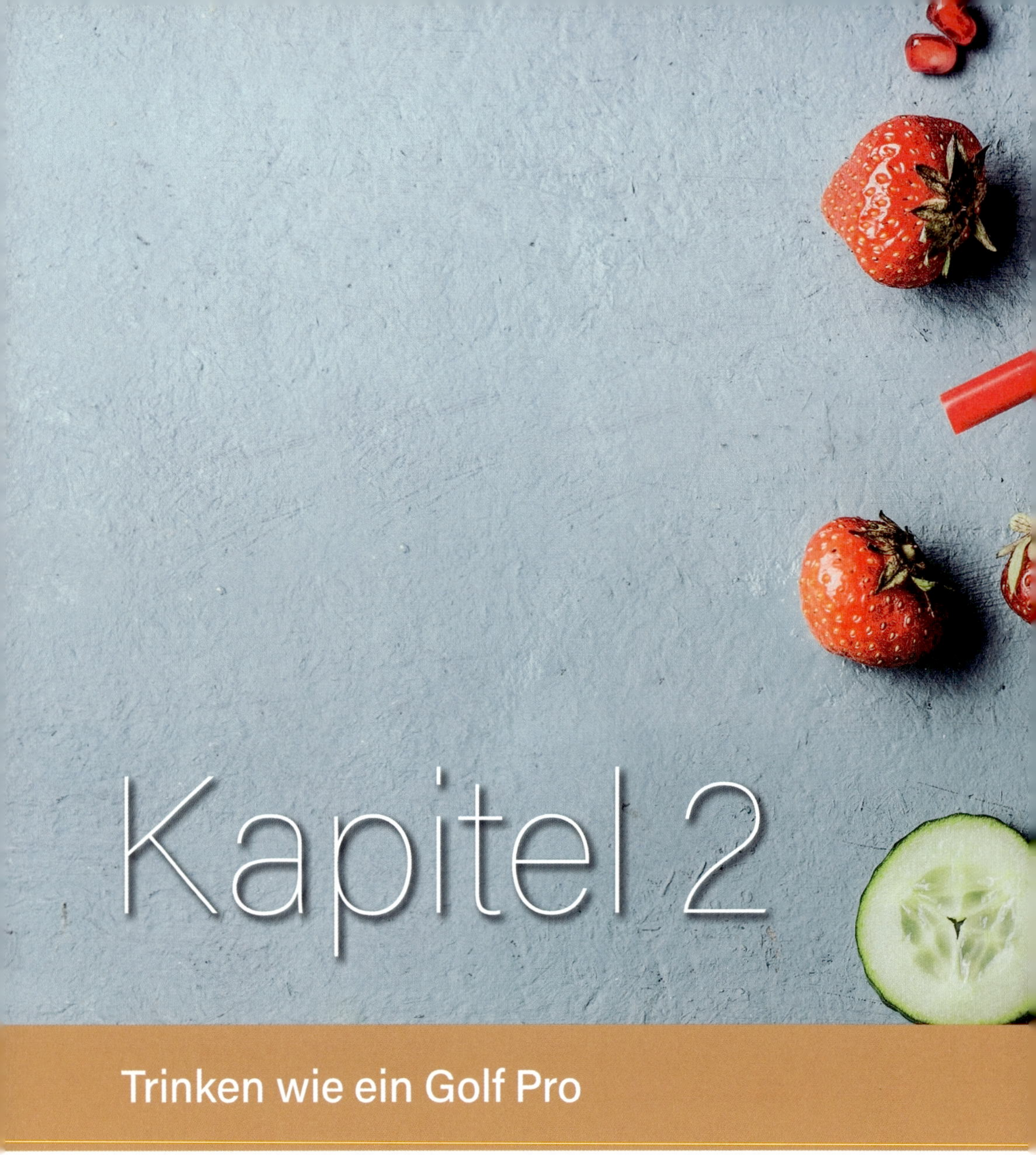

Kapitel 2

Trinken wie ein Golf Pro

So, nachdem Sie nun (hoffentlich ...) eine Vorstellung davon haben, wie Sie das Lebensmittelangebot in unserem Land gnadenlos ausnutzen können, um sich körperlich in eine günstige Startposition für gute sportliche Leistungen zu bringen, gehen wir jetzt mal auf den Golfplatz. Bevor ich Ihnen allerdings etwas über Rundenverpflegung, Halfway-Snacks und Brain-Food erzähle, starten wir mit etwas noch viel Wichtigerem: nämlich dem Inhalt Ihrer Trinkflasche.

Die meisten Menschen wissen um die Wichtigkeit von Flüssigkeit für den menschlichen Körper. Unter Golfern scheint es allerdings so eine Art „Fairway-Blitz-

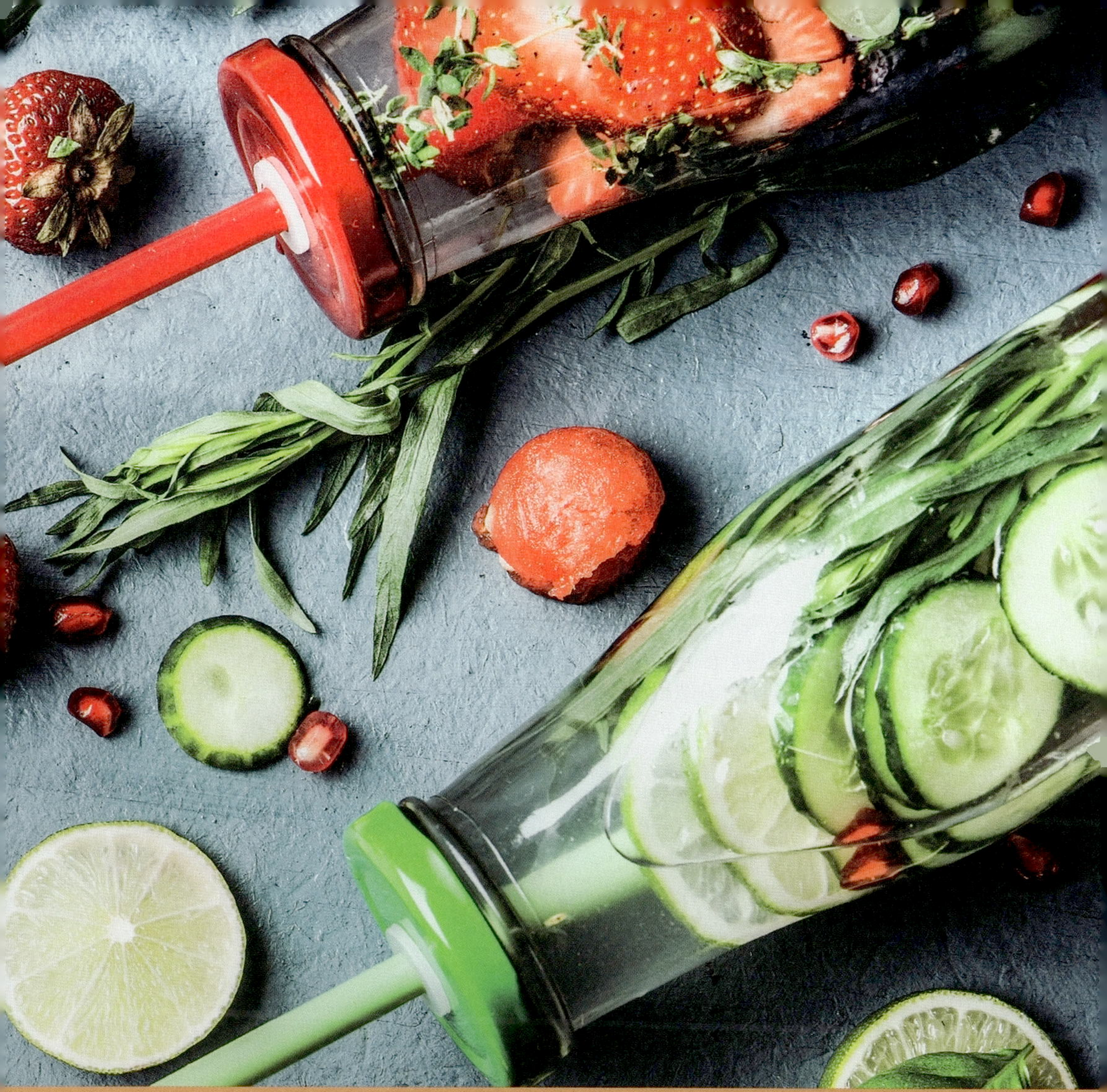

demenz" zu geben, was das Thema Trinken angeht. Immer wieder habe ich Partner im Flight, die während einer 18-Loch-Runde keinen (ja, wirklich: K-E-I-N-E-N) einzigen Schluck trinken.

In der Regel verfeuern sie spätestens ab Loch 9 diverse Bälle links und rechts in die Büsche (alternativ auch in Teiche, Bunker oder auf Nebenbahnen) und kommentieren diese Missgeschicke dann mit den Worten: „Ich weiß auch nicht ... irgendwie ist plötzlich der Wurm drin."

Nein, ein Wurm ist es nicht, der in diesem Moment das Spiel kaputt macht – es ist schlicht und einfach die Dehydrierung des Gehirns.

Die Wasserversorgung Ihrer Körperzellen hat einen direkten Einfluss auf Ihre Konzentration, Ihren Fokus, Ihre Kraft und damit auf die Genauigkeit und Weite Ihrer Schläge. Natürlich kippen Sie nicht gleich aus den Latschen, wenn Sie mal ein bisschen zu wenig getrunken haben. Und natürlich werden Sie den Ball auch weiterhin irgendwie nach vorne befördern. Aber „irgendwie" reicht in der Regel nicht aus, um zu gewinnen.

Wasser (H_2O) ist Bestandteil vieler Verbindungen in unserem Körper. Um ein Gramm Glykogen im Muskel speichern zu können, brauchen wir beispielsweise drei Milliliter Wasser. Wasser ist zudem an sehr vielen Stoffwechselprozessen beteiligt. Vor allem aber ist Wasser ein Transport- und Lösungsmittel.

So führt ein Wassermangel unter anderem dazu, dass das Blut eindickt und deshalb nicht mehr ausreichend Sauerstof im Gehirn ankommt. Dadurch passieren Fehler, die ansonsten nicht passieren würden. Um bis zum letzten Schlag auf Bahn 18 präzise spielen zu können, ist es deshalb von elementarer Bedeutung, dass Sie ausreichend trinken.

Verstehen Sie mich nicht falsch: Eine leichte und kurzfristige Dehydrierung ist für einen gesunden Erwachsenen kein gefährlicher Zustand. Aber er schwächt Ihre Leistung um bis zu 10 Prozent. Und da aufgrund des besonders hohen Wassergehalts des Gehirns unsere kognitiven Funktionen als Erstes durch ein Zuwenig an Flüssigkeit beeinträchtigt sind, ist schnödes Trinkwasser für Golfer eine völlig unterschätzte, leistungsfördernde Substanz.

Neben dem Verlust der Konzentrationsfähigkeit wird übrigens auch das räumliche Sehen schlechter und der Pegel der Stresshormone steigt. Dehydrierte Golfer spielen und reagieren deshalb mitunter etwas aggressiver als Spieler, die ausreichend

Wenn Sie's genau wissen möchten

Der menschliche Körper besteht zu rund 60 Prozent aus Wasser. Bei Männern ist es etwas mehr als bei Frauen, bei Jüngeren mehr als bei Älteren. Wenn Sie nur zwei Prozent Wasser, bezogen auf Ihr persönliches Körpergewicht, verlieren, z. B. weil es heiß ist und Sie stark schwitzen, kann das Ihre körperliche und geistige Leistung spürbar mindern. Bei einem 80 Kilogramm schweren Mann wären das 1,6 Liter; bei einer 60 Kilogramm schweren Frau 1,2 Liter.

trinken. Hinzu kommt, dass bei einem Wassermangel meist auch der Salzhaushalt aus dem Gleichgewicht gerät, was unter anderem zu Krämpfen führen kann.

Wenn Sie sich also dabei ertappen, im Verlauf einer Golfrunde dumme Entscheidungen zu treffen, wenn Sie Ihre Abschläge ab einem gewissen Zeitpunkt unkontrolliert in die Hecken schießen, die Breaks im Grün plötzlich falsch einschätzen, wenn Ihnen Kleinigkeiten entgehen, Sie unnötige Fehler machen, den allerletzten Putt häufiger mal daneben schieben oder etwas Mühe haben, Ihre Nerven im Griff zu behalten – dann hadern Sie nicht gleich mit Ihrer mentalen Stärke, sondern versuchen Sie es zunächst einmal mit mehr trinken!

2.1 Wie viel Flüssigkeit auf dem Course?

Wasser ist derjenige Nährstoff, von dem wir mengenmäßig am allermeisten benötigen. Und es ist ein Nährstoff, den wir ständig ausscheiden – das heißt, wir müssen ihn auch ständig „nachtanken". Denn es gibt kein Reservoir, keinen Wassertank, in unserem Körper.

An normalen Tagen benötigen wir 2-3 Liter Wasser. Etwa ein Drittel davon nehmen wir über Lebensmittel auf, den Rest müssen wir aktiv trinken. Ohne Wasser könnten wir übrigens maximal drei Tage überleben, ohne Nahrung hingegen locker 2-3 Wochen. Auch das zeigt, wie wichtig Flüssigkeit für den menschlichen Körper ist.

Die einfachste Möglichkeit, um festzustellen, ob man genug getrunken hat, ist: sich die Farbe des eigenen Urins anzuschauen. Wenn Sie keinen Rote-Beete-Saft getrunken oder ein Nahrungsergänzungsmittel mit B-Vitaminen geschluckt haben (diese Substanzen färben den Urin dunkel bzw. knallgelb), können Sie sich an der nachfolgenden Farbskala orientieren.

FORE!

Erste Anzeichen für einen Wassermangel sind: Durst, trockener Mund, trockene Lippen, Konzentrations- bzw. Aufmerksamkeitsschwäche, Koordinationsstörungen, Nebel im Kopf, Schlappheit, Müdigkeit, Schwächegefühl, Kopfschmerzen, Schwindel, Kreislaufschwäche, Verwirrtheit, Herzklopfen, dunkler Urin.

Urinfarben		
	„Farblos“:	Sie sind ein echter Vieltrinker.
	„Helles Stroh“:	Ihre Wasserversorgung ist sehr gut.
	„Entenkükengelb“:	Sie trinken regelmäßig und ausreichend.
	„Sonnenblumengelb“:	Ihr Körper ist leicht unterversorgt, Sie sollten bald mal wieder etwas trinken.
	„Honiggelb“:	Ihr Körper ist deutlich unterversorgt, Sie sollten jetzt gleich etwas trinken und unbedingt generell mehr trinken!
	„Bernsteingelb“:	Sie sind dehydriert und sollten SOFORT mindestens einen halben Liter Wasser trinken, im Anschluss jede Stunde ein weiteres Glas Flüssigkeit zuführen.

Alternativ können Sie Ihren Hydrationsstatus auch mit Urinstreifen aus der Apotheke testen. Ein dehydrierter Körper ist wie eine welke Pflanze. So weit sollten Sie es (auch im Alltag) nicht kommen lassen. Sobald sich Ihr Urin anfängt, dunkler zu färben, ist es höchste Zeit, Flüssigkeit nachzutanken.

Verlassen Sie sich dabei nicht auf Ihren Durst. Denn ein Durstgefühl stellt sich erst ein, wenn der Körper schon im Mangel ist. Sie sollten sich angewöhnen, zu trinken, bevor der Durst kommt. Wenn Sie zu den Menschen gehören, denen regelmäßiges Trinken ohne Durstgefühl schwerfällt, dann laden Sie sich eine App mit Erinnerungsfunktion (einen sogenannten ***Trinkwecker***) auf Ihr Handy. Oder Sie füllen sich morgens Ihre Tagesration an Wasser ab, damit Sie abends sehen können, ob Sie alles geschafft haben.

Als Faustformel für eine ausreichende Trinkmenge gelten 1,5 Liter pro Tag für Frauen und zwei Liter pro Tag für Männer. Im Alltag. Als Basisversorgung quasi. Wenn Sie Golf spielen gehen, brauchen Sie allerdings eine Zugabe. Denn Ihr Körper wird beim Golfspiel mehr Flüssigkeit verlieren als im Alltag. Und das sollten Sie ausgleichen. Die Flüssigkeitsverluste steigen,

- je wärmer es ist.
- aber auch je kälter es ist.
- je höher die Luftfeuchtigkeit ist.
- je windiger es ist.
- je höher (über dem Meeresspiegel) der Golfplatz gelegen ist.
- je mehr Sie sich anstrengen (müssen).

Und ja, Sie haben richtig gelesen: Sowohl Hitze als auch Kälte lässt Sie schneller austrocknen. Unser Körper verliert Flüssigkeit auf vier Wegen: über die Nieren (Urin), über den Darm (Stuhl), über die Lunge (Atmung) und über die Haut (Schweiß). Beim Sport ist es vor allem die erhöhte Schweißproduktion, die den Wasserbedarf steigen lässt.

Unter körperlicher Belastung wird ein Großteil der Nahrungsenergie nämlich gar nicht den Muskeln zugeführt, sondern in Wärme umgewandelt. Um diese innere Wärme an die Umgebung abzugeben und den Körper zu kühlen, produzieren wir Schweiß. Dieser verdunstet an der Luft und es entsteht die sogenannte *Verdunstungskälte*, die uns vor einer inneren Überhitzung schützt.

Je wärmer es draußen ist und je intensiver die Belastung ist, desto höher ist die Schweißproduktion. Wenn nun zusätzlich eine hohe Luftfeuchtigkeit herrscht, schwitzen wir noch mehr, denn jetzt kann der Schweiß nicht mehr in der Luft verdunsten, sondern muss abtropfen. Und dieser Mechanismus ist zur Abkühlung weniger effizient. Also wird mehr Schweiß gebraucht, um einen ausreichenden Kühleffekt zu erzielen.

Zusätzlich gilt: Männer schwitzen mehr als Frauen, trainierte Personen schwitzen schneller und mehr als untrainierte, korpulente Menschen schwitzen mehr als schlanke.

Kälte hingegen fördert nicht die Schweißbildung, sondern den Harndrang. Auf diese Weise geht ebenfalls mehr Flüssigkeit verloren als unter normalen Umständen. Und in der Höhe – das wissen Sie sicher – ist der Sauerstoffgehalt der Luft niedriger. Dadurch müssen wir häufiger ein- und ausatmen, um unsere Sauerstoffversorgung sicherzustellen.

Belasten wir uns jetzt körperlich, steigt die Atemfrequenz zusätzlich. Diese vermehrte Atmung führt zu einer (nicht spürbaren, aber nicht zu unterschätzenden) erhöhten Wasserabgabe über die Schleimhäute. Gleichzeitig führt der verminderte Sauerstoffgehalt des Blutes dazu, dass wir ebenfalls mehr Urin ausscheiden.

Es gibt diverse Untersuchungen zu den durchschnittlichen Schweißverlusten pro Stunde in verschiedenen Sportarten. An Golfspielern wurde ein solches Experiment allerdings meines Wissens noch nicht durchgeführt. Ich habe mich deshalb bei meinen Empfehlungen an den Werten von anderen Sportarten orientiert und diese Werte etwas herabgesetzt, da die Ausdauerbelastung eines Golfspielers natürlich nicht der eines Läufers oder Tennisspielers entspricht. Je nach Belastungsintensität, Körpergewicht, persönlicher Fitness und Außentemperatur sollten Sie bei einer zügig gespielten Golfrunde mit Wasserverlusten von 250-500 Milliliter pro Stunde rechnen.

Wichtig: Starten Sie stets ausreichend hydriert in eine Golfrunde (Urincheck!). Und sorgen Sie dafür, wenn Sie Kaffee-, Tee- oder Leitungswassertrinker sind, dass Sie vor der Runde etwas Salziges gegessen haben. Ansonsten haben Sie während des Spiels zu wenig Natrium im Blut und müssen ständig zur Toilette – was auf Golfplätzen mit sparsam aufgestellten Toilettenhäuschen nicht so angenehm ist.

Wenn Sie anschließend auf der Runde Ihre Flüssigkeitsverluste mit einem Getränk ausgleichen, dem Sie ebenfalls etwas Salz zugegeben haben (s. Kap. 2.3), werden Sie keinen übermäßigen Harndrang verspüren.

Der nachfolgenden Tabelle können Sie die, aus meiner Sicht, empfehlenswerten (Mindest-)Trinkmengen für Golfspieler entnehmen. Abweichungen sind natürlich möglich, insbesondere bei unterschiedlichen Spielgeschwindigkeiten. Denn während einige Golfer die morgendliche 18-Loch-Runde im Zweierflight in drei Stunden schaffen, sind andere Spieler im vorabendlichen Betrieb und mit vier Personen im Flight viereinhalb Stunden unterwegs. Aber denken Sie dran: Ein Flüssigkeitsverlust entsteht schneller, als man denkt. Nehmen Sie deshalb lieber zu viel als zu wenig zu trinken mit.

Tab. 9: Empfehlenswerte Trinkmengen für Freizeitgolfer

		Außentemperatur (in Grad Celsius)			
		8-19 Grad	20-25 Grad	26-30 Grad	> 30 Grad
9 Loch	w	600 ml	750 ml	900 ml	1.200 ml
	m	800 ml	1.000 ml	1.200 ml	1.500 ml
18 Loch	w	1.200 ml	1.400 ml	1.600 ml	2.000 ml
	m	1.500 ml	1.800 ml	2.000 ml	2.500 ml
Hohe Luftfeuchtigkeit		–	Plus 15 %	Plus 20 %	Plus > 25 %

Das Wissen um die Flüssigkeitsmenge, die Sie auf einer Golfrunde benötigen und der Umstand, dass Sie diese Menge auch tatsächlich in Ihrem Bag mitführen, garantiert nun aber noch lange nicht, dass die Flüssigkeit auch in Ihrem Bauch landet.

Was Sie dafür brauchen, ist eine entsprechende **Trinkroutine**. Diese müssen Sie sich antrainieren und tatsächlich auch immer wieder auf privaten Runden üben, damit es im Wettkampf mit dem Trinken klappt. Mein Rat: Gewöhnen Sie sich an, nach JEDEM gespielten Loch zu trinken (unabhängig davon, ob Sie Durst verspüren oder nicht) und fangen Sie spätestens nach Loch 3 damit an.

Als „Trinkspot" am besten geeignet ist der kurze Stopp vor dem Abschlag zum nächsten Loch, wenn Sie die Scores notieren. Nach dem Motto: Stift (oder Handy) weg => Flasche raus. Der Griff zur Flasche sollte an dieser Stelle zur Gewohnheit werden. Wenn Sie auf diese Weise nach jedem Loch 50-100 Milliliter trinken (das entspricht 3-5 Schlucken), kommen Sie mit den Mengen gut hin und haben noch ein bisschen Reserve für zwischendurch.

Nun erleben wir auch in unseren Breitengraden immer häufiger richtig heiße Sommertage. Wenn Sie an so einem Tag (> 30 Grad Celsius) auf dem Golfplatz unterwegs sind, sollten Sie außer auf eine ausreichende Trinkmenge noch auf etwas anderes achten. Nämlich auf die Kühlung – und zwar innerlich UND äußerlich.

Eine erhöhte Körperkerntemperatur aufgrund großer Hitze führt zu frühzeitiger Ermüdung. Außerdem wird die Hautdurchblutung gesteigert, wodurch das Herz weniger gefüllt wird und demzufolge das Schlagvolumen sinkt. Auch nicht gerade leistungsfördernd. Was also tun?

Innerliche Kühlung erreichen Sie, indem Sie Ihr Getränk vor dem Start möglichst kalt in eine isolierende Edelstahlflasche füllen. Sie können auch ein paar Eiswürfel dazugeben. Gute Isolierflaschen halten Getränke über mehrere Stunden kühl. Außerdem sollten Sie ein nasses Handtuch zusammen mit einem gefrorenen Kühlakku in einer Isoliertüte (gibt es in jedem Supermarkt) mitnehmen und sich das Handtuch von Zeit zu Zeit in den Nacken legen.

Ich halte jede Wette, dass Sie besser über die heiße Runde kommen werden als Flightpartner ohne entsprechende Kühlstrategien. Fußballspieler machen das übrigens auch. Die FIFA hat 2014 dreiminütige „Cooling Breaks" nach jeweils 30 Minuten Spielzeit eingeführt, wenn die gefühlte Temperatur auf dem Spielfeld mehr als 32 Grad Celsius beträgt.

2.2 Ohne Stress zum Hole-in-One

Haben Sie schon einmal ein Hole-in-One geschlagen? Herzlichen Glückwunsch! Ist es Ihnen während eines Turniers gelungen? Wahrscheinlich eher nicht. Den meisten Amateurgolfern glückt ein solcher Schlag nicht unter Druck. Ein Hole-in-One gelingt – wenn überhaupt – eher zufällig. Auf einer entspannten Runde, vielleicht mit Freunden, wenn man eigentlich gar nicht auf so einen grandiosen Schlag spekuliert hat.

So wie bei mir am 19. März 2021. Das war der Tag, an dem ich vormittags das Manuskript für dieses Buch fertiggestellt hatte. Ich war total glücklich, dass ich die Deadline meines Verlags einhalten würde und die Arbeit von über einem Jahr erfolgreich abgeschlossen hatte. Geflutet von Dopamin und dieser großartigen Hormonmischung, wenn man „etwas geschafft hat", stand ich an einem kurzen Par 3 und schaute vom höher gelegenen Abschlag nach unten aufs Grün.

An den Löchern zuvor hatte ich nicht gerade brilliant gespielt, aber das war mir an diesem Tag völlig schnuppe. Ich peilte direkt die ziemlich gefährlich zwischen einem Wasserhindernis und einem Bunker gesteckte Fahne an und dachte noch während des Ausholens: „Boah, das ist ganz schön risky, was du hier tust ...", aber da flog der Ball auch schon, kam vier bis fünf Meter vor der Fahne auf und rollte dann (in meiner Wahrnehmung im Zeitraffer) passgenau ins Loch.

Gehört das jetzt in die Kategorie „Blindes Huhn findet auch mal ein Korn"? Wahrscheinlich. Vielleicht gehört es aber auch in die Kategorie „Erwartungsloses Golfen" – eine Taktik, die diverse Trainer empfehlen.

Ein Faktor, der vielen Freizeitspielern nämlich immer wieder einen Strich durch gute Scores auf Turnieren und in EDS-/RPR-Runden macht, ist Stress. Der Druck, überdurchschnittlich gut spielen zu wollen oder zu müssen, führt zur Ausschüttung von Stresshormonen. Cortisol und Adrenalin heißen die beiden bekanntesten Vertreter. Und wenn diese Hormone in Ihrem Blut auftauchen, ist es in der Regel vorbei mit entspanntem und erwartungslosem Golfen.

Wobei das gar nicht immer erst passiert, wenn man schon auf dem Platz steht und spielt. Durch eine schlechte Vorbereitung – sprich: zu spätes Ankommen am Golfplatz, eine schlecht gepackte Tasche, falsche Kleidung, vergessenes Essen, schmutzige Schläger usw. – kann man sich bereits vor dem ersten Abschlag richtig in Stress versetzen.

Cortisol ist ein äußerst mächtiges Hormon. Es beeinflusst extrem viele Stoffwechselvorgänge in unserem Körper. Dass wir es haben, ist gut (denn es hemmt z. B. Entzündungen). Nicht gut ist es jedoch im Überschuss. Stresshormone dienen dazu, unseren Geist und unseren Körper in einer Gefahrensituation in die Lage zu versetzen, blitzschnell reagieren zu können. „Fight oder Flight" sagt man auf Englisch.

Wenn plötzlich ein Säbelzahntiger aus dem Gebüsch auftaucht, sind wir binnen Sekundenbruchteilen so alarmiert, dass wir entweder mit ungeahnter Kraft kämpfen könnten oder aber mit Maximalgeschwindigkeit fliehen. In grauer Vorzeit war das wichtig. Heute brauchen wir diese Extremreaktionen nur noch in extremen Notfällen (also äußerst selten), aber nicht mehr im Alltag und schon gar nicht auf dem Golfplatz.

Die Ausschüttung von Cortisol folgt normalerweise einem biologischen Rhythmus. Morgens beim Aufwachen haben wir relativ viel Cortisol im Blut. Es hilft uns, wach zu werden und aus dem Bett zu kommen. Über den Tag sinkt der Spiegel dann und erreicht abends seinen Tiefpunkt. Dann übernimmt das Gegenspielerhormon Melatonin, welches uns gut einschlafen lässt. Sobald es gegen Ende der Nacht draußen erneut hell wird, dreht sich das Verhältnis wieder um.

Viele Menschen erleben diesen natürlichen Biorhythmus von Cortisol und Melatonin allerdings gar nicht mehr. Durch ihren stressigen Alltag baden sie quasi pausenlos in Cortisol, was sie abends nicht einschlafen und nachts nicht mehr durchschlafen lässt. Sowie: auf Dauer krank macht. Ältere Menschen reagieren übrigens empfindlicher auf Stress als Jüngere und schütten in Belastungssituationen auch mehr Cortisol aus.

FORE!

Die gängigen Stressoren in unserem heutigen Leben sind: Zeitstress, ständige Erreichbarkeit, Überforderung, Perfektionismus, Konflikte bei der Arbeit, Leistungsdruck in der Schule, Familienzwistigkeiten, Partnerschaftsprobleme, Geldsorgen und Ähnliches. Aber auch Diäten und einseitige Ernährung führen dazu, dass der Cortisolspiegel im Blut erhöht ist. Und auch ein ausgiebiges sportliches Training am Abend ist eine Form von Stress und sorgt für einen Cortisolschub zu einem denkbar ungünstigen Zeitpunkt.

Um Stress zu reduzieren und seine Stresshormone auf ein normales Maß herunterzufahren, bedient man sich normalerweise mentaler Entspannungstechniken, Atemübungen, autogenem Training, progressiver Muskelrelaxation, Meditationen und ähnlicher Praktiken.

Also warum schreibe ich in einem Buch über Ernährung darüber? Weil es eine denkbar einfache Methode gibt, den Stress auf dem Golfplatz zumindest etwas einzudämmen. Diese Methode lautet: TRINKEN. Untersuchungen mit Sportlern in diversen Sportarten haben gezeigt, dass die Cortisol-Level umso höher waren, je weniger die Athleten getrunken hatten.

Eine Unterversorgung mit Flüssigkeit ist für unseren Körper Stress pur. Und selbst wenn Sie bereits ausreichend hydriert sind, kann der Schluck Wasser Ihre Stresshormone etwas im Zaum halten. Es ist also nie zu spät für den Griff zur Flasche.

Natürlich haben Sie damit immer noch keine Hole-in-One-Garantie, aber denken Sie einfach an die vielen Puzzleteilchen, aus denen sich Erfolg zusammensetzt und bauen Sie auch dieses in Ihr persönliches Erfolgspuzzle ein.

2.3 Woran erkennt man ein gutes Sportwasser?

Der Antwort auf diese Frage kann man sich nähern, wenn man sich überlegt, was ein gutes Wasser leisten soll. Im günstigsten Fall sollte ein gutes Wasser nämlich nicht nur H_2O liefern, sondern uns auch mit bioaktiven Mineralien (Elektrolyten) versorgen. Die für Sportler relevanten Mineralstoffe sind **Natrium, Kalium, Magnesium, Kalzium** und **Hydrogencarbonat**.

Stünde ich hier in einem Vortrag, würde ich jetzt sagen: „Und an diesem Punkt ist das Leitungswasser leider raus ..." Nicht, weil Leitungswasser per se schlecht ist. Ganz und gar nicht: Leitungswasser wird in Deutschland extrem streng kontrolliert und ist ein absolut sicheres und sauberes Getränk.

Allerdings wird Leitungswasser aus dem Oberflächenwasser von Seen und Talsperren sowie aus unserem Grundwasser hergestellt. Insofern ist klar, dass dieses Wasser aufbereitet und gereinigt werden muss, um es trinkbar zu machen. Auch kann es gar nicht so viele Mineralien enthalten wie ein natürliches Mineralwasser, welches aus einer viel tiefer gelegenen unterirdischen Quelle stammt.

Alle irdischen Wasservorkommen werden letztendlich durch Regenwasser gespeist. Natürliches Mineralwasser braucht allerdings Jahre bzw. Jahrzehnte für seine Entstehung. Um ein Mineralwasser zu werden, sickert das Niederschlagswasser lange Zeit durch verschiedene Boden- und Gesteinsschichten in tiefe Erdbereiche. Dabei nimmt es Mineralien aus den Gesteinen auf oder tauscht sie mit diesen aus.

Je nach Entstehungs- bzw. Quellregion sind natürliche Mineralwässer deshalb völlig unterschiedlich zusammengesetzt. Und unterscheiden sich dadurch auch im Geschmack. So gibt es in Deutschland mehrere hundert verschiedene Mineralwässer, jedes davon ist ein Unikat.

Wässer aus vulkanischen Regionen (Eifel, Schwäbische Alp, Schwarzwald) sind in der Regel reich an Hydrogencarbonat, Kalzium und Magnesium. Mineralwässer aus Regionen, in denen es viele Sand- und Kiesvorkommen in den Erdschichten gibt (Allgäu, Norddeutsche Tiefebene), sind im Vergleich eher mineralstoffarm.

Natürliche Mineralwässer sind von sogenannter *ursprünglicher Reinheit.* Sie müssen direkt am Quellort abgefüllt werden und dürfen nicht weiter behandelt werden. Das ist auch nicht nötig, denn die durchlaufenen Gesteinsschichten fungieren als natürliche Filter und in den tiefen Wasserhöhlen ist das Wasser vor Verunreinigungen geschützt.

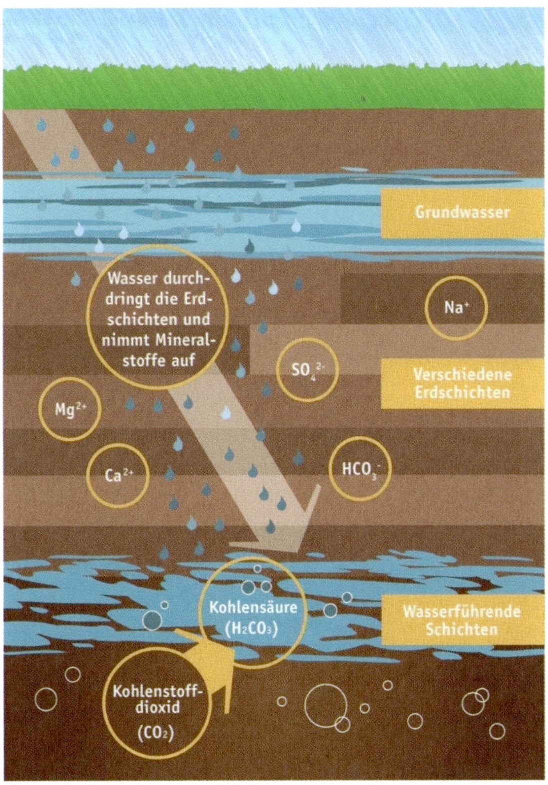

Quelle: Informationszentrale Deutsches Mineralwasser (IDM)

Fazit: Zum Kochen, für Tee, Kaffee und für den schnellen Durst zwischendurch ist Leitungswasser bestens geeignet. Wer jedoch an einer guten Mineralstoffversorgung interessiert ist – und als Sportler sollten Sie das sein! –, für den ist Mineralwasser ein extrem wertvolles Getränk.

Wenn Sie's genau wissen möchten

Deutsche Wasserwerke geben für das Leitungswasser in den verschiedenen Regionen Deutschlands stets die sogenannte Gesamthärte in Grad Deutscher Härte (°dH) an. Ab 14 °dH gilt das Wasser als hart. Mittelhartes Wasser entspricht 8,4 – 14 °dH, weiches Wasser weist weniger als 8,4 °dH auf.

Je härter ein Leitungswasser ist, desto mehr Kalk in Form von Kalziumcarbonat sowie Magnesiumverbindungen enthält es. Beides wird vom menschlichen Körper resorbiert, allerdings reichen die Gehalte nicht aus, um mit gängigen Trinkmengen den Bedarf auch nur annähernd zu decken.

So enthält zum Beispiel das in der Süderelbmarsch (bei Hamburg) geförderte weiche Wasser nur 40 mg Kalzium pro Liter. Um die von der Deutschen Gesellschaft für Ernährung empfohlene tägliche Kalziumzufuhr von 1.000 mg zu erreichen, müsste man hiervon also ca. 25 Liter trinken. Bei dem eher harten Münchener Wasser mit einem Kalziumgehalt von rund 80 mg/l wären etwa 12 Liter nötig. Und selbst von dem extrem harten Kölner Leitungswasser mit ca. 100 mg Kalzium/Liter und 17 mg Magnesium/Liter, müsste man 10 Liter trinken. Wollte man seinen täglichen Magnesiumbedarf mit Kölner Leitungswasser decken, wären dazu ca. 20 Liter nötig.

Beim Erwärmen (Kochen) von Leitungswasser fällt der Kalk übrigens aus (das sind die weißen Rückstände im Topf oder Wasserkocher), sodass dann noch einmal weniger Kalzium im Wasser enthalten ist.

Schauen Sie bei Auswahl und Kauf Ihres Mineralwassers unbedingt aufs Etikett: Die Mineralstoffzusammensetzung ist auf jeder Flasche deklariert. Folgende Gehalte sollte Ihr „Golf-Wasser" in etwa aufweisen:

Tab. 10: Günstige Mineralstoffgehalte in Mineralwasser für Golfer

Mineralstoff	Gehalt pro Liter
Natrium	200-500 mg
Kalium	> 30 mg
Kalzium	> 100 mg
Magnesium	> 80 mg
Hydrogencarbonat	> 1.000 mg

Natrium findet sich in erster Linie im Blut und in der Flüssigkeit außerhalb unserer Zellen. Natrium sorgt dafür, dass solche Körperflüssigkeiten im Gleichgewicht gehalten werden. Ein größerer Natriumverlust, ausgelöst z. B. durch starkes Schwitzen, führt zu einem sinkenden Blutvolumen, was wiederum zu Schwächeanfällen führen kann. Da Natrium außerdem an der Reizweiterleitung in den Nerven beteiligt ist, kann ein Natriumverlust auch Muskelkrämpfe auslösen.

Beides möchte man an einem heißen Tag auf dem Golfplatz lieber nicht erleben. Wie viel Natrium ein Mensch beim Sport ausschwitzt, ist individuell sehr unterschiedlich. Es können 200 Milligramm pro Liter Schweiß sein, es können aber auch 1.200 Milligramm/Liter und mehr sein. Letzteres betrifft die sogenannten *salty sweaters*, deren Sportkleidung nach dem Training meist deutlich erkennbare Salzränder aufweist.

Wichtig zu wissen ist, dass Natrium kontinuierlich mit dem Schweiß verloren geht – das heißt: Die Verluste werden nicht irgendwann weniger, wenn Sie lange und andauernd schwitzen (bei anderen Mineralstoffen ist das so). Und genau deshalb ist es so wichtig, dass Sportler natriumreiche Mineralwässer trinken, um diese Verluste auszugleichen.

Wenn Sie's genau wissen möchten

Die Hauptquelle für Natrium in unserer Ernährung ist Kochsalz: NaCl. Hier ist ein Molekül Natrium mit einem Molekül Chlorid verbunden. Erfüllt Ihr Mineralwasser die obigen Anforderungen nicht, so können Sie sich also ganz leicht selbst helfen: Nämlich, indem Sie einfach eine Prise Kochsalz ins Wasser geben.

What? – Denken Sie jetzt vielleicht, weil Sie schon öfter die Empfehlung gehört haben, dass man generell möglichst natriumarmes Mineralwasser trinken sollte. Tatsächlich raten die Fachgesellschaften im Alltag dazu, einen hohen Natrium- bzw. Kochsalzkonsum zu vermeiden, weil Natrium/Salz Wasser bindet und den Blutdruck erhöht (wobei auch diese Empfehlung inzwischen von diversen Experten relativiert wird, da nicht alle Menschen gleichermaßen empfindlich auf Salz reagieren).

Wenn Sie ernsthaft Sport treiben und regelmäßig schwitzen, können Sie sich bei diesem Thema allerdings entspannen. Denn wer schwitzt, darf und sollte mit Salz ruhig großzügiger sein. Uns Golfer betrifft dies insbesondere an richtig heißen Sommertagen, an denen wir alle sicherlich am meisten schwitzen.

Wenn Sie's genau wissen möchten

Ohne Natrium kommt kein Zucker in den Muskelzellen an. Denn die Glukose kann nur mithilfe von Natrium durch die Darmzellen ins Blut geschleust werden. Man spricht von einem sogenannten *Natrium-Glukose-Cotransportsystem*. Ein weiterer Grund, warum Sportler ausreichend mit Natrium versorgt sein sollten.

Mineralwässer können auch einen wertvollen Beitrag leisten, um uns Sportler mit **Kalzium** und **Magnesium** zu versorgen. Es gibt Wassersorten, mit denen können Sie – wenn Sie 1,5 Liter täglich davon trinken – Ihren kompletten Tagesbedarf an Magnesium decken. Bei Kalzium klappt das leider nicht zu 100 Prozent, trotzdem sind kalziumreiche Mineralwässer (> 150 Milligramm/Liter) ein wichtiger Baustein in der Versorgung.

Als optimal im Wettkampf wird übrigens ein Kalzium-Magnesium-Verhältnis von 2:1 im Wasser angesehen – was bedeutet: Auf zwei Teile Kalzium kommt ein Teil

Magnesium. Wenn ein Mineralwasser also 170 Milligramm Kalzium pro Liter enthält, wären 85 Milligramm Magnesium ideal. Hintergrund für diese Empfehlung ist, dass wir die beiden Mineralstoffe genau in diesem Verhältnis ausschwitzen.

Kurz an dieser Stelle zu **Kalium**: Kalium ist ein für die Leistungsfähigkeit extrem wichtiger Mineralstoff, von dem wir mengenmäßig relativ viel benötigen. Die Deutsche Gesellschaft für Ernährung e. V. (DGE) hat die täglich empfohlene Aufnahme von Kalium im Jahr 2017 verdoppelt: von 2.000 auf 4.000 Milligramm pro Tag. Leider ist Kalium aber in Mineralwasser nur in geringen Mengen enthalten. Insofern spielen bei der Versorgung kaliumreiche Lebensmittel eine größere Rolle als Wasser. In Kap. 4.1 gehe ich näher auf Kalium und auch auf Kalzium ein.

FORE!

An sehr heißen Tagen kann es durch das Trinken großer Mengen von mineralstoffarmem (Leitungs-)Wasser oder natriumarmem Mineralwasser zu einer sogenannten *Hyponatriämie* (= zu wenig Natrium), verbunden mit einer *Hyperhydratation* (= zu viel Wasser) kommen. Im Volksmund wird dieser Zustand auch als Wasservergiftung bezeichnet. Er löst ähnliche Symptome aus wie ein Wassermangel: nämlich Übelkeit, Kopfschmerzen, Schwindel, Krämpfe und kann im allerschlimmsten Fall zum Tod führen.

Der Hintergrund ist folgender: Wer stark schwitzt, scheidet mit dem Schweiß auch viele Elektrolyte aus. Wird in so einer Situation „nur" Wasser, aber keine Elektrolyte nachgefüllt, dann bleibt der Körper zwar zunächst ausreichend hydriert, aber der Natriumgehalt im Blutplasma sinkt stark ab. Wird zusätzlich mehr Flüssigkeit getrunken, als ausgeschwitzt und mit dem Urin ausgeschieden wird, diffundiert Wasser aus dem Blut in die umliegenden Gewebe.

Im Gehirn ist das ein fatales Geschehen, denn dadurch steigt der Hirninnendruck und die Hirndurchblutung sinkt.

Zu Ihrer Beruhigung: Dieses Geschehen betrifft vor allem Sportler unter sehr hoher körperlicher Belastung. Denn ihr Körper schüttet aufgrund der Anstrengung das sogenannte *antidiuretische Hormon ADH* aus, welches Wasser im Körper hält. Wir Golfer sind hiervon also eher nicht betroffen, da wir uns körperlich in der Regel nicht vollkommen verausgaben.

Ein wichtiger Inhaltsstoff von Mineralwasser, über den ich an dieser Stelle noch sprechen möchte, ist **Hydrogencarbonat**. Hydrogencarbonat (auch Bicarbonat genannt) ist eine sogenannte *Puffersubstanz*. Puffersubstanzen sind in der Lage, Säuren zu neutralisieren und helfen auf diese Weise, die Säure-Basen-Balance in unserem Körper stabil zu halten.

Sie haben wahrscheinlich schon einmal gehört, dass alle Leistungssportler eine Übersäuerung der Muskulatur mit Laktat (Milchsäure) fürchten. Laktat entsteht immer dann, wenn der Muskel nicht mehr ausreichend mit Sauerstoff versorgt werden kann, z. B. bei sehr hoher Belastung. Eine hohe Laktatkonzentration macht den Muskel im wahrsten Sinne des Wortes „sauer" – und die Säure hemmt die Energiegewinnung, was einen sofortigen Leistungsabfall zur Folge hat.

Deshalb möchte sich jede Muskelzelle des Laktats so zügig wie möglich entledigen und versucht, es ans Blut abzugeben. Im Blut kann das saure Laktat neutralisiert werden – allerdings nur (Sie ahnen es schon ...), wenn genügend Puffersubstanzen zur Verfügung stehen. Und Hydrogencarbonat ist mit Abstand der wichtigste Player in diesem Balancespiel.

Hydrogencarbonat neutralisiert Laktat und sorgt dafür, dass es abtransportiert und ausgeschieden werden kann. Wie viel Laktat neutralisiert und aus dem Muskel ausgeschleust werden kann, hängt davon ab, wie viel Hydrogencarbonat im Blut ist: Je mehr Puffersubstanz im Blut vorhanden ist, desto schneller geht der Prozess vonstatten und desto länger bleibt die Muskulatur fit.

Nun könnten Sie einwenden, dass wir als Golferspieler normalerweise ja nicht so hohen muskulären Belastungen ausgesetzt sind, dass unsere Muskeln ständig übersäuern. Das stimmt. (Wobei viele Golfspieler ja nebenbei noch Fitnesstraining und andere Sportarten betreiben.) Doch auch durch eine unausgewogene, zucker-, fleisch- und fertigproduktlastige Ernährung sowie durch Alkohol entstehen Säuren im Körper. Auch diese belasten den Muskelstoffwechsel und schmälern die Leistung. Das Trinken von hydrogencarbonatreichem Mineralwasser ist ein denkbar simpler und effizienter Weg, um hier einen Ausgleich zu schaffen.

Mein Tipp

Bei einer erhöhten Säurebelastung des Stoffwechsels schüttet der Körper auch mehr Stresshormone aus. Ganz blöd, wenn man vor dem ersten Abschlag eh schon etwas aufgeregt ist ... Umso mehr gilt: Nicht ohne ein anständiges Mineralwasser auf die Runde gehen!

Denn tatsächlich enthält JEDES Mineralwasser Hydrogencarbonat, wenn auch in unterschiedlichen Mengen. Für Sportler gilt: 1.000 Milligramm pro Liter sollten es mindestens sein, es darf aber auch gerne das Doppelte sein.

Neben Hydrogencarbonat wirken übrigens auch die Mineralstoffe Kalzium und Magnesium basisch. Mineralwasser ist also nicht nur für die Mineralstoffversorgung, sondern insbesondere auch für die Säure-Basen-Balance ein wahrer Segen und, wie schon oben gesagt, nicht durch Leitungswasser zu ersetzen.

2.4 Selbstgemischte Golfgetränke

An den Tagen, an denen Sie Freizeitgolf spielen, also einfach mit ein paar Freunden eine entspannte Runde gehen und dem Score keine übermäßige Bedeutung beimessen, werden Sie mit einem guten Mineralwasser gut bedient sein. An Wettkampftagen dagegen würde ich mich nicht ausschließlich auf Wasser verlassen, sondern in meine Verpflegung zusätzlich ein paar Kohlenhydrate einbauen.

Das können Sie über Snacks machen oder aber über Ihr Getränk. Insbesondere, wenn Sie zu den Spielern gehören, die auf der Runde nicht so gerne essen, bietet es sich an, ein schlau gemischtes Sportgetränk im Bag zu haben.

An dieser Stelle kommt jetzt der Begriff „isotonisch" ins Spiel. Denn die meisten von Ihnen werden schon einmal gehört oder irgendwo gelesen haben, dass Sportgetränke angeblich möglichst isotonisch bzw. isoton sein sollten. Im Handel erhältliche, fertig gemischte isotonische Sportgetränke sind jedenfalls sehr beliebt, denn ihnen eilt der Ruf voraus, den Körper leistungsfähig zu halten.

In Bezug auf die Isogetränke aus dem Supermarkt gibt es eine gute und eine schlechte Nachricht. Die schlechte Nachricht zuerst: Leider beziehen die meisten Hersteller die Angabe „isotonisch" nur auf den Zuckergehalt des Produkts. 4,5-8 Gramm Glukose pro 100 Milliliter (= 4,5-8 Prozent) entspricht in etwa unserem Blutzucker. Der Gehalt an zugesetzten Elektrolyten hingegen erscheint mitunter sehr willkürlich gewählt und korrespondiert nicht immer mit den physiologischen Gegebenheiten unseres Blutes.

Zugesetzte Vitamine werten die Produkte zwar vom Gefühl her auf, haben aber während einer sportlichen Belastung keinerlei Bedeutung. Einige Hersteller setzen anstelle von Zucker Süßstoffe ein, die beim Sport ebenfalls irrelevant sind. Auch Fruktose als alleiniges Süßungsmittel ist kritisch zu betrachten, da Fruchtzucker nie vollständig verdaut wird und die im Darm verbleibenden Reste Verdauungsbeschwerden verursachen können.

Wenn Sie's genau wissen möchten

Ob ein Getränk isotonisch/isoton ist oder nicht, hängt mit der Konzentration an wasserziehenden (= osmotisch aktiven) Teilchen zusammen, die in der Flüssigkeit gelöst sind. Wasserziehende Teilchen sind Salze, Glukose und Eiweiße. Entspricht der Gehalt an osmotisch aktiven Teilchen in einem Getränk dem unseres Blutes, dann ist das Getränk isoton.

Der Vorteil solcher Getränke ist, dass sie den Magen-Darm-Trakt sehr rasch passieren und die Inhaltstoffe den Körperzellen ohne viel Aufwand zur Verfügung stehen. Zum Vergleich: Trinken Sie ein hypertones Getränk – also ein Getränk, das mehr osmotisch wirksame Teilchen enthält als unser Blut (wie z. B. Cola oder Limonade) –, dann zieht Ihr Körper zunächst einmal Wasser in den Magen, um den Teilchenunterschied auszugleichen. Das belastet den Stoffwechsel. Auch bleiben solche Getränke länger im Magen liegen, was beim Sport ebenfalls nicht unbedingt günstig ist.

Jetzt die gute Nachricht: Als Golfer brauchen Sie überhaupt keine gekauften Isogetränke. Denn das perfekte Golfgetränk können Sie sehr einfach selbst mischen. Der Vollständigkeit halber und für alle, die es interessiert und die einmal ihr Lieblings-Iso-Produkt überprüfen möchten, hier eine Aufstellung, wie (laut DGE) ein isotonisches Getränk zusammengesetzt sein sollte.

Tab. 11: Empfehlungen für die Nährstoffgehalte eines isotonen Rehydratationsgetränks (Quelle: DGE)

Nährstoff	Gehalt pro Liter
Kohlenhydrate	60-80 g
Natrium	400-1.100 mg
Chlorid	400-1.500 mg
Kalium	120-225 mg
Kalzium	45-225 mg
Magnesium	10-100 mg

Bevor ich Ihnen gleich einige einfache Do-it-youself-Getränkemischungen verrate, möchte ich Ihnen noch kurz eine Einflussgröße mit auf den Weg geben, anhand der Sie künftig selbst entscheiden können, was ein gutes Golfgetränk ist und was nicht.

Und zwar geht es um die sogenannte ***Magenentleerungsrate*** (MER). Unser Magen ist ja zunächst einmal nur ein Auffangbecken für die Nahrung und Getränke, die wir zu uns nehmen. Die eigentliche Verdauung der Nährstoffe beginnt erst im Darm. Nun sollte ein gutes Sportgetränk den Golfer möglichst schnell mit Wasser und Kohlenhydraten versorgen, um Ermüdung und Konzentrationsverluste hinauszuzögern.

Das wiederum bedeutet: Das Getränk sollte nach dem Trinken möglichst rasch vom Magen in den Darm abgegeben werden, damit die Nährstoffe zeitnah ins Blut und in die Muskelzellen gelangen können. Bei Sportgetränken ist also eine hohe Magenentleerungsrate wünschenswert. Vermeiden Sie deshalb Faktoren, die die MER drosseln – nämlich:

- ein Zuckergehalt über acht Prozent (entspricht mehr als acht Gramm pro 100 Milliliter bzw. 80 Gramm pro Liter);
- ein hoher Fruchtsäuregehalt;
- zu wenig Natrium;
- das vollständige Fehlen von Glukose;
- viel Kohlensäure sowie
- Proteine und Fette.

Für Golfer ideal sind leicht hypotone Getränke. Da wir – im Gegensatz zu einigen anderen Sportarten – während der Runde bzw. des Wettkampfs auch etwas essen können, sind wir nicht darauf angewiesen, unseren Kohlenhydrat- und Elektrolytstoffwechsel ausschließlich über Getränke in Gang zu halten.

Je mehr und regelmäßiger Sie essen, desto eher können Sie auf Zusätze im Wasser verzichten bzw. die Mischungen mit wenig/ohne Zucker wählen. Je aktiver Sie spielen und je weniger Sie auf der Runde essen, desto eher sollten Sie allerdings Mischungen mit etwas höherem Zuckergehalt wählen. Die in Tab. 12 aufgelisteten Mixe haben sich in der Praxis bewährt.

Das verwendete Mineralwasser sollte – wie in Kap. 2.3 beschrieben – natrium- und hydrogencarbonatreich sein. Verwenden Sie am besten die Sorten „still" oder „medium". Je mehr Saft die Mischung enthält und je höher die Außentemperaturen sind, desto eher würde ich auch zusätzlich noch ein Prise Salz (= die Menge zwischen zwei Fingerspitzen) in das Getränk mischen. Das schmecken Sie nicht, aber es erhöht den Natriumgehalt und beugt übermäßigem Harndrang vor.

Tab. 12: Mischungsverhältnisse Wasser/Saft für Sportgetränke mit unterschiedlichem Zuckergehalt

Zuckergehalt	Selbstgemischte Golfgetränke (1 Liter)
~ 5 %	670 ml Mineralwasser plus 330 ml roter Traubensaft*
	500 ml Mineralwasser plus 500 ml Apfelsaft**
	500 ml Mineralwasser plus 500 ml Cola
~ 4 %	750 ml Mineralwasser plus 250 ml roter Traubensaft
	600 ml Mineralwasser plus 400 ml Apfelsaft
~ 3 %	800 ml Mineralwasser plus 200 ml roter Traubensaft
	700 ml Mineralwasser plus 300 ml Apfelsaft
	500 ml Mineralwasser plus 500 ml Fassbrause***
~ 2 %	875 ml Mineralwasser plus 125 ml roter Traubensaft
	800 ml Mineralwasser plus 200 ml Apfelsaft
	670 ml Mineralwasser plus 330 ml Fassbrause

* *Roter Traubensaft mit 16 Prozent Zuckergehalt*

** *Apfelsaft mit 10 Prozent Zuckergehalt*

*** *Fassbrause mit 5 Prozent Zuckergehalt*

Und falls Sie sich gerade fragen, ob Sie auch mit Orangensaft mischen können: Orangensaft enthält ähnlich viel Zucker wie Apfelsaft, aber deutlich mehr Fruchtsäure. Diese hemmt die Magenentleerungsrate (s. o.). Deshalb ist Orangensaft für Sportgetränke nicht die erste Wahl. Aber ausprobieren können Sie es natürlich.

Wenn Sie hingegen Probleme mit Fruchtzucker haben, dann sollten Sie besser keinen Apfelsaft nehmen, denn in diesem überwiegt die Fruktose. Mischen Sie in dem Fall lieber mit Traubensaft. Dieser enthält Glukose und Fruktose in etwa gleichen Mengen, was die Verdauung der Fruktose erleichtert.

Mein Tipp

Wenn Sie mit einer guten Grundlage auf eine Neun-Loch-Runde gehen, brauchen Sie unterwegs nichts zu essen. Um den Blutzucker im Wohlfühlbereich zu halten, würde ich ein Getränk mit 2-4 Prozent Zucker mitnehmen. Haben Sie nur wenig im Magen und nichts zu essen dabei, nehmen Sie ein Getränk mit fünf Prozent Zucker mit.

Sind Sie dagegen der „Bananentyp" und beißen unterwegs immer wieder von einer Banane ab, dann reicht Mineralwasser pur.

Auf eine 18-Loch-Runde sollten Sie keinesfalls ohne Verpflegung gehen. Je nachdem, wie viel und wie regelmäßig Sie essen, empfehle ich ein Getränk mit 2-3 Prozent Zucker.

2.5 Kaffee, Cola, Energiedrinks

Kaffee, Cola und Energiedrinks haben eines gemeinsam: sie enthalten Koffein. Koffein ist ein sogenanntes *Alkaloid* – eine psychoaktive Substanz, die ganz offiziell als ausdauersteigernd und konzentrationsfördernd eingestuft wird. Koffein wirkt, indem es unser Nervensystem stimuliert und das Herz anregt, schneller zu schlagen. Auch lässt es den Blutdruck steigen.

Koffein sorgt zwar nicht dafür, dass wir wach werden (auch wenn das stets so kolportiert wird), aber es sorgt dafür, dass wir wach bleiben. Denn solange Koffein im Körper aktiv ist, empfinden wir keine/weniger Müdigkeit und Erschöpfung. Deshalb ist Koffein vor allem bei Ausdauersportlern sehr beliebt.

Auch einige Golf Pros setzen koffeinhaltige Produkte gezielt ein (siehe nachfolgendes Interview mit Ben Parker). Koffein steigert nämlich zudem die Menge an Neurotransmittern im Gehirn, was zu einer verbesserten Körperkoordination führt.

Die Wirkung von Koffein ist nach 20-30 Minuten zu spüren, erreicht nach knapp einer Stunde ein Plateau und kann bis zu drei Stunden anhalten. Allerdings entfaltet Koffein seine positiven Wirkungen nur dann, wenn es richtig dosiert wird. Zu große Mengen führen zu Herzrasen, Zittern und Nervosität – also genau zum Gegenteil von dem, was man sich durch den Konsum erhofft.

Auch rutschen Menschen mit einem chronisch hohen Kaffeekonsum von mehr als 4-5 Tassen pro Tag oft unter das Ausgangsniveau. Dadurch werden sie zwischendurch immer wieder müde und unkonzentriert. Eine Tasse (150 Milliliter) schwarzer Kaffee enthält, je nach verwendeten Bohnen, 90-150 Milligramm Koffein.

Sportlern im Wettkampf und im Training wird als Startdosis die Menge von 1-3 Milligramm Koffein pro Kilogramm Körpergewicht empfohlen. Wie viel das für Sie persönlich ist, können Sie also ausrechnen. Nehmen wir an, Sie wögen 75 Kilogramm:

75 kg x 1-3 mg = 75-max. 225 mg Koffein

In der Praxis bedeutet das für die allermeisten Golfer: 1-2 Tassen Kaffee vor dem Start können eine echte Hilfe sein, drei Tassen wären zu viel. Insgesamt sollte die Menge von 500-600 Milligramm Koffein pro Tag nicht überschritten werden.

Aber auch hier möchte ich nicht zu streng daherkommen – wenn Sie im Alltag ein Kaffeejunkie sind und Ihr Körper tagtäglich an größere Mengen Koffein gewöhnt ist, wird er damit höchstwahrscheinlich auch auf dem Golfplatz klarkommen. Es sei denn, Sie neigen zu übermäßiger Nervosität und Zitterhänden vor dem ersten Abschlag. In diesem Fall sollten Sie lieber weniger Kaffee trinken und stattdessen mehr und tief ein- und ausatmen.

Um sein Koffeinlevel über die Runde zu halten, könnte man nun auf die Idee kommen, hierfür andere Getränke oder Präparate zu nutzen. Denn auf den wenigsten Golfplätzen kann man unterwegs einen Coffee to go ziehen.

Der Gedanke an sich ist gar nicht schlecht, allerdings sind Cola und Energiedrinks dafür denkbar ungeeignet. Der Zuckergehalt von Cola und auch der meisten (bekanntesten) Energiedrinks liegt bei rund 10 Gramm auf 100 Milliliter. Damit sind diese Getränke deutlich hyperton und entziehen den Zellen zunächst einmal Wasser. Auch jagen sie den Blutzucker in ungewollte Höhen, was zu Leistungseinbußen im Nachgang führt.

Der Koffeingehalt von Cola hingegen ist gar nicht so hoch, wie viele denken: Laut Hersteller liegt er bei 10 Milligramm pro 100 Milliliter, das heißt, eine Dose Cola (330 Milliliter) enthält gerade mal ein Viertel bis ein Drittel so viel Koffein wie eine Tasse Kaffee. Eine 250-Milliliter-Dose eines gängigen Energiedrinks bringt da schon mehr mit: Sie enthält insgesamt 80 Milligramm Koffein, vergleichbar also mit einer kleinen Tasse Kaffee – wobei vielen Energiedrinks noch weitere aufputschende Substanzen zugesetzt sind.

Es gibt aber noch andere Produkte, über die Sie sich unterwegs mit Koffein versorgen können: Riegel, Gele, Kaugummis, Shots, Kapseln, Pulver. Schauen Sie dabei stets auf die Koffeinmenge (und auch auf den Zuckergehalt!) und nehmen Sie nicht zu viel auf einmal.

Am schnellsten wirkt übrigens das Koffein aus Kaugummis. Es wird direkt über die Mundschleimhaut aufgenommen und ist bereits fünf Minuten später im Blut nachweisbar – deutlich schneller als jedes Getränk oder jeder Riegel, welche den „Umweg" über den Magen nehmen müssen.

Nichtsdestotrotz: Wenn Sie (wie ich) zum „Team Selbstmischer" gehören, dann versuchen Sie es doch auch mal mit einem selbstgemachten Eistee. Sowohl schwarzer als auch grüner Tee liefern nämlich ebenfalls erkleckliche Mengen an Koffein: zwischen 20 und 40 Milligramm pro 100 Milliliter. Selbst aufgebrühter Eistee ist im Sommer ein sehr erfrischendes Getränk und Sie können ihn prima in einer isolierenden Edelstahlflasche transportieren.

Mein Tipp

Cola oder Energiedrinks können Sie, wenn es mal so richtig schlecht läuft, als letzte Rettung nach Loch 15 ausprobieren. Als Sportgetränke generell sind diese Softdrinks nicht geeignet.

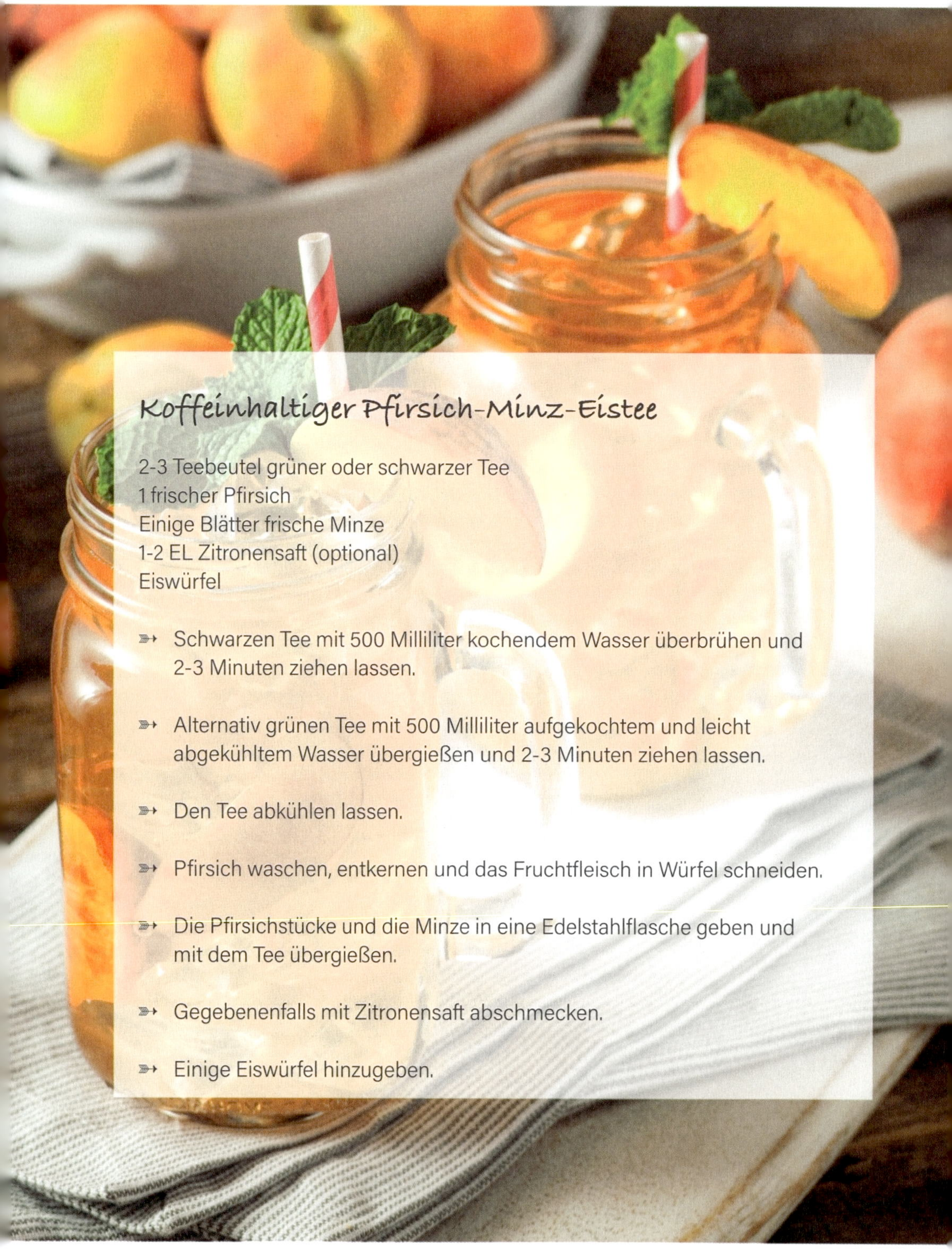

Koffeinhaltiger Pfirsich-Minz-Eistee

2-3 Teebeutel grüner oder schwarzer Tee
1 frischer Pfirsich
Einige Blätter frische Minze
1-2 EL Zitronensaft (optional)
Eiswürfel

- Schwarzen Tee mit 500 Milliliter kochendem Wasser überbrühen und 2-3 Minuten ziehen lassen.
- Alternativ grünen Tee mit 500 Milliliter aufgekochtem und leicht abgekühltem Wasser übergießen und 2-3 Minuten ziehen lassen.
- Den Tee abkühlen lassen.
- Pfirsich waschen, entkernen und das Fruchtfleisch in Würfel schneiden.
- Die Pfirsichstücke und die Minze in eine Edelstahlflasche geben und mit dem Tee übergießen.
- Gegebenenfalls mit Zitronensaft abschmecken.
- Einige Eiswürfel hinzugeben.

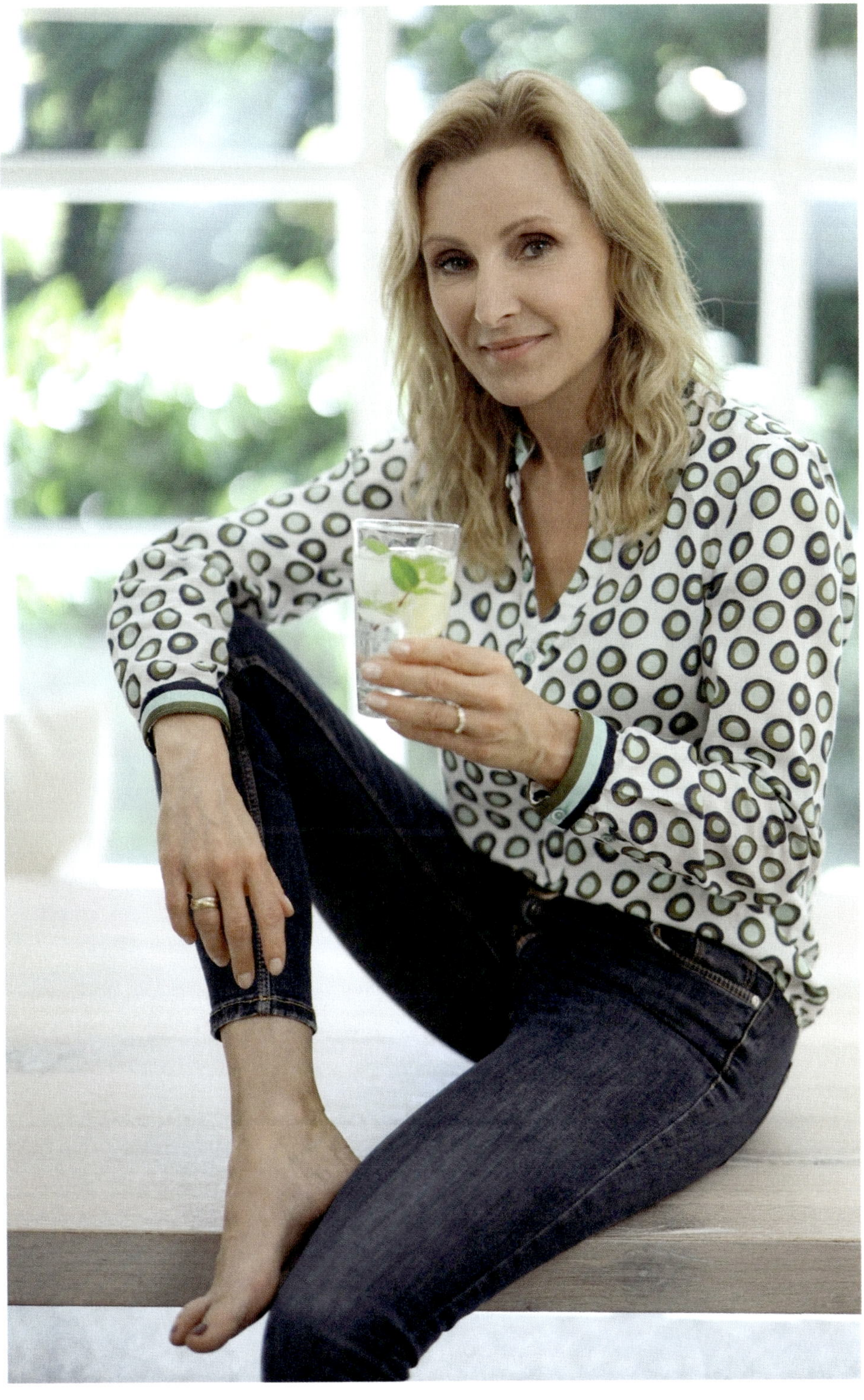

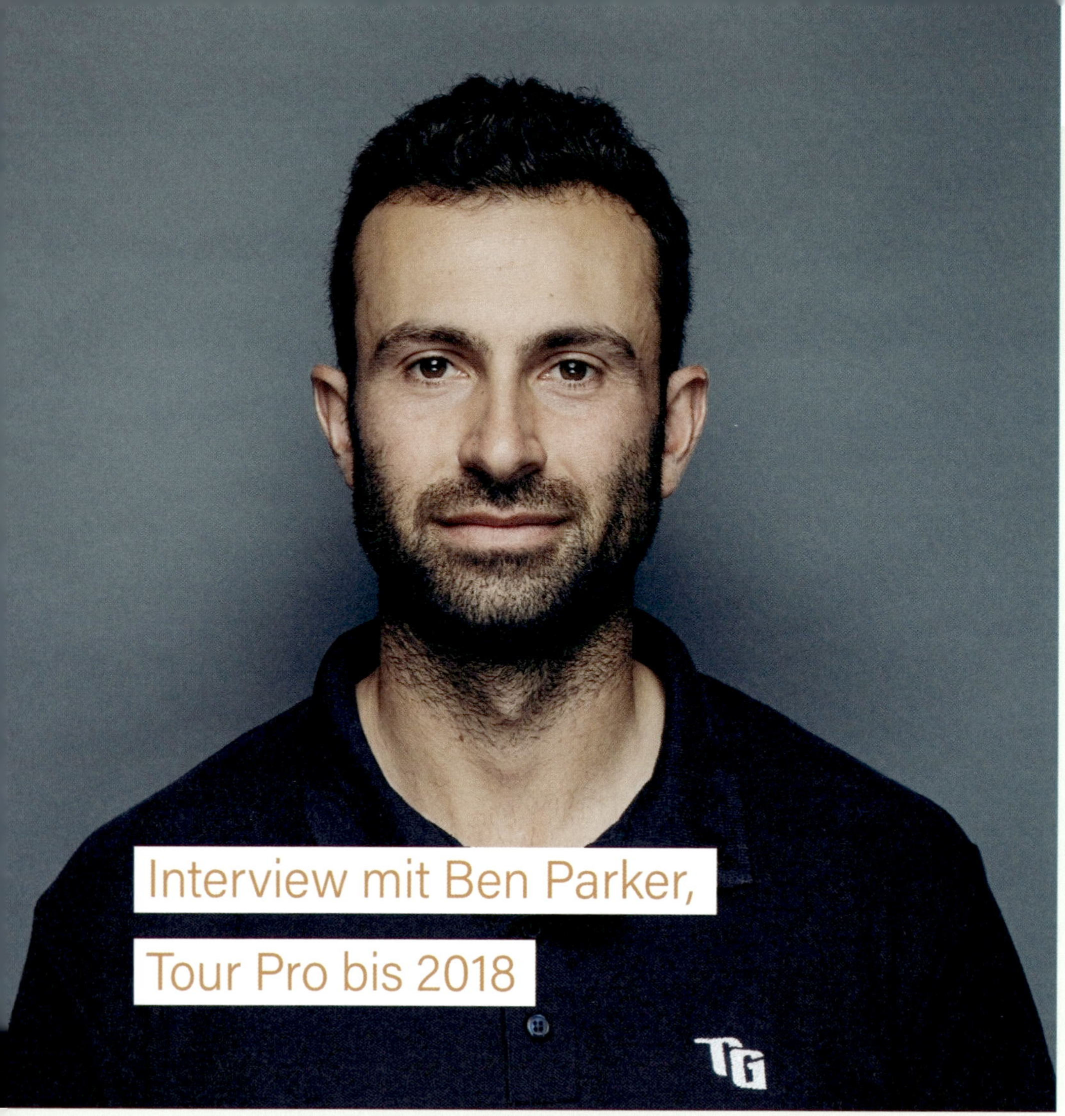

Interview mit Ben Parker, Tour Pro bis 2018

Der Brite Ben Parker, Jahrgang 1987, kommt aus einer echten Golferfamilie. Sein Vater und sämtliche Onkels sind Pros. Seine Mutter betreibt den Pro Shop eines Hamburger Golfclubs, neben dem die Familie lebt. Bereits mit zwei Jahren, als er gerade stabil laufen kann, ist Ben mit Golfschlägern und Golfbällen vertraut. Driving Range, Putting Greens und Bunker sind seine Spielplätze.

Mit 14 Jahren spielt Parker sein erstes internationales Turnier und gilt als Ausnahmetalent. Mit 15 ist er Mitglied der englischen Nationalmannschaft, wird Europameister und U18-Weltmeister. 2007 wechselt er ins Profilager und spielt auf der Tour. 2018 beendet er seine Karriere aufgrund zweier hartnäckiger Verletzungen an Schulter und Handgelenk.

Ben, was fasziniert dich so sehr am Golfsport, dass du dich trotz deiner Schulterverletzung mehrfach zurück ins Profifeld gekämpft hast?

In meinem Leben hat sich von Anfang an alles um Golf gedreht und ich liebe es. Ich wurde nie zum Golfspielen gezwungen, habe als Kind auch Tennis, Tischtennis und Fußball ausprobiert. Aber am Ende wollte ich immer nur Golf spielen. Jeder Platz ist anders, derselbe Platz ist jeden Tag anders, jeder Schlag ist anders. Diese unendliche Varianz im Spiel hast du in keiner anderen Sportart.

Ich habe bis zu acht Stunden am Tag trainiert, plus eine Stunde Fitnesstraining, und ich habe es immer gerne gemacht. Manchmal war ich müde, vor allem durchs Reisen auf der Tour, aber das Training und das Spiel mochte ich immer.

Wann ist das Thema Ernährung in dein Sportlerleben gekommen?

Es war bereits ein Thema, als ich in der englischen Nationalmannschaft gespielt habe, Anfang der 2000er-Jahre. Aber da wurden nur so allgemeine Tipps gegeben, wie: „Iss an Loch 7 mal eine Banane" oder: „Nimm dir ein Sandwich mit, falls du Hunger bekommst." Außerdem wurde immer gesagt, dass wir, wenn wir vor den letzten Löchern müde werden, ein paar Gummibärchen essen sollen.

Sehr geachtet wurde immer auf die Flüssigkeitszufuhr. Wir haben sogar einige Male Urintests gemacht, wo geschaut wurde, ob wir ausreichend hydriert waren – was wir, trotz großer Trinkmengen, fast nie waren.

Hast du dich selbst auch mit dem Thema beschäftigt?

Ja, ich selbst habe in dieser Zeit gemerkt, dass ich darauf achten muss, mengenmäßig genug zu essen, damit ich nicht abnehme und mich die Kraft nicht verlässt. Und das ist gar nicht so einfach, wenn man blöde Startzeiten – z. B. genau in der Mittagszeit – hat und somit eine Hauptmahlzeit wegfällt.

Gleichzeitig hatte ich damals auch noch ein Problem mit Gluten, fühlte mich deshalb oft schlapp. Da das Angebot an glutenfreien Produkten längst noch nicht so groß war wie heute, musste ich immer ein bisschen schauen, dass ich nichts Falsches esse.

Wer hat dir am Ende geholfen?

Es hat ein paar Jahre gedauert, aber als ich Profi war, habe ich eine persönliche Ernährungsberaterin engagiert. Mir war klar, dass mein Essen meine Leistung beeinflusst. Wir haben dann gemeinsam meine Mahlzeiten optimiert. Ich habe vorher nicht wirklich schlecht gegessen, aber ich habe (aus Angst, zu wenig zu essen) häufig zu viel auf einmal gegessen und danach zu große Essenspausen gemacht.

Was hat die Ernährungsberaterin dir konkret beigebracht?

Dass ich regelmäßiger essen muss, um meine Konzentration stabil zu halten. Frühstück, Mittagessen und Abendessen sind die Grundlagen. Dazwischen haben wir wohlüberlegte Zwischenmahlzeiten eingebaut: Sandwiches mit vernünftigem Belag, Bananen, Nussmischungen, Bergsteigerriegel, Haferriegel.

Es war neu für mich, dass ich mir selbst Gedanken machen musste und mich nicht einfach nur auf die Tourverpflegung verlassen konnte. Wir haben besonders darauf geachtet, dass ich ausreichend Eiweiß, Kohlenhydrate und Omega-3-Fettsäuren zu mir nehme.

Sie hat zum Beispiel mein Frühstück verändert. Ich habe vorher immer reinen Porridge (Haferbrei) gegessen. Aber das sind im Prinzip nur Kohlenhydrate. Sie hat den Porridge mit Quark (Eiweiß) angereichert und Nüsse reingetan. Für mich war es krass, zu erkennen, wie viel ich essen muss, um meinen Kalorien- und Nährstoffbedarf – vor allem auch während der Trainingstage – zu decken.

Wie hat die Ernährungsumstellung dein Golfspiel beeinflusst?

Ich konnte mich besser konzentrieren. Und ich hatte insgesamt mehr Energie, weil ich nicht so vollgefuttert von den einzelnen Mahlzeiten war. Die regelmäßigen Zwischenmahlzeiten haben mir sehr geholfen. Auch, um Hunger vorzubeugen. Denn ich wusste immer: Wenn ich Hunger bekomme, dann ist es vorbei.

Allerdings war es unterwegs manchmal schwierig. Wenn man sich nicht mal eben ein Sandwich selbst machen kann. Dann habe ich Energieriegel genommen, die man fertig kaufen kann. Und Nüsse. Nachdem ich angefangen habe, auf meinen Runden stets Nüsse bei mir zu haben, haben sich diverse Tourspieler das abgeschaut.

Zum Schluss haben wir auch noch mit kleinen Koffeinbällchen experimentiert. Die fand ich gut. Da habe ich ab Loch 6 alle drei Löcher 1-2 Bällchen gegessen und meine Konzentration blieb konstant.

Was würdest du sagen, ist der größte Fehler, den Amateurgolfer bei der Verpflegung machen?

Sie trinken zu wenig! Und zwar VIEL zu wenig. Vor allem die Frauen, weil sie Angst haben, dass sie auf Toilette müssen. Ich habe einmal ein Turnier in Japan gespielt bei 32 Grad Celsius und 100 Prozent Luftfeuchtigkeit. Auf dieser Runde habe ich sieben Liter getrunken und musste kein einziges Mal zur Toilette.

Bei den Clubmeisterschaften 2019 gab es in unserem Club Leute, die bei 35 Grad Celsius Hitze mit 1,5 Liter Wasser auf die 18-Loch-Runde gegangen sind. Das kann nichts werden. Die Wichtigkeit von Flüssigkeit wird völlig unterschätzt. Wenn man an heißen Tagen eine Prise Salz ins Wasser tut, muss man übrigens nicht ständig zur Toilette.

Du bist Brite, insofern ist ja klar, dass du gerne Sandwiches auf die Runde mitnimmst. Verrätst du deine „Favorites"?

Klar: Sandwiches haben den Vorteil, dass Brot und Belag weich sind. Man muss also nicht ewig viel kauen und hat nach dem Essen auch keine harten Stücke im Magen liegen – wichtig beim Sport! Das hier sind meine drei (tourerprobten und bewährten!) Lieblingsbeläge:

1. Erdnussbutter und Bananenscheiben,
2. Avocado und Hühnchen/Pute,
3. Thunfisch und Hüttenkäse.

Danke für das nette Gespräch, lieber Ben!

Ben Parker (Instagram® @ben_parker87) ist aktuell Teaching Pro auf Gut Lärchenhof, einem exclusiven Golfclub vor den Toren von Köln. Außerdem arbeitet er in der Produktentwicklung der Titan Golf GmbH.

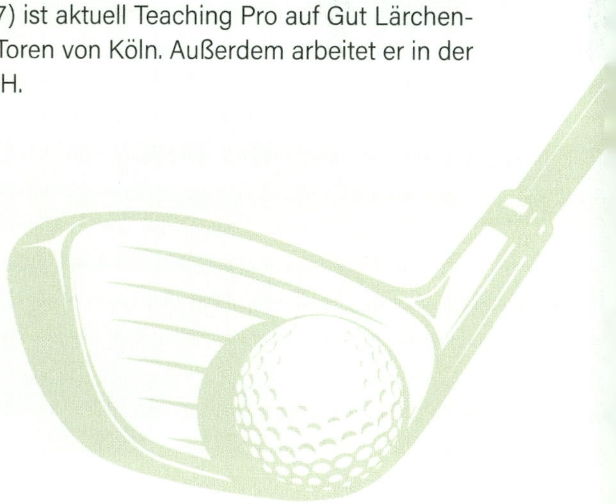

2.6 Was taugt der „Golfer"?

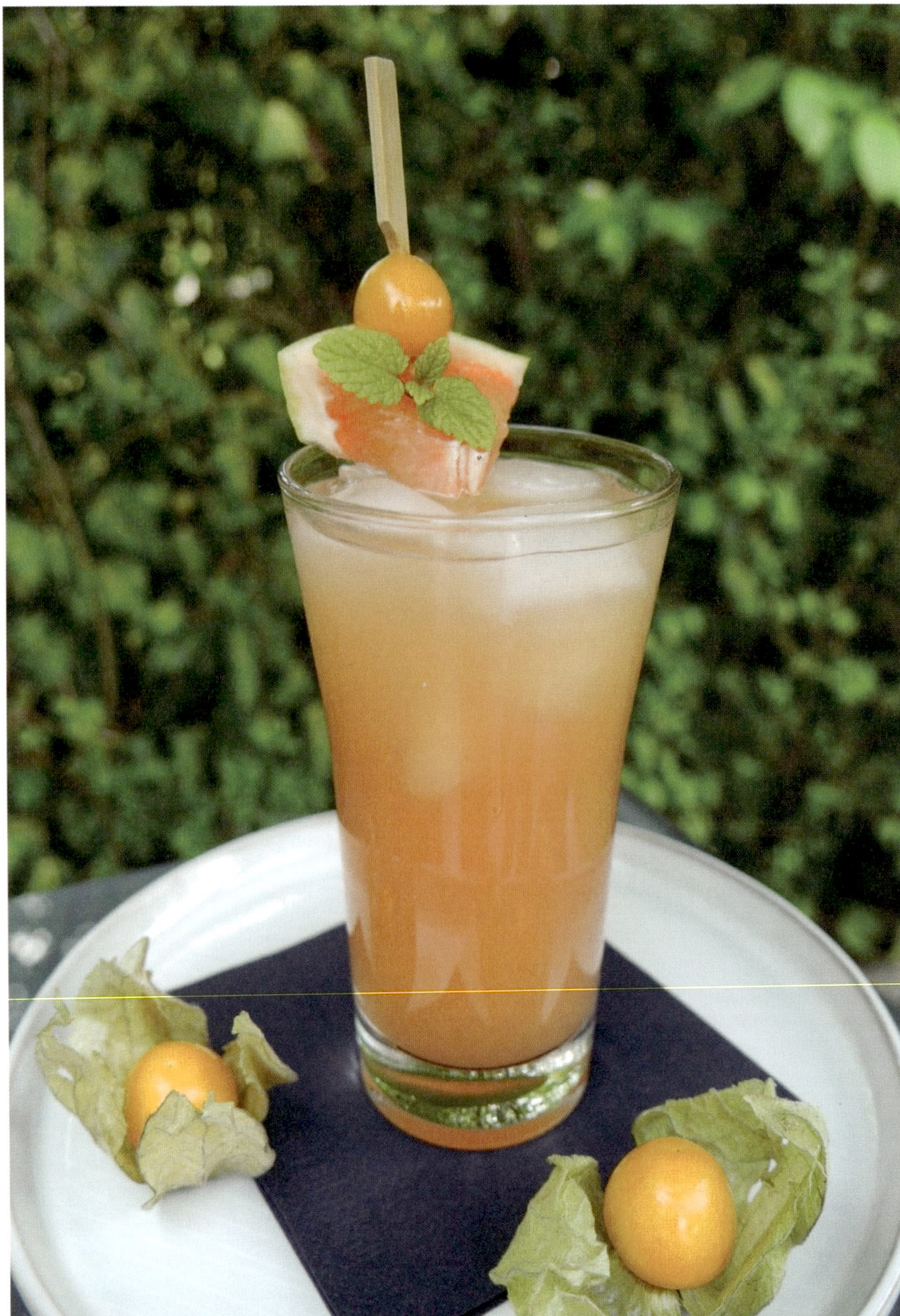

Vielleicht haben Sie dieses Getränk in Ihrem Clubrestaurant auch schon einmal bestellt: den „Golfer". Eine erfrischende Mischung aus rosa Grapefruitsaft und Tonic Water/Bitter Lemon. Genau das Richtige nach einer schweißtreibenden und herausfordernden Golfrunde im Sommer? Na ja, geht so ... Nicht, dass Sie mich falsch verstehen: Ich möchte Ihnen hier in keiner Weise Ihren „Golfer" vermiesen! Die Mischung hat nur ein paar Tücken, die Sie kennen sollten.

Fangen wir beim Zucker an. Tonic Water liegt bei rund neun Gramm Zucker pro 100 Milliliter, Bitter Lemon enthält durchschnittlich 12 Gramm Zucker auf 100 Milliliter. Grapefruit-Direktsaft (100 Prozent Fruchtgehalt) hat einen Zuckergehalt von rund acht Prozent.

Nun wird so ein „Golfer", weil die Spieler nach der Runde durstig sind, in großen Gläsern serviert – in der Regel sind es 250 Milliliter oder mehr. Selbst wenn wir konservativ mit 250 Milliliter pro Glas rechnen (= 125 Milliliter Grapefruitsaft plus 125 Milliliter Tonic/Bitter Lemon), kommt so ein „Golfer" auf stolze 21-25 Gramm Zucker. Das sind 7-8 Stücke Würfelzucker.

Würden Sie sich diese Menge in ein vergleichbar großes Glas Latte macchiato tun? Wahrscheinlich eher nicht. Und bei größeren Gläsern trinken Sie noch mehr Zucker. Entscheiden Sie selbst, ob Ihre Golfrunde so anstrengend war, dass Sie sich dies leisten möchten. Kalorienmäßig liegt obige Mischung übrigens bei 84 Kilokalorien (mit Tonic) oder 100 Kilokalorien (mit Bitter Lemon).

Der zweite Knackpunkt beim „Golfer" ist der Grapefruitsaft. Grapefruits sind sehr vitamin-C-reiche Früchte, die obendrein auch eine Reihe wertvoller Mineralstoffe enthalten (Kalium, Kalzium, Magnesium, Eisen). Die rosa Farbe ist auf den roten Pflanzenfarbstoff Lykopin zurückzuführen. Das ist ein sogenannter ***sekundärer Pflanzenstoff***, dem etliche gesundheitlich positive Wirkungen zugeschrieben werden. Alles prima also.

Mein Tipp

Wenn Sie gerne „Golfer" trinken, machen Sie eine Golferschorle draus: Bestellen Sie nur ein kleines Glas „Golfer" und verdünnen Sie dieses eins zu eins mit sprudelndem Mineralwasser.

Doch so gesund Grapefruits auf den ersten Blick erscheinen – sie sind es leider nicht für jeden ... Denn die Früchte und auch der daraus hergestellte Saft enthalten zusätzlich den bitteren Pflanzenstoff Naringin. Und dieser interagiert mit bestimmten Medikamenten. Zum Teil verstärkt Naringin die Wirkung der Arzneimittel, zum Teil schwächt es sie ab. Zu den betroffenen Präparaten zählen unter anderem:

Blutdrucksenker, Cholesterinsenker (Statine), Herzmittel, Krebsmedikamente, Schlafmittel, Antidepressiva, Antihistaminika, Immunsuppressiva und Neuroleptika.

Insgesamt gibt es mehrere Dutzend Medikamente, bei denen ernsthafte und gefährliche Nebenwirkungen im Zusammenspiel mit Grapefruitsaft beobachtet wurden – beispielsweise Muskelschwäche, Herzrasen, Schwindel, Atemnot und Nierenversagen. Auch Todesfälle wurden bei regelmäßigem/übermäßigem Genuss von Grapefruitsaft dokumentiert.

Wie stark die Nebenwirkungen ausfallen, kann nicht vorhergesagt werden, da zum einen der Saft als Naturprodukt in seiner Zusammensetzung schwankt und zum anderen jeder Mensch sehr individuell reagiert. Erste Effekte können jedoch bereits nach einem Glas Grapefruitsaft auftreten.

Wenn Sie verschreibungspflichtige Medikamente aus den oben genannten Kategorien einnehmen, sollten Sie mit Ihrem Arzt besprechen, ob eine Wechselwirkung mit Grapefruits bzw. Grapefruitsaft bekannt ist. Kontrollieren Sie auch den Beipackzettel Ihrer Tabletten auf entsprechende Hinweise.

Wenn Ihr Medikament auf der Liste steht, verzichten Sie lieber auf den „Golfer" nach der Runde. Auch ein Zeitabstand von 24 Stunden zwischen Arzneimitteleinnahme und Trinken des Grapefruitsaftes bietet bei den betroffenen Medikamenten keine zuverlässige Sicherheit.

Wenn Sie's genau wissen möchten

Das in Grapefruitsaft enthaltene Naringin schaltet ein körpereigenes Entgiftungsenzym in Darmwand und Leber aus. Dieses Enzym – mit dem, an einen Star-Wars-Droiden erinnernden Namen „CYP3A4" – baut normalerweise bereits einen Teil der Medikamentenwirkstoffe ab, bevor diese ins Blut gelangen. Bei der Dosierung von Arzneimitteln ist das einkalkuliert.

Wird CYP3A4 nun aber durch den Grapefruitsaft blockiert, gelangt die volle Medikamentendosis ins Blut – also in der Regel viel zu viel. Naringin schädigt CYP3A4 übrigens irreparabel. Das heißt: Das Enzym erholt sich nicht wieder, sondern muss komplett neu gebildet werden. Dies dauert 3-4 Tage.

2.7 Alkohol und alkoholfreies Bier

Kennen Sie das Gefühl, nach einem alkoholgeladenen Abend morgens schlapp, müde und mit Kopfschmerzen aufzuwachen? Das fiese Gefühl eines Katers wird allerdings nicht nur durch den Alkohol selbst, sondern vor allem auch durch seinen entwässernden Effekt ausgelöst. Biertrinker werden das Phänomen sicher kennen: Nachdem man das erste Mal auf der Toilette war, muss man ständig ... Tatsächlich deutlich häufiger, als wenn man die gleiche Menge Wasser trinken würde.

Für ein gutes Golfspiel (und für jede andere Sportart auch!) ist so ein alkoholbedingter Wasserentzug absolut kontraproduktiv, weil dadurch die Muskeln und das Gehirn nicht mehr gut durchblutet und somit auch nicht mehr so gut mit Nährstoffen versorgt werden. Das ist der Grund, warum viele Einzelsportprofis nur sehr wenig bzw. gar keinen Alkohol trinken.

Hinzu kommt, dass Alkohol – ob in Form von Bier, Champagner, Longdrinks oder Schnaps – Ihre Neurotransmitter aus der Balance bringt (vgl. Seite 21/22) und es zu einer veränderten oder falschen Übertragung von Informationen zwischen den Nervenzellen im Gehirn und den Muskeln kommt.

Während die Wirkung von Serotonin verstärkt wird (= entspannende Rauschwirkung), kommt es zu einer Verminderung bzw. Blockade von Noradrenalin und Acetylcholin. Dies führt dazu, dass Sie Ihre Konzentrationsfähigkeit verlieren und sich nicht gut fokussieren können. Außerdem können Sie komplexe Bewegungen nicht mehr so gezielt ansteuern, wie Sie es gewohnt sind.

Mein Tipp

Wer gute Ergebnisse auf seiner Scorekarte notieren möchte, sollte auf Alkohol – sowohl am Vorabend als auch während des Tages der Herausforderung – verzichten.

Ein anderer Neurotransmitter, der sehr empfindlich auf Alkohol reagiert, ist die sogenannte *Gamma-Aminobuttersäure* (kurz: Gaba). Alkohol verführt die Nervenzellen quasi dazu, möglichst viel Gaba zu binden. Dockt Gaba jedoch an einer Nervenzelle an, so erlahmt deren Aktivität. Informationen (wie z. B. Bewegungsimpulse) werden dann nur noch im Schneckentempo weitergeleitet.

Vielleicht haben Sie es ja schon einmal erlebt, dass Ihnen nach einem feuchtfröhlichen Abend am nächsten Tag der „Touch" auf dem Golfplatz fehlte? Jetzt kennen Sie den Grund.

Wäre alkoholfreies Bier eine Alternative? Ja, das kann man durchaus so sagen. Als Regenerationsgetränk nach der Golfrunde können Sie sich ruhig mal ein alkoholfreies Bier gönnen. Abgesehen davon, dass es aufgrund des fehlenden Alkohols nur die Hälfte der Kalorien von normalem Bier hat, enthält vor allem alkoholfreies Weizenbier einige Inhaltsstoffe, die nach dem Sport positiv punkten.

So liegen die Kohlenhydrate in Weizenbier in Form von Maltodextrin vor. Maltodextrin ist ein Gemisch aus Zuckermolekülen unterschiedlicher Länge. Dieses Gemisch wird etwas langsamer aufgenommen als beispielsweise der reine Zucker aus Saftschorlen und ist gut geeignet, um die Muskelglykogenreserven wieder aufzufüllen.

Sehr praktisch ist, dass Hefe-Weizen auch gleich den Mineralstoff Kalium mitliefert, denn für die Wiedereinlagerung von Glukose in den Muskel wird jede Menge Kalium benötigt. Magnesium und einige B-Vitamine sind ebenfalls enthalten – für ein Sportregenerationsgetränk allerdings deutlich zu wenig Natrium. Deshalb wäre es schlau, etwas Salziges dazu zu essen.

Eine Untersuchung der Technischen Universität München (Habermann, 2016), die an 277 Marathonläufern durchgeführt wurde, kam außerdem zu dem Ergebnis, dass die Polyphenole (sekundäre Pflanzenstoffe) in Weizenbier das Immunsystem der Athleten stärkten. Wohlgemerkt: Es handelte sich dabei aber um Läufer.

Insgesamt gibt es nicht wirklich viele seriöse Untersuchungen über den Effekt von alkoholfreiem Bier nach dem Sport. Das meiste, was Sie im Ohr haben dürften, sind Marketingsprüche. Probieren Sie es deshalb einfach selbst aus, wenn Sie alkoholfreies Hefe-Weizen mögen. Aber gucken Sie auch hierbei aufs Etikett.

Denn der Kohlenhydratgehalt schwankt je nach Marke zwischen drei und acht Prozent. Acht Prozent sind ein bisschen viel. Alkoholfreie Weizenbiere mit 3-5 Prozent Kohlenhydraten hingegen sind für die nachsportliche Regeneration sehr gut geeignet. Zumal der enthaltene Hopfen auch noch für Entspannung sorgt.

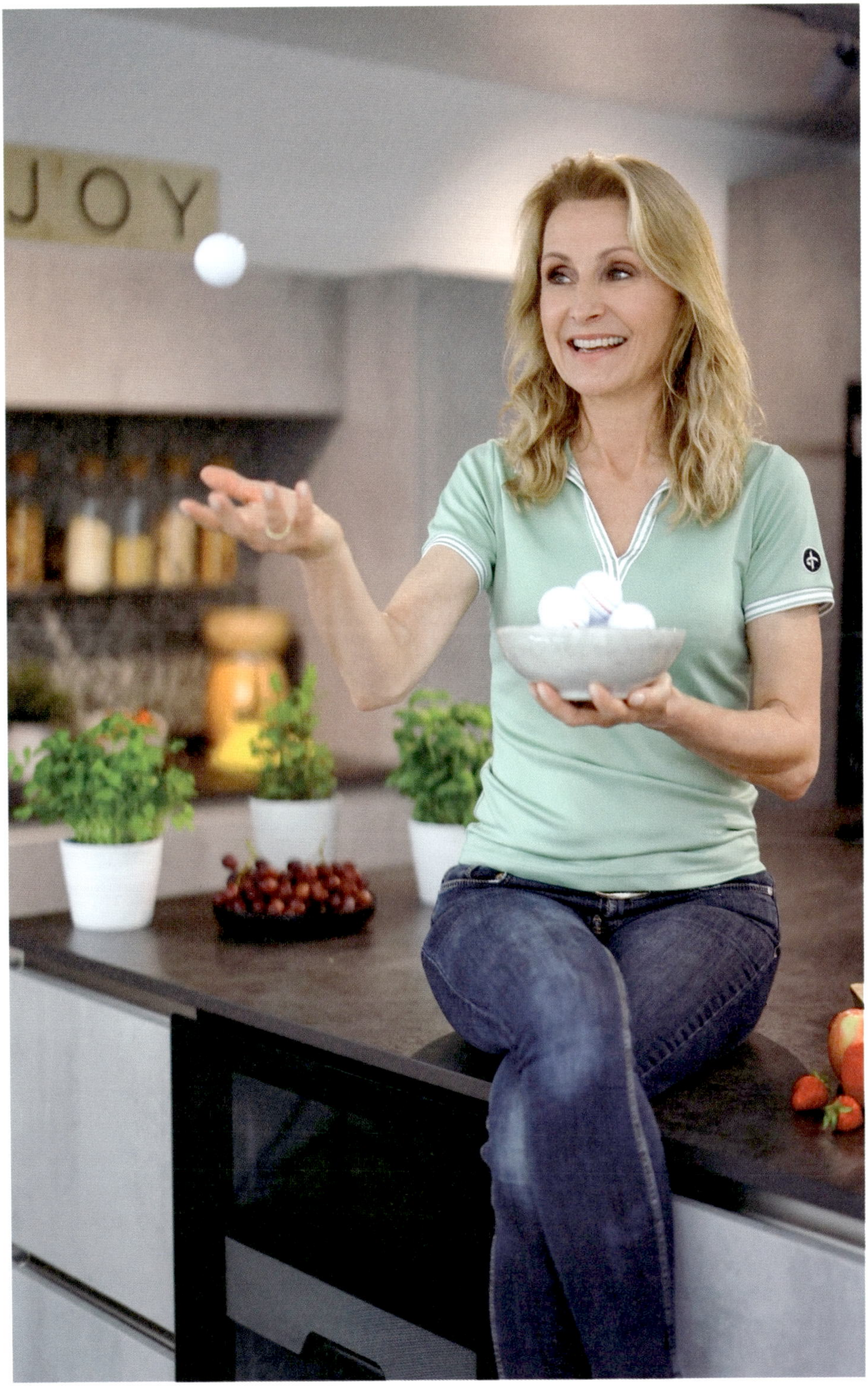
JOY

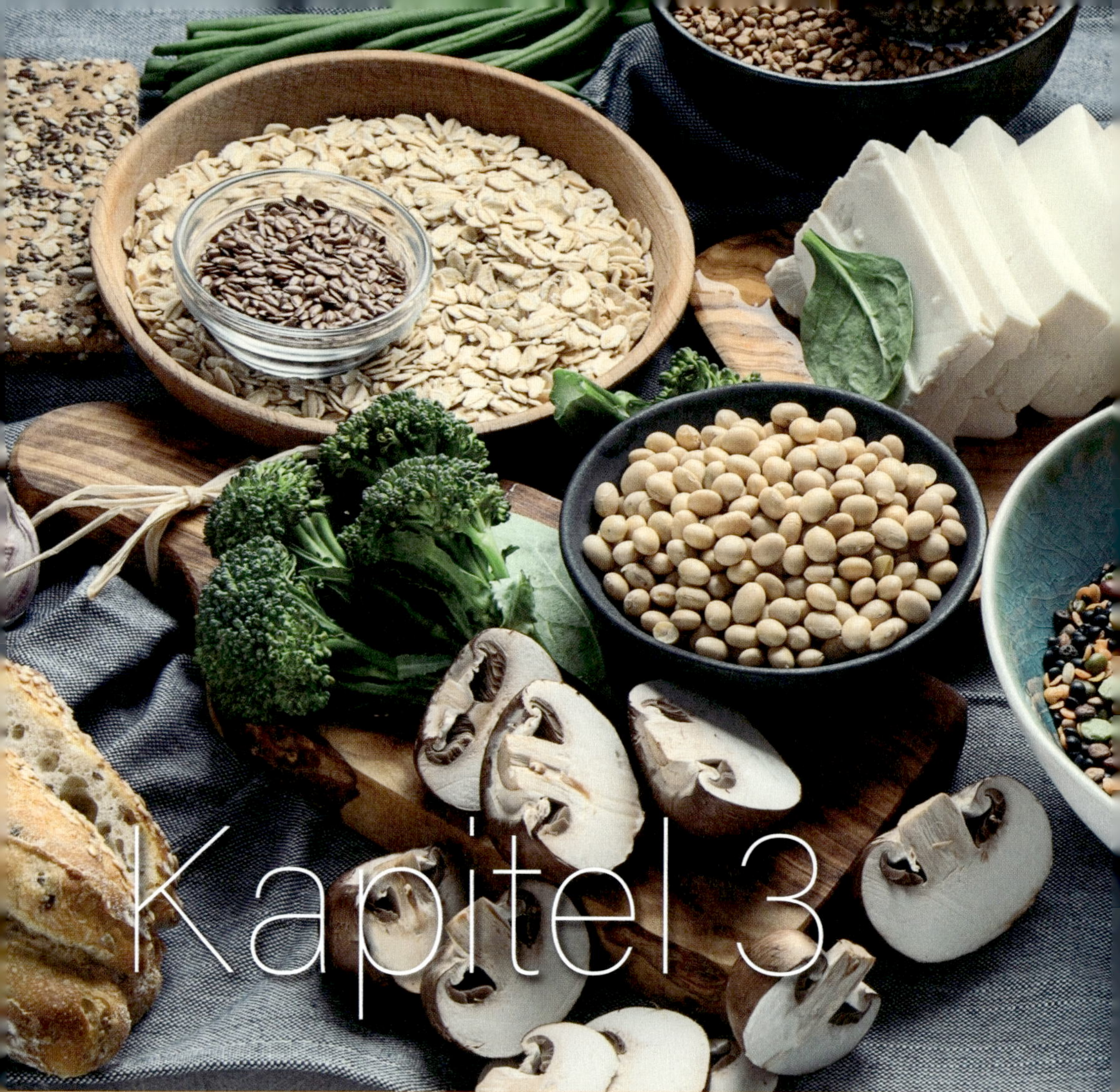

Kapitel 3

Essen wie ein Golf Pro

Voilà, gut hydriert kümmern wir uns dann jetzt ums Essen vor, während und nach einer Golfrunde. Unter Golfern gibt es ja wirklich die ausgefallensten Verpflegungsstrategien: Schnitzelbrötchen, Maiswaffeln mit Schoko-Schnitten, Minisalamis, Streuselkuchen, Popcorn, hart gekochte Eier oder auch – beliebt bei US-amerikanischen Spielern – Tortilla Chips. Dagegen wirken Bananen, Studentenfutter oder Käsebrote fast langweilig ...

Doch worum geht es bei der Verpflegung auf einer Golfrunde? Klar, das Essen soll schmecken und den Hunger stillen. Zusätzlich soll es aber auch die Leistung

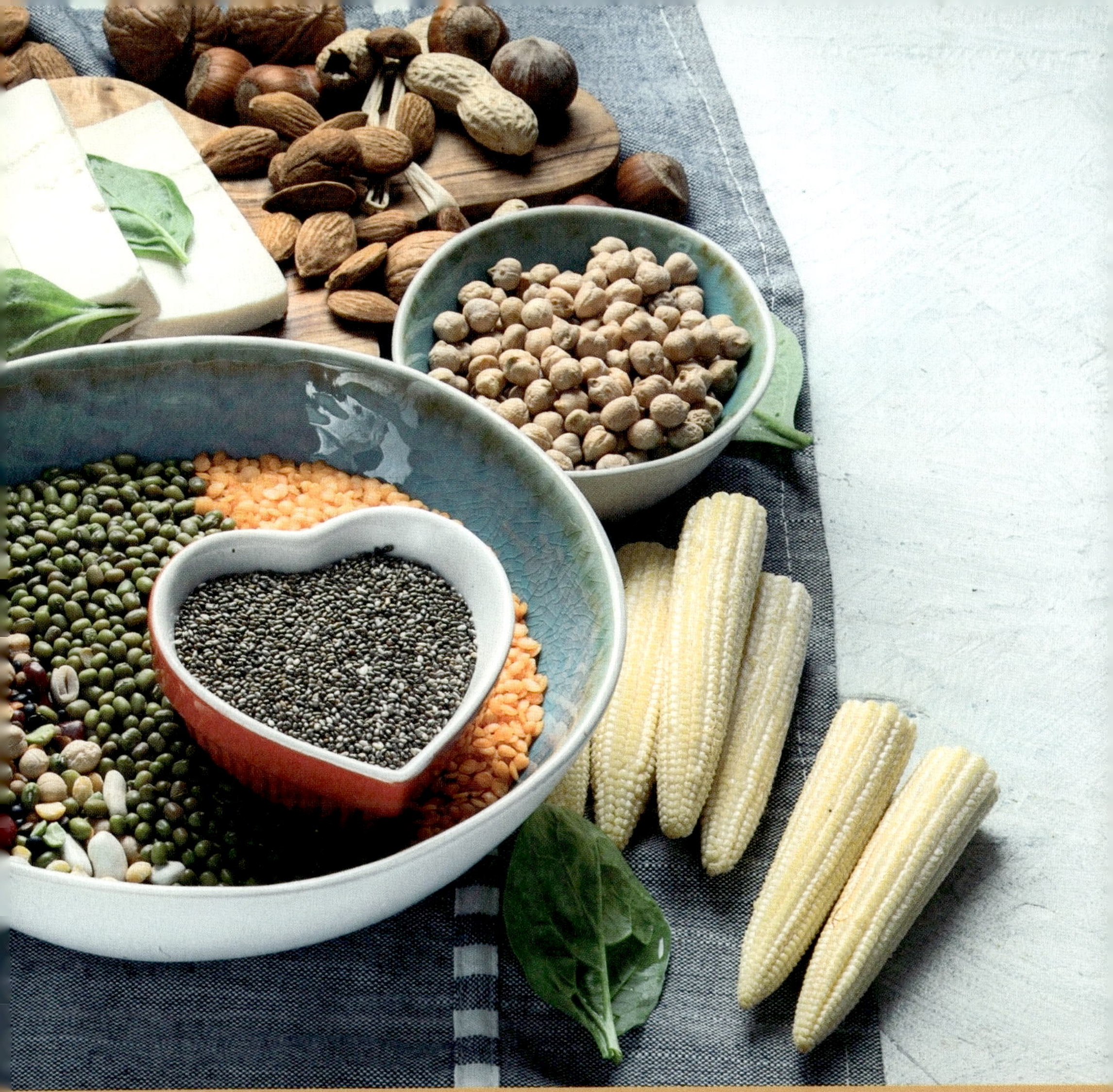

fördern bzw. im günstigsten Fall steigern – und das ist eine Sache, die mit Schnitzelbrötchen eher nicht gelingen wird.

Der Verzehr von Schnitzelbrötchen – so lecker sie auch sein mögen – schießt nämlich leider weder Ihr geistiges noch Ihr körperliches Leistungsniveau nach oben. Warum? Darum: Das panierte Schnitzel ist schön knusprig frittiert. Das Fett in der Panade sorgt in Zusammenarbeit mit dem Eiweiß des Fleisches dafür, dass Ihnen das Schnitzel eine ganze Weile im Magen liegen wird. Zur Verdauung muss der Magen-Darm-Trakt über längere Zeit gut mit Blut versorgt werden. Dieses fehlt dann z. B. im Gehirn oder auch in den Armen.

Schweinefleisch enthält zudem Arachidonsäure, welche in größeren Mengen entzündungsfördernd wirkt. Nicht gut, wenn Sie eh schon das eine oder andere entzündete oder verschlissene Gelenk haben. Und zu guter Letzt liefert das weiße Brötchen außer reinen Kohlenhydraten nur ein großes Nichts an Nährstoffen.

Golf ist anerkannterweise eine der mental anspruchvollsten Sportarten. Die Verpflegung auf einer Golfrunde sollte also im günstigsten Fall das perfekte Brainfood sein – sprich: Alles, was Sie vorher und unterwegs essen, sollte Ihr geistiges und mentales Potenzial maximal unterstützen (die körperliche Unterstützung bekommen Sie durch diese Art der Ernährung übrigens gratis dazu!). Die wichtigsten Komponenten von echtem Brainfood sind Sauerstoff (gibt es auf dem Golfplatz ja genug, tiefe Atemzüge trotzdem nicht vergessen!) und folgende Nährstoffe:

Tab. 13: Wichtige Nährstoffe für das Gehirn

Brainfoodnährstoffe	Fördern ...	Enthalten in ...
Wasser	Durchblutung	Mineralwasser, Schorle, Tee
Kohlenhydrate	Energiebereitstellung	Haferflocken, Vollkornbrot, Naturreis, Kartoffeln, Obst
Proteine	Muskelaufbau, Neurotransmitter	Eier, Fleisch, Fisch, Milchprodukte, Soja, Hanf, Nüsse
Tryptophan	Bildung von Serotonin	Käse, Hühnchen, Soja, Erdnüsse, Cashews, Kakao
Tyrosin	Bildung von Dopamin, Adrenalin, Noradrenalin	Käse
Phenylalanin		Hülsenfrüchte, Hühnchen, Eier, Kürbiskerne
Omega-3-Fettsäuren	Mentale Leistungsfähigkeit	Lachs, Hering, Makrele, Algenöl, Leinöl, Hanf
Antioxidative Vitamine A, C, E	Immunsystem	Obst, Gemüse, Öl

Brainfoodnährstoffe	Fördern ...	Enthalten in ...
B-Vitamine	Nervenfunktion, Aufmerksamkeit	Vollkorn, Weizenkeime, Nüsse, Schweinefleisch
Folsäure	Hirn- und Gedächtnisleistung	Grünkohl, Rosenkohl, Spinat, Feldsalat, Hülsenfrüchte
Eisen	Sauerstofftransport im Blut	Rotes Fleisch, Hirse, Amaranth, Kürbiskerne
Kalzium	Reizübertragung	Milchprodukte, Mohn, Mineralwasser
Magnesium	Stressresistenz	Vollkorn, Paranüsse, Mineralwasser
Zink	Lernfähigkeit	Rindfleisch, Edamer, Kürbiskerne, Weizenkleie
Chlorophyll	Blutbildung	Grünkohl, Spinat, Brokkoli, Erbsen
Lecithin	Bildung von Acetylcholin	Eier, Soja, Weizenkeime
Sekundäre Pflanzenstoffe	Mentale Leistungsfähigkeit	Gemüse, Obst, grüner Tee, dunkle Schokolade, Rotwein
Koffein	Konzentration, Aufmerksamkeit	Kaffee, Tee, Guarana

Hieraus gilt es jetzt, den richtigen Mix herzustellen und die richtigen Zeitfenster auszunutzen. Als Golfspieler haben wir ja den Vorteil, dass wir während des Spiels kontinuierlich essen und trinken können. Und gleichzeitig können wir, wie alle anderen Sportler auch, durch eine clevere Lebensmittelauswahl an den Tagen und in den letzten Stunden vor einem wichtigen Spiel entscheidende Weichen stellen, um uns selbst bestmöglich auf die Herausforderung einzustellen. Deshalb: Let's do it!

Wenn Sie's genau wissen möchten

Das Gehirn macht etwa zwei Prozent unseres Körpergewichts aus, verbraucht aber rund 20 Prozent des Sauerstoffs und der Energie, die wir täglich aufnehmen. Anders als unsere Muskeln und das Fettgewebe kann das Gehirn keine Nährstoffe speichern. Das bedeutet, es ist auf eine kontinuierliche Zufuhr angewiesen.

3.1 Drei Tage vor dem Turnier

An den letzten drei Tagen vor einem Turnier sind Sie als Amateurgolfer wahrscheinlich noch mit völlig anderen Dingen beschäftigt. Arbeit, Familie, Alltägliches bestimmen Ihr Leben. Das Golfturnier am Wochenende hat am Mittwoch sicher noch keine oberste Priorität – auch wenn Sie vielleicht zum Ende der Woche eine Trainingssession mehr auf der Range einlegen als in anderen Wochen.

Da sich eine ausgewogene Ernährung aber nicht nur auf Ihre Golfperformance, sondern auch auf Ihr Alltagsbefinden auswirkt, lohnt sich der Versuch, ab Mittwoch auf ein paar Dinge verstärkt zu achten, gleich doppelt.

Falls Sie bis dato eine Low-Carb-Ernährung praktiziert haben, ist jetzt der Zeitpunkt gekommen, damit zu pausieren. Low Carb mag im Alltag für viele Menschen eine gute Strategie sein, ist aber grundsätzlich keine geeignete Wettkampfernährung. Tatsächlich gibt es (Ausdauerleistungs-)Sportler, die ihren Stoffwechsel so trainiert haben, dass sie zeitweise überwiegend Fett verbrennen. Das hat mit Low Carb aber nicht die Bohne zu tun, sondern bedarf eines strengen und in Perioden fast kohlenhydratfreien Ernährungsregimes sowie sehr langer Trainingssessions.

Bei einer Low-Carb-Ernährung hingegen haben Sie ja noch Kohlenhydrate im Essen – insgesamt nur einfach weniger. Für größere sportliche Anstrengungen reicht das aber nicht aus. Ihre Vorräte werden zu schnell leer sein und Sie werden einen spürbaren Leistungseinbruch erleben. Denn Ihr Körper verbrennt nun mal am liebsten und zuallererst die Kohlenhydrate.

Nun brauchen Sie deshalb nicht gleich eine Kohlenhydratmast zu betreiben, aber in den letzten Tagen vor einem Turnier macht es Sinn, ausreichend Kohlenhydrate zu essen, kombiniert mit hochwertigen Eiweißprodukten und vitalstoffreichen Lebensmitteln.

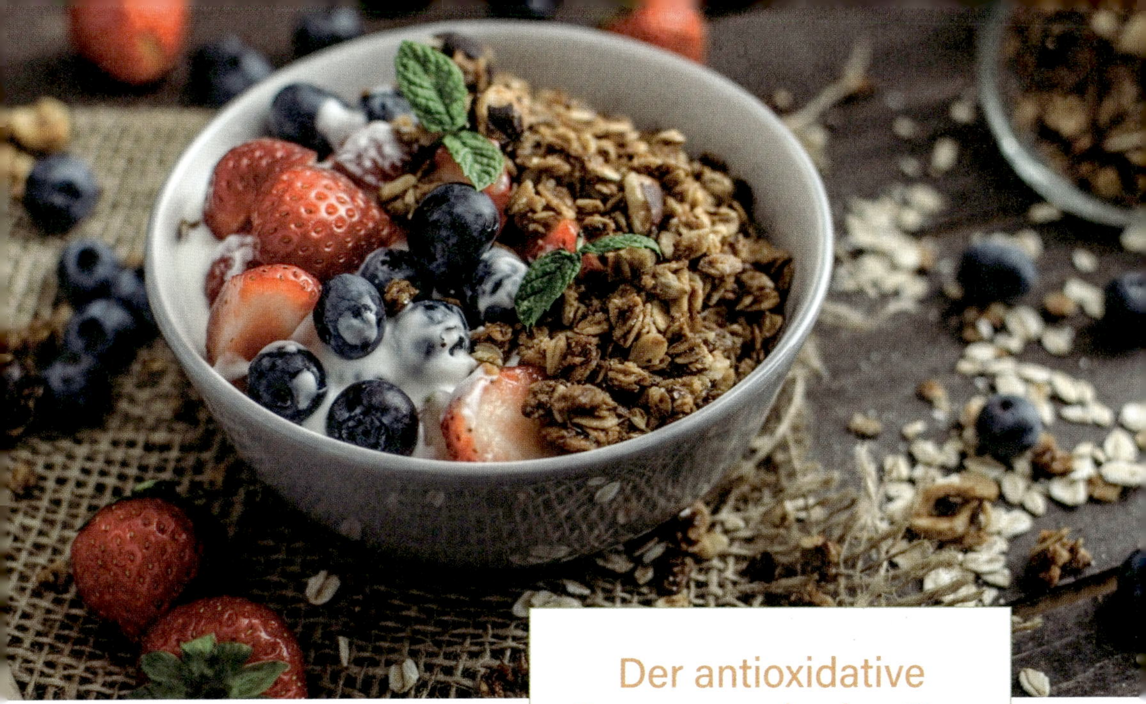

Der antioxidative Powerstart in den Tag

Frühstück: Der antioxidative Powerstart in den Tag

Was wäre der „Worse Case" in den letzten Tagen vor einem Punktspiel? Jetzt noch krank zu werden ... Selbst einen kleinen Schnupfen oder ein bisschen Halskratzen möchte man ja nicht wirklich mit auf die Runde nehmen müssen.

Deshalb starten Sie in diesen Tagen idealerweise mit einem Müsli aus Vollgetreide, gemischt mit frischen Immunboosterfrüchten in den Tag.

- Im Sommer sind das: frische Beeren (Himbeeren, Brombeeren, Heidelbeeren, Erdbeeren, Johannisbeeren), Aprikosen und Pfirsiche.
- Im Winter stehen Orangen, Ananas, Mangos und Äpfel zur Verfügung.

Mischen Sie die Früchte mit einem vollfetten Naturjoghurt oder Quark (oder einem pflanzlichen Alternativprodukt) und geben Sie einen Teelöffel Algenöl sowie Hanfsamen, Kürbiskerne, Weizenkeime und ein Müsli ohne Zuckerzusatz dazu (Rezept auf Seite 231). Wer mehr Süße braucht, kann mit etwas flüssigem Honig nachsüßen.

Auf diese Weise bekommen Sie rund 22 Gramm Eiweiß, komplexe sowie schnell verfügbare Kohlenhydrate, Omega-3-Fettsäuren, viel Vitamin C und jede Menge sekundäre Pflanzenstoffe. An einem normalen Arbeitstag sollte Sie eine Portion dieses Powerfrühstücks 3-4 Stunden lang satt halten.

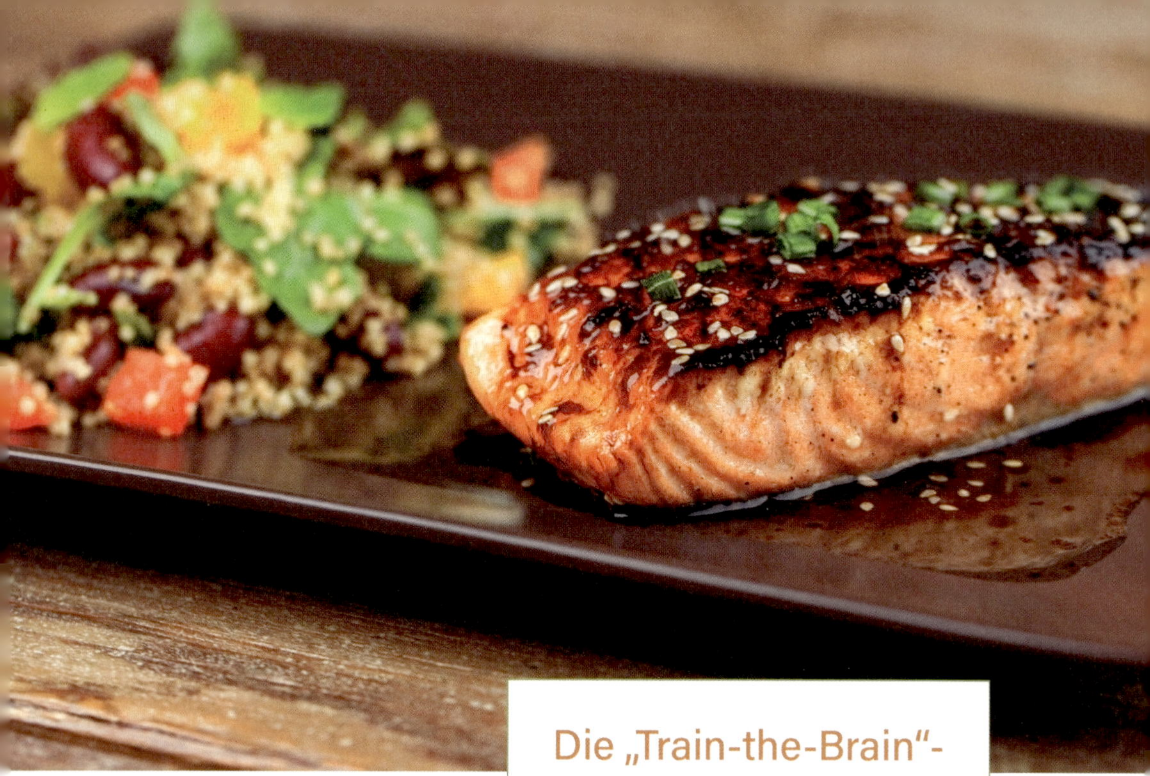

Die „Train-the-Brain"-Pause

Mittagessen: Die „Train-the-Brain"-Pause

Die Mittagspause heißt nicht ohne Grund Mittags-Pause. Halten Sie das Hamsterrad mal kurz an! Gönnen Sie Hirn und Geist eine Auszeit und tanken Sie die Nährstoffe, die für die mentale Leistungsfähigkeit noch immer völlig unterschätzt werden. Sowohl bei der Arbeit als auch auf dem Golfplatz müssen Sie komplexe Situationen schnell erfassen und möglichst zielführend lösen können.

Untersuchungen der letzten Jahre zeigen, dass uns sekundäre Pflanzenstoffe hierbei helfen können. Das heißt für Sie: Essen Sie bitte nicht am Schreibtisch, sondern in einer entspannenden Umgebung und hauen Sie sich mittags so viel Gemüse auf den Teller wie irgend möglich.

Lachs, Eier oder auch Soja wären passende hochwertige Eiweißquellen, die allesamt positiv zusätzlich auf Ihre geistige Performance wirken. Und mit Vollkornnudeln, Bulgur, Quinoa, Hirse oder auch Süßkartoffeln machen Sie auf der Kohlenhydratseite nichts falsch. Nach dem Essen den Kaffee/Espresso bzw. grünen Tee nicht vergessen – denn auch diese Getränke enthalten erfreulicherweise jede Menge gesunde sekundäre Pflanzenstoffe.

Nachmittagssnack: Baustoffe für die Neurotransmitter

Auch wenn Sie vielleicht eher daran gewöhnt sind, am Nachmittag irgendwas Süßes zu naschen, probieren Sie doch jetzt mal eine neue Strategie: eine Handvoll Erdnüsse, Cashews, Paranüsse, Walnüsse, Mandeln. Alle diese kleinen Kraftpakete füllen Ihr Neurotransmitter-Baustoff-Konto auf und sorgen außerdem dafür, dass Ihr Blutzuckerspiegel am Nachmittag keine ungewollten Spitzen fabriziert.

Und nein, Sie brauchen überhaupt keine Angst vor den „bösen" Kalorien in den Nüssen zu haben. Denn zum einen ist das Nussfett teilweise so fest in die Nusszellen eingeschlossen, dass unsere Verdauungsenzyme gar nicht alles aufschließen können. Und zum anderen verhindern die vielen Faserstoffe in den Nüssen eine übermäßige Fettaufnahme.

Ein beträchtlicher Teil der fettigen Nusskalorien landet deshalb unverdaut in der Toilette – weshalb der tatsächliche Kaloriengehalt von Nüssen rund 25 Prozent unter den in Nährwerttabellen angegebenen Werten liegt. Ein angenehmer Nebeneffekt von regelmäßigem Nussgenuss ist übrigens ein regelmäßiger Stuhlgang.

Baustoffe für die Neurotransmitter

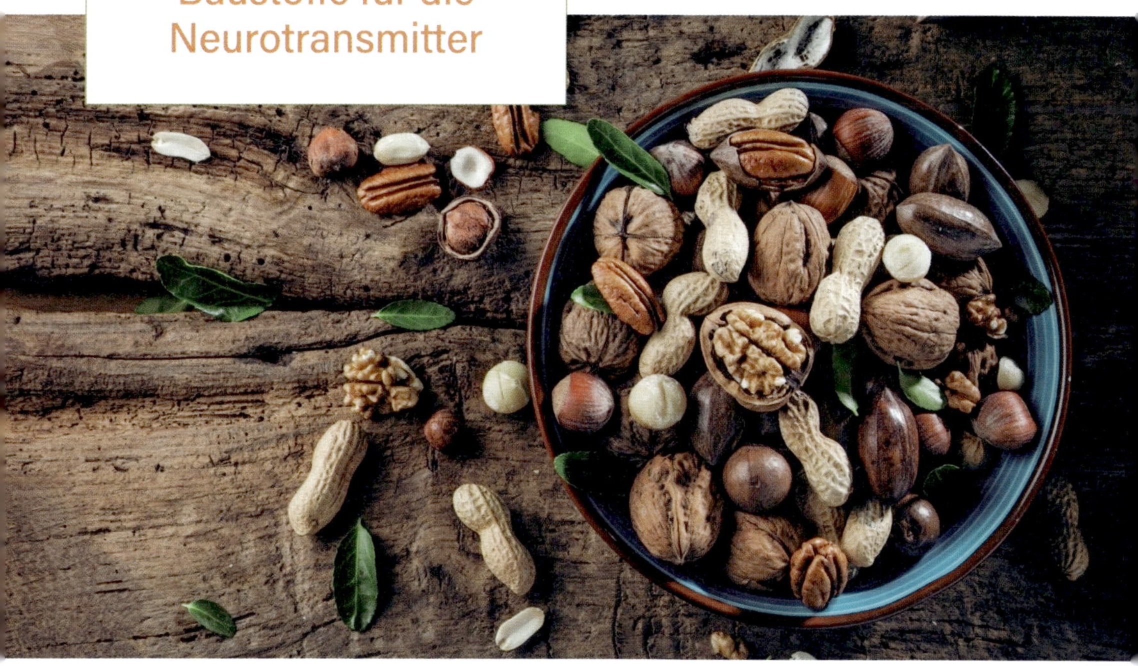

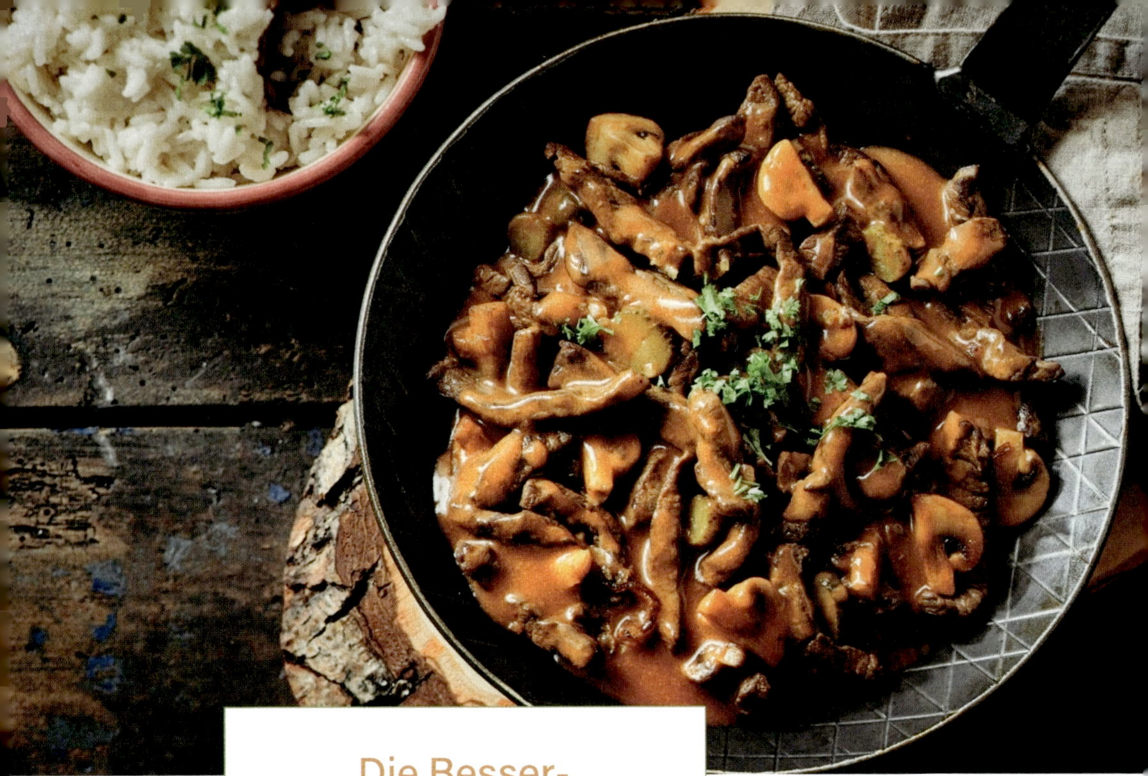

Die Besser-Schlafen-Mahlzeit

Abendessen: Die Besser-Schlafen-Mahlzeit

Guter Schlaf ist ein entscheidender Faktor für die Performance am Tag – sowohl in Bezug auf die Arbeit als auch auf den Sport. Im Schlaf werden (Muskel-)Zellen regeneriert, das Gehirn sortiert Gelerntes und Erlebtes, der Körper erholt sich.

Für einen erholsamen Schlaf ist das Hormon Melatonin wichtig. Dieses bildet unser Gehirn (sobald es dunkel ist) aus Serotonin, welches zuvor aus der Aminosäure Tryptophan gebildet wurde. Das bedeutet also: Ein tryptophanreiches Abendessen ist eine prima Schlummermahlzeit. Es gibt aber auch einige Lebensmittel, allen voran Cranberries, die bereits fertiges Melatonin enthalten.

Was kann man daraus kochen? Zum Beispiel ein Omelette mit Pilzen und Tomaten oder das Geschnetzelte mit Reis

Mein Tipp

Ein weiterer Vorteil von Milch als Schlummertrunk: Das in der Milch enthaltene Casein – also der Milchproteinanteil, der kein Molkenprotein ist – stimuliert die Bildung von Muskeleiweiß in der Nacht.

Tab. 14: Melatoninhaltige Lebensmittel

Tier. Produkte	Getreide	Gemüse	Obst	Nüsse
Milch	Basmati-Reis	Pilze	Cranberries	Pistazien
Eier	Weizen	Getrocknete Tomaten	Kirschen	
Fisch	Dinkel	Grüne Bohnen	Erdbeeren	
Fleisch	Hafer	Sojasprossen		
	Mais	Mungbohnensprossen		

auf dem Foto. Ab Seite 263 habe ich Ihnen einige weitere Rezepte zusammengestellt. Und wenn Sie nicht gerade mit Übergewicht kämpfen, gönnen Sie sich zusätzlich noch eine warme Milch vor dem Einschlafen. Ihre Oma wusste sicherlich noch nichts über Melatonin, aber sie hat alles richtig gemacht, wenn sie ihren Enkeln abends warme Milch mit Honig oder Kakao ans Bett gebracht hat.

Trinken: Den Stoffwechsel im Fluss halten

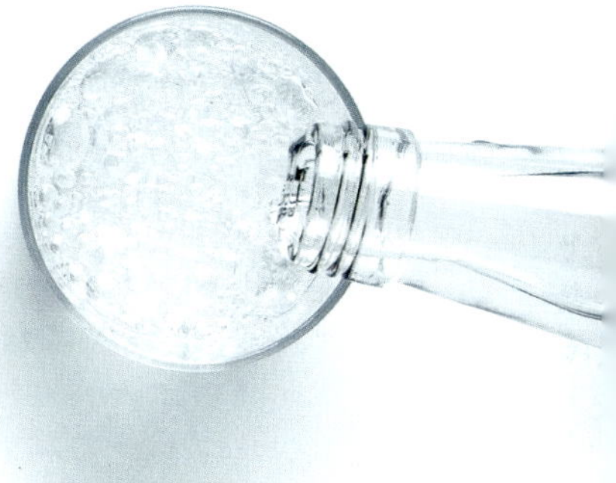

Wenn Sie es nicht schon längst getan haben: Kaufen Sie ein mineralstoffoptimiertes Mineralwasser (vgl. Seite 88 ff.) und versuchen Sie, in den letzten Tagen vor Ihrem Turnier möglich täglich einen Liter davon zu trinken. Helfen Sie sich selbst, indem Sie die Flasche in Sichtweite stehen haben und trinken Sie zwischendurch immer wieder einige Schlucke, auch wenn Sie noch keinen Durst verspüren.

Insbesondere durch die höhere Hydrogencarbonataufnahme reduzieren Sie auf diese Weise die Säurelast in Ihrem Körper, was mit der Zeit zu mehr Geschmeidigkeit und Beweglichkeit in Gelenken und Muskeln führt. Wässer mit hohem Magnesiumgehalt sorgen außerdem für ein bisschen Entspannung im Vorfeld der ganzen Wettspielaufregung.

Ein persönlicher Hinweis in diesem Zusammenhang: Bevor Sie im Getränkemarkt stundenlang Etiketten studieren und das ganze Unterfangen schon vor Beginn verfluchen, schicken Sie mir gerne eine E-Mail. Dann nenne ich Ihnen einige geeignete Wassermarken, sodass Sie etwas gezielter einkaufen gehen können.

Wenn Sie's genau wissen möchten

Sekundäre Pflanzenstoffe (SPS) sind natürliche Pflanzeninhaltsstoffe, die Pflanzen einerseits zur Abwehr von Fressfeinden und andererseits zur Anlockung von pollen- und samenverbreitenden Insekten bilden.

Für uns Menschen sind SPS unendlich wichtig, denn sie werten unser Immunsystem ganz enorm auf. SPS sind häufig die Farbstoffe in Obst und Gemüse (orangefarbene Möhren, rote Trauben, blaue Heidelbeeren), aber auch außergewöhnliche Geschmacksstoffe (Knoblauch, Zwiebeln, Ingwer, Spargel).

3.2 Am Vorabend des Turniers

Die Arbeit der Woche ist erledigt, der Laptop heruntergefahren. Jetzt putzen Sie Ihre Schläger, packen Bälle, Tees und Sonnencreme ein, checken den Wetterbericht. Sprich: Das morgige Golfturnier rückt in Ihren Fokus. Gut so. Denn neben all dem Training und dem technischen Üben sind mentale Vorbereitung und Routinen wesentliche Faktoren von Erfolg.

Vielleicht gehen Sie abends im Bett den Platz noch einmal in Gedanken durch, stellen sich jeden einzelnen Schlag vor und feilen noch ein bisschen an Ihrer Strategie. Perfekt ... fast jedenfalls. Denn eine Sache fehlt noch: das ultimative „Ich-spiele-morgen-mein-bestes-Golf-Dinner". Wie das aussieht? So:

- Fokus auf einem guten Kohlenhydratmix;
- leicht verdauliches Eiweiß in Form von Hühnchen, Käse oder Soja;
- gedünstetes grünes Gemüse für die Blutbildung;
- keine schwer verdaulichen und/oder im Magen liegenden Lebensmittel;
- auf Rohkost eher verzichten;
- kein Alkohol;
- einen halben bis Dreiviertelliter Flüssigkeit, über den Abend verteilt.

Was damit NICHT gemeint ist: Spaghetti mit Ketchup und Parmesan. Sie laufen morgen keinen Marathon, fahren kein Radrennen und wir betreiben hier kein Carboloading.

Es geht vielmehr um eine kohlenhydratbasierte Abendmahlzeit, die Ihre Glykogenspeicher optimiert, nach der Sie gut schlafen können, keine Verdauungsbeschwerden bekommen, die dem Gehirn ausreichend Eiweiß zur Bildung von Neurotransmittern zur Verfügung stellt sowie Ihrem Blut hilft, mehr Sauerstoff zu speichern. Und nicht zu vergessen: Die Mahlzeit sollte lecker sein! Rezepte finden Sie im hinteren Teil des Buchs.

Neben dem Essen ist jetzt auch das Trinken wichtig. Selbst auf die Gefahr hin, dass Sie dadurch in der Nacht gegebenenfalls mal rausmüssen: Starten Sie Ihre Hydratation bereits am Vorabend! Da zur Einlagerung von jedem Gramm Glykogen drei Gramm Wasser gebraucht bzw. gebunden werden, kann es übrigens auch sein, dass unten gar nicht so viel wieder herauskommt, wie Sie befürchten.

An alle Frauen (und gewichtsbewussten Männer): Das bedeutet, dass Ihre Waage morgen früh unter Umständen etwas mehr anzeigt als heute. Nicht aufregen – das ist normal und nach dem Turnier wieder weg. Allerdings nur, wenn Sie sich auch wirklich anstrengen. Achten Sie darauf, dass das Mineralwasser, das Sie verwenden, genügend Hydrogencarbonat und Natrium enthält (vgl. Seite 88 ff.).

Und ja, das Dinner am Vorabend darf auch ruhig mal süß enden. Falls Sie jetzt im Kopf schon wieder Kalorien zählen: Essen Sie halt etwas weniger Nudeln/Kartoffeln/Brot und dafür als Nachtisch noch einen schönen Apple-Crumble mit einer Streuselkruste aus verschiedenen Mehltypen (Rezept Seite 268/269).

Ihrem Körper ist es in dieser speziellen Situation nämlich völlig schnuppe, aus welcher Quelle die Kohlenhydrate (sprich: Glukose) kommen. Denn die Glukose hat jetzt nur den einen Zweck zu erfüllen, der lautet: den Speicher im Muskel zu füllen. Was übrigens besonders gut funktioniert, wenn Sie in zeitlicher Nähe vor dem Abendessen ein lockeres, aber kraftbetontes Workout durchgeführt haben.

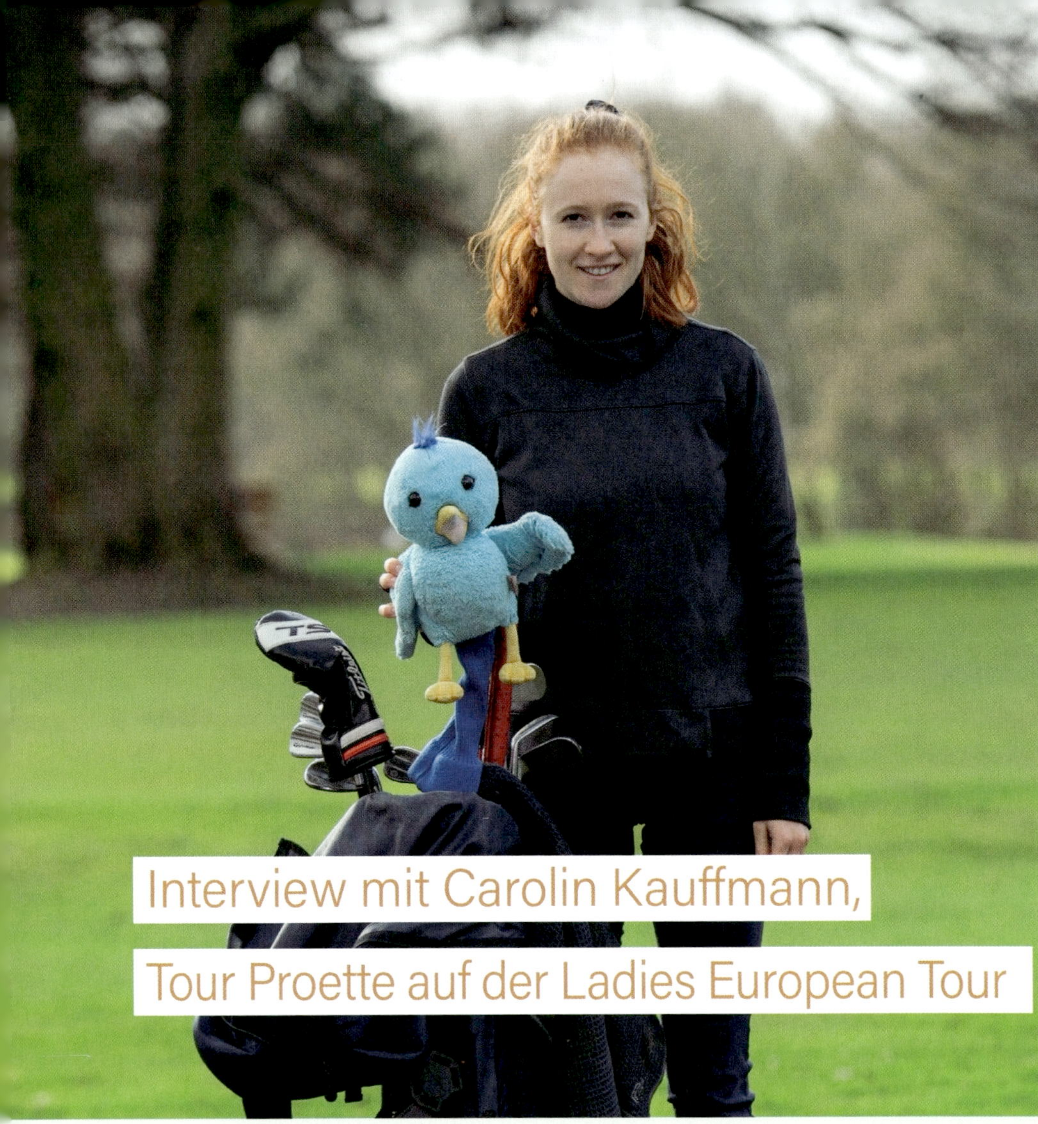

Interview mit Carolin Kauffmann, Tour Proette auf der Ladies European Tour

Carolin Kauffmann bezeichnet sich selbst nicht als Ausnahmetalent. Ihrem unermüdlichen Trainingsfleiß habe sie es zu verdanken, dass sie mit 21 Jahren den Sprung ins Profilager geschafft hat, sagt die rothaarige Spielerin des Marienburger Golfclubs (Köln), die sich Anfang 2020 als eine von sieben deutschen Golferinnen für die Ladies European Tour (LET) qualifiziert hat.

Golf ist für Carolin „alles", seit sie im Alter von sechs Jahren zum ersten Mal einen Schläger in der Hand hatte. Bereits als Teenager trainierte sie fünfmal die Woche, ihr ebenso golfbegeisterter Vater reiste mit ihr durch ganz Europa zu Turnieren.

Der Einsatz hat sich gelohnt: 2017 wird Carolin Kauffmann deutsche Vizemeisterin bei den Frauen, ein Jahr später gewinnt sie die Berlin Open. Als Proette fliegt sie nun durch die ganze Welt, was im Corona-Jahr 2020 eine ganz besondere Herausforderung war.

Caro, deine erste LET-Saison als Profispielerin ist durch Corona etwas anders abgelaufen, als gedacht, oder?

Oh ja. Dabei fing die 2020er-LET-Saison ganz wunderbar an – nämlich in Australien, wo ich bei zwei sehr netten Gastfamilien gewohnt habe und so neben dem Golf auch ein bisschen etwas von Land und Leuten mitbekommen habe. Danach ging es nach Südafrika, wo wir mit mehreren Spielerinnen zusammen in einer WG gewohnt haben. Auch das war eine super Zeit. Aber dann kam Corona ...

Viele Turniere wurden abgesagt, meine Rookie-Saison von 25 auf acht Turniere „eingedampft". Als es endlich weiterging, durften wir natürlich nur unter Auflagen spielen. Und wir wurden in Hotels in Einzelzimmern untergebracht. Golfplatz, Hotel, Golfplatz, Hotel, kaum soziale Kontakte – so sah mein Leben plötzlich aus. Mein Essen habe ich irgendwo bestellt und es dann alleine auf dem Zimmer gegessen. So hatte ich mir das Leben als Profigolferin eigentlich nicht vorgestellt.

Welche Rolle spielt denn das Essen in deinem Sportlerleben?

In meiner Familie war es früher eigentlich nie ein großes Thema. Wenn man Hunger hatte, hat man halt etwas gegessen. Erst als ich etwa 15/16 Jahre alt war, hat ein Trainer gemeint, dass ich ein bisschen mehr auf mein Essen schaue solle. Ich hatte dann eine Weile eine Ernährungsberaterin, die mir die Basics über Kohlenhydrate, Eiweiß und Fett beigebracht hat.

Sie hat mir auch geraten, am Morgen vor einer Runde gut zu essen, zum Beispiel ein Müsli. Und auf der Runde sollte ich lieber ein paar Nüsse essen anstelle der süßen Schoko- und Müsliriegel, die ich bis dato immer dabeihatte. Jetzt, wo ich älter bin, probiere ich selbst viel aus, denn ich koche sehr gerne.

Hat dieses Ausprobieren deine Ernährung verändert?

Ja. Ich wohne seit zwei Jahren in einer eigenen Wohnung und versorge mich selbst. Seitdem esse ich z. B. weniger Fleisch als früher. Und wenn ich Fleisch kaufe, dann achte ich darauf, wo es herkommt und wie die Tiere gehalten wurden. Damit fühle ich mich besser, bin weniger müde. Und ich esse oft zweimal am Tag warm.

In meiner Jugend gab es zu Hause immer „Abendbrot" als kalte Mahlzeit mit Brot, das mache ich nicht mehr. Ich studiere ja auch an der Sporthochschule in Köln und dieses Studium hat mit dazu beigetragen, dass ich mehr auf meine Ernährung achte, weil ich gelernt habe, dass meine Leistung damit verknüpft ist.

Trotzdem esse ich persönlich nicht so richtig viel und gerne auf einer Golfrunde. Aber ich merke schon, dass ich auf Runden, die nicht so gut gelaufen sind, oftmals einfach vergessen habe, etwas zu essen.

Achtest du beim Kochen konkret auf die Zusammensetzung deiner Mahlzeiten?

Nicht wirklich. Und in die Schiene, wo mit Kohlenhydraten oder Eiweiß rumgerechnet wird, möchte ich auch nur ungern kommen. Ich bin generell eine gute Esserin, ich koche frisch und ausgewogen, aber ich überlege mir nicht, wie viele Kohlenhydrate mein Mittagessen enthält und wie viele ich dadurch noch ins Abendessen packen kann.

Für mich steht auch gerade eher das Thema „ausreichend essen" im Vordergrund. Meine Trainer sähen es ganz gerne, wenn ich 3-5 Kilo zunehmen würde, damit ich in stressigen Turnierwochen ein paar Reserven habe. Während der Wettkämpfe nimmt man nämlich schnell mal etwas ab.

Hat sich denn dein Umgang mit dem eigenen Körper verändert, jetzt, wo du Profi bist?

Durchaus. Mir ist sehr bewusst, dass mein Körper mein Kapital ist – dass er das ist, was Leistung und am Ende Geld bringt. Ich versuche inzwischen, auf etlichen Gebieten schlauer zu arbeiten, um meinen Körper leistungsfähig und fit zu halten. Das fängt beim Krafttraining an und geht hin bis zu vernünftigem Essen.

Ich bin immer froh, wenn ich während eines Turniers nicht im Hotel, sondern in einer Ferienwohnung wohnen kann. Dort habe ich eine Küche und kann mir mein Essen selbst kochen. In Restaurants ist es oft anstrengend, sich ausgewogene Mahlzeiten zusammenzustellen.

Was isst du denn konkret vor einem Turnier und auf der Runde?

Ich achte zuallererst darauf, dass ich am Vorabend eines Turniers nicht hungrig ins Bett gehe. Nur ein Salat oder Ähnliches ist in dieser Situation einfach zu wenig bzw. keine geeignete Mahlzeit.

Zum Frühstück esse ich gerne Rührei oder Spiegelei mit Brot. Das hält mich persönlich relativ lange satt. Ich würde theoretisch auch Quark mit Müsli essen, aber die breiige Konsistenz ist am frühen Morgen nicht so mein Ding. Keine guten Erfahrungen habe ich mit Schokocroissants sowie generell mit Zucker vor dem Start gemacht.

Ansonsten bin ich ein Freund von frühen Startzeiten: So, dass ich mit einem guten Frühstück im Bauch starten kann, auf der Runde vorne ein paar Nüsse und hinten eine Banane esse und danach direkt zum Mittagessen gehen kann. Ich schaue immer, dass ich nach der Runde sehr zeitnah etwas esse, ungeachtet der Tageszeit.

Spielt Nahrungsergänzung eine Rolle unter den Profis?

Es gibt Spielerinnen, die nach der Runde oder am Nachmittag einen Eiweißshake trinken. Ich habe das auch schon ab und zu mal ausprobiert und überlege gerade, ob ich das in der kommenden Saison regelmäßig tun sollte. Denn ich habe das Gefühl, dass ich, wenn ich unterwegs bin, zu wenig Eiweiß zu mir nehme bzw. dass es schwierig ist, auf Reisen seinen Eiweißbedarf zu decken.

Aber das ist ein Gefühl – mit Nährstoffen herumrechnen, tue ich, wie gesagt, nicht. Ansonsten nehme ich nach einer Runde schon mal eine Magnesium- oder Multivitamin-Brausetablette, so wie es wahrscheinlich ganz viele Sportler tun.

Danke Caro, dass du dir die Zeit für dieses Interview genommen hast und viel Erfolg auf der Tour!

Nachdem die Ladies European Tour ihren regulären Spielbetrieb in 2021 wieder aufgenommen hat, reist Carolin Kauffman derzeit von Turnier zu Turnier. Ihre weitere Karriere können Sie auf Instagram® (@caro.kauffmann) verfolgen.

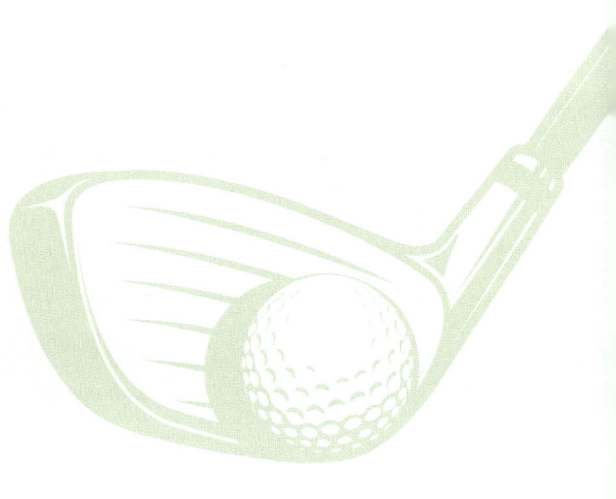

3.3 Am Morgen vor dem Turnier

Guten Morgen – jetzt geht es los ... und zwar direkt nach dem Aufstehen. Gehen Sie am besten noch vor dem Zähneputzen in die Küche und trinken Sie ein großes Glas Mineralwasser oder einen großen Becher Tee zur Hydratation. Danach können Sie dann in Ihrem persönlichen Tempo wach werden.

Was und wie viel Sie frühstücken, hängt von Ihrer Startzeit ab. Grundsätzlich sollten Sie die letzte größere Mahlzeit spätestens eineinhalb Stunden vor dem Start im Bauch haben.

Das heißt: Wenn Sie um 10 Uhr starten, müssten Sie um 8 Uhr frühstücken – was machbar ist. Wenn Sie aber schon um 8 Uhr starten, müssten Sie um 6 Uhr frühstücken – was für viele Menschen keine angenehme Vorstellung ist.

Ich unterscheide deshalb im Anschluss zwischen normalem Frühstück und „Frühstarterfrühstück". In beiden Fällen sollte das Frühstück aber die gleichen Anforderungen erfüllen.

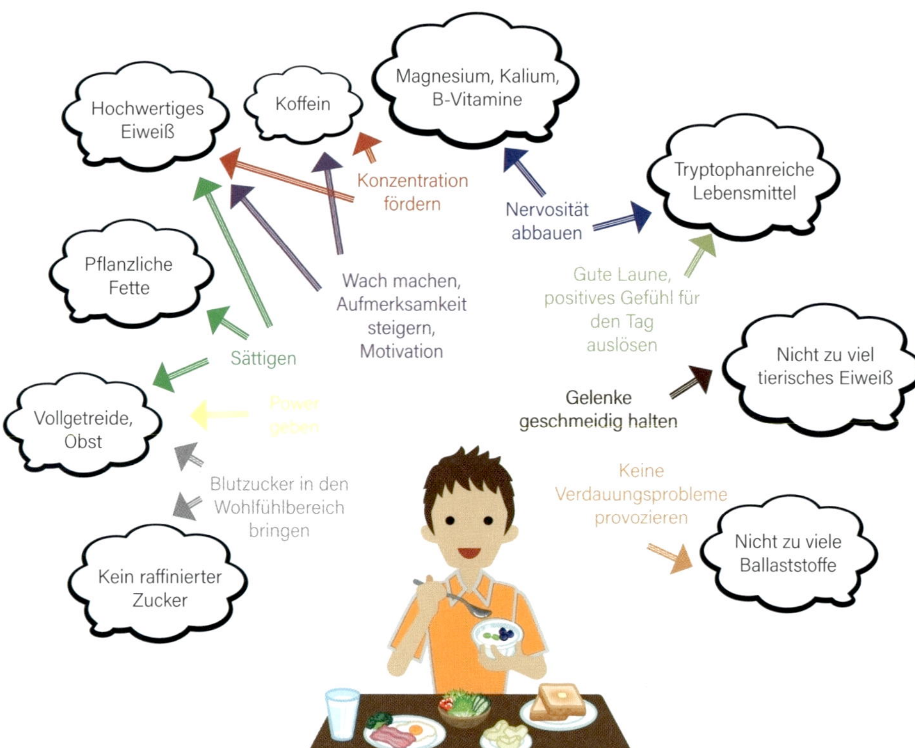

Abb. 9: Anforderungen an das Frühstück vor einem sportlichen Wettkampf

Normales Frühstück

Müsli-Esser können im Prinzip mit dem Müsli weitermachen, das ich bereits für die Tage vor dem Turnier vorgestellt hatte. Wem grobe Haferflocken aus fertigen Müslimischungen zu schwer im Magen liegen, der kann auf Overnight-Oats-Varianten umsteigen. Durch das Einweichen über Nacht wird das Getreide bekömmlicher und die Mineralstoffe sind zum Teil noch besser verfügbar.

Wer morgens gerne etwas Warmes frühstückt, kann aus den Haferflocken auch Porridge kochen. Und wer Probleme mit Gluten hat, nimmt anstelle der Haferflocken einfach Hirseflocken. Im Rezeptteil ab Seite 228 finden Sie verschiedene Müsli- und Porridge-Ideen.

Ich persönlich würde zu diesem Zeitpunkt übrigens nicht mehr zu viel Honig (oder andere Süßungsmittel) in mein Müsli geben, um das Risiko einer späteren Unterzuckerung zu vermeiden.

Es gibt aber auch noch eine andere Taktik in Sachen Frühstücksmüsli, die ich Ihnen nicht vorenthalten möchte. Diese hat mit dem Thema Säure-Basen-Balance zu tun. Ernährung allgemein und Sporternährung im Speziellen sind ja sehr individuelle Angelegenheiten. Auch wenn wir Fachleute natürlich grundsätzliche Verzehrempfehlungen geben können, hängt es von der persönlichen Konstitution und dem persönlichen Lebensstil des Einzelnen ab, wie er darauf reagiert. Manche Menschen sind da empfindlicher als andere.

Der Verzehr von hoch verarbeiteten Nahrungsmitteln verbunden mit unserem zunehmend sitzenden (Berufs-)Alltag – der abends mit einer halben Stunde Powersport auszugleichen versucht wird –, führt allerdings dazu, dass viele Menschen latent übersäuert sind. Diesen Zustand spürt man nicht konkret, es ist eher das Gefühl einer allgemein „Schlappheit" und „Steifigkeit". Denn eine zu hohe Säurelast schwächt und mindert die Leistungsfähigkeit.

Natürlich hat unser Körper schlaue Puffersysteme zur Verfügung, die Säuren neutralisieren (z. B. Hydrogencarbonat -> Mineralwasser -> Sie wissen schon ...). Aber irgendwann kommen die halt auch mal an ihre Belastungsgrenzen.

Für Sportler macht es also durchaus Sinn, die Pufferkapazitäten des Körpers maximal zu unterstützen. Dies kann man über eine (phasenweise) basenbetonte Ernährung tun, bei der überwiegend pflanzliche Lebensmittel gegessen werden – nämlich 70-80 Prozent aus dem grünen Bereich und 20-30 Prozent aus dem orange-roten Bereich der nachfolgenden Tabelle. Es wird also nicht völlig auf tierische Eiweiße verzichtet.

Wie sauer einzelne Lebensmittel im Stoffwechsel wirken, wird über den sogenannten *PRAL-Wert* angegeben (= potential renal acid load/potenzielle, die Nieren belastende Säurelast). Entsprechende Tabellen kann man im Internet einsehen.

Tab. 15: Einteilung in basen- und säurebildende Lebensmittel

Basenbildend	Neutral	Mild säurebildend	Stark säurebildend
Gemüse	Kalt gepresste Pflanzenöle	Vollgetreide	Fleisch
Salat	Kokosfett	Brot	Wurst
Pilze	Butter	Nudeln	Fisch
Sprossen, Keimlinge	Sahne	Reis	Milch
Kräuter	Ghee	Hülsenfrüchte	Milchprodukte
Kartoffeln		Soja	Eier
Süßkartoffeln		Lupinen	Süßigkeiten
Obst			Kuchen, Kekse
Hirse			Eis
Quinoa			Alkohol
Amaranth			
Buchweizen			
Erdmandeln			
Nüsse, Mandeln			

Hochleistungssportler berichten von guten Erfahrungen mit dieser Methode – insbesondere auch in der Regeneration. Falls Sie den Ansatz ebenfalls spannend finden, wäre das Frühstück vor Ihrem Turnier die perfekte Gelegenheit. Das morgendliche Basenmüsli ist nämlich der Klassiker in der basischen Ernährung.

Anstelle des üblichen Getreides wie Hafer- oder Dinkelflocken (die als säurebildend gelten) werden hier Hirse-, Buchweizen-, Erdmandel- oder Quinoaflocken eingesetzt. Und Joghurt, Milch oder Quark werden durch Pflanzendrinks ersetzt.

Natürlich können Sie nach einem einzelnen Frühstück keine Blitzauswirkungen auf Ihre sportliche Leistung erwarten – wenn Sie aber öfter basisch frühstücken und essen, stellen Sie unter Umständen nach einer Weile eine bessere Geschmeidigkeit in Muskeln und Gelenken fest, was Ihrem Schwung zugutekommen würde. Ein Basenmüsli-Rezept finden Sie ab Seite 233.

Wenn Sie's genau wissen möchten

Das menschliche Blut hat einen physiologischen pH-Wert von 7,37-7,43. Es ist also leicht basisch. Bei einer zunehmenden Übersäuerung des Blutes geraten die roten Blutkörperchen in eine sehr missliche Lage: Sie werden zunächst immer steifer und verklumpen irgendwann. Dadurch wird der Blutstrom langsamer und der Sauerstofftransport zu den Zellen ist nur noch eingeschränkt möglich.

Als Brot-Esser sollten Sie bei Ihrem Frühstück vor allem auf ein gutes Brot achten. Weißbrot und Graubrot sind jetzt eher fehl am Platz. Versuchen Sie, im Bioladen und bei einem guten Bäcker ein fein gemahlenes Vollkornbrot zu ergattern. Diese Brote sehen ein bisschen aus wie Mischbrote – soll heißen: mit Schwarzbrot oder Körnerbrot haben sie nichts zu tun.

Der Grund, warum ich Ihnen fein gemahlenes Vollkornbrot empfehle, ist folgender: Diese Brote machen satt, halten den Blutzucker stabil, liegen aber nicht schwer im Magen (wie es bei Brot mit einem hohen Ganzkörneranteil oft der Fall ist).

Als Belag eignen sich z. B. Emmentaler mit Avocado, Gouda mit Gurkenscheiben und Kressesprossen, Camembert mit Radieschen, Kräuterquark mit Tomaten, Lachs, Hühnchensalat und vegetarische Brotaufstriche (Das sind nur Beispiele, Sie müssen sich nicht sklavisch daran halten!).

Von Wurst und Schinken, die ja überwiegend aus Schweinefleisch hergestellt werden, möchte ich abraten. Sie handeln sich damit zu viel entzündungsfördernde Stoffe ein. Wenn Sie es lieber süß mögen, eignen sich Frischkäse, Hüttenkäse oder Erdnussbutter mit Bananenscheiben oder Apfelmus aus 100 Prozent Frucht. Ich würde in dieser Phase jetzt keine Marmelade, Honig oder Nuss-Nougat-Creme mehr aufs Brot tun (zu viel Zucker).

Auch Spiegeleier, Rühreier oder ein Omelette mit Tomaten und Kräutern sind geeignete Frühstücksoptionen. Essen Sie aber trotzdem stets etwas Reis, Kartoffeln, Vollkornbrot oder Getreidebrei (Müsli, Porridge) dazu, damit Sie nicht nur mit Eiweiß, sondern auch mit guten Kohlenhydraten versorgt sind.

Je dichter Ihr Frühstück am Startzeitpunkt liegt, desto zurückhaltender sollten Sie mit Fetten sein (Bacon, Bratfett, Butter). Diese verlangsamen die Magenentleerungsrate und am Ende haben Sie Teile Ihres Speckomelettes beim ersten Abschlag noch im Magen herumhüpfen, was kein so prickelndes Gefühl ist.

Frühstarterfrühstück

Ich persönlich mag diese Starts in aller Herrgottsfrühe ja überhaupt nicht, aber es soll Spieler geben, denen das nichts ausmacht. Nichtsdestotrotz ist bei den allermeisten Menschen frühes Aufstehen nicht mit dem Wunsch nach einem sofortigen Frühstück verbunden. Und insofern müssen wir uns hier eine neue Taktik ausdenken, um den Körper trotzdem rechtzeitig zum Start in Bestform zu bringen.

Wenn Sie belegte Brote mögen, könnten Sie sich zum Beispiel am Vorabend ein paar Stullen oder Brötchen für ein „Breakfastpaket" schmieren. Damit könnte das Frühstück im Auto auf dem Weg zum Platz stattfinden. Nachteil: Essen nebenbei führt oft dazu, dass man nicht richtig kaut, weil man mit seinen Gedanken ganz woanders ist. Und dann hat man Stücke im Magen und der Magen muss rumpeln und rumoren, bis alles zerkleinert ist – was sich wiederum nicht so gut anfühlt und am Ende die Konzentration stören kann.

FORE!

Starten Sie auf einem Turnier niemals nüchtern! Sport in nüchternem Zustand kann man ins Training einbauen, um gezielt Fette abzubauen und den Fettstoffwechsel zu triggern. Im Wettkampf haben solche Experimente nichts verloren. Denn sie bedeuten Stress für den Körper. Und mit einer Ladung Stresshormonen im Blut spielt niemand sein bestes Golf.

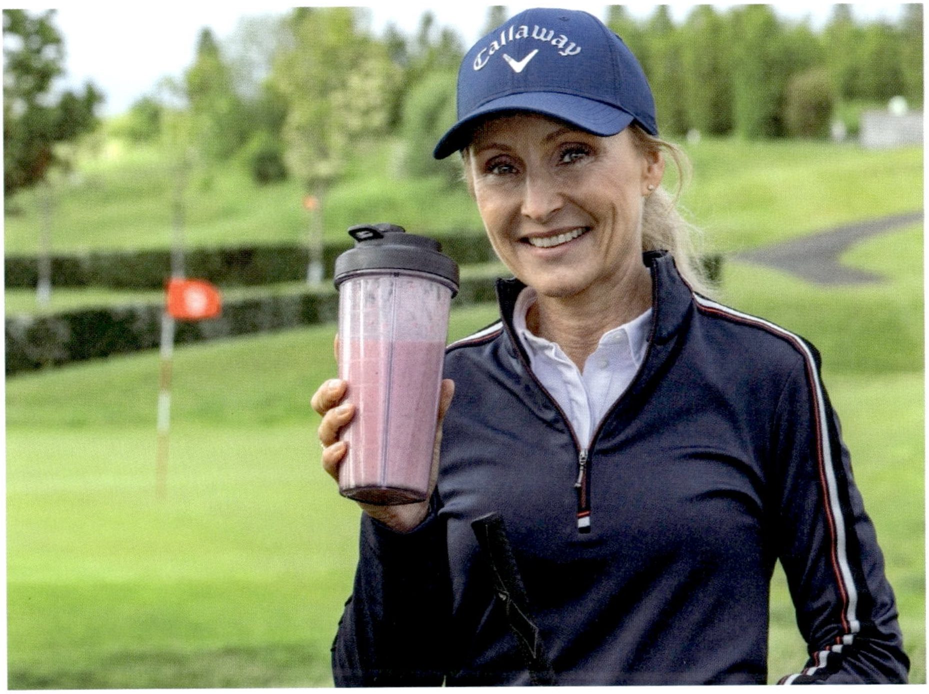

Deshalb möchte ich Ihnen für diese Situation meinen **Powerdrink to go** vorschlagen. Dieser besteht aus einer ähnlichen Mischung wie das oben vorgestellte Müsli, nur mit mehr Flüssigkeit und komplett püriert, sodass Sie ihn unterwegs trinken können.

Vorteil: kein Verschlucken, keine Reste in den Zähnen, keine Stücke im Magen, gut verdaulich. Und lecker. Sowie schnell gemacht. Alles, was Sie brauchen, ist ein guter Mixer in der Küche und ein flüssigkeitsdichter Becher/Flasche mit großer Trinköffnung zum Mitnehmen.

Mit diesem Drink können Sie sich vor einem frühen Start nebenbei und schluckweise mit Energie, Nährstoffen und Flüssigkeit versorgen. Und wenn Sie bis zum Start noch nicht alles getrunken haben, nehmen Sie den Rest einfach mit auf die Runde. Denn der Powerdrink ist auch eine super Rundenverpflegung.

Sie können ihn zudem mit pulverisiertem Gemüse (Greens) oder auch rotem Beerenpulver anreichern. Welche Zutaten Sie für einen Powerdrink to go brauchen sowie meine drei Lieblings-Powerdrink-Rezepte verrate ich Ihnen ab Seite 280.

Wenn der Start in der Mittagszeit liegt

Einige der Pros, mit denen ich gesprochen habe, haben mir erzählt, dass sie Startzeiten, die in der Mittagszeit liegen, stets als am problematischsten empfinden. Das Frühstück ist bereits eine Weile her, für ein Mittagessen bleibt keine Zeit, aber der erste Hunger steht quasi schon in den Startlöchern. Auch wenn hier natürlich jeder Spieler seine eigene Strategie entwickeln und ausprobieren muss, wäre diese hier mein Favorit:

1. ein herzhaftes Frühstück mit Eiern, Lachs, Avocado und feinem Vollkornbrot;
2. ab 12/13 Uhr: Powerdrink kontinuierlich (nicht alles auf einmal trinken);
3. auf den vorderen Löchern: Nussmix, Käsesandwich, nicht ganz so reife Bananen;
4. auf den hinteren Löchern: Rosinen, getrocknete Aprikosen, Fruchtschnitten.

FORE!

fore

Last, not least, ganz wichtig (!!!): Alles, was ich Ihnen hier erzähle und wozu ich Ihnen rate, mag ernährungsphysiologisch begründet und theoretisch nachvollziehbar sein. Aber IHR Körper muss damit klarkommen und SIE müssen sich damit wohlfühlen.

Deshalb mein dringender Tipp: Probieren Sie jede neue Ess- und Frühstücksstrategie unbedingt an Spieltagen aus, an denen es nicht drauf ankommt (private Runden, Spaßturniere etc.). Denn bei wichtigen Wettkämpfen lautet die oberste Essmaxime für jeden Sportler: **Keine Verzehrunfälle!**

Essen Sie vor einem Turnier bitte nichts, von dem Sie nicht wissen, wie Sie darauf reagieren – auch wenn andere noch so sehr darauf schwören.

Nachmittagsstarter

Nachmittägliche Startzeiten sind am entspanntesten, was die ganze Vorbereitung angeht und damit natürlich auch bezüglich der Essensplanung. Frühstücken Sie in Ruhe und essen Sie mittags ein leicht verdauliches Mittagessen.

Das könnte zum Beispiel so aussehen: Fisch mit Kartoffeln und Brokkoli, Hühnchen mit Nudeln und Möhren, ein Reisgericht mit Soja oder Fetakäse. Blattsalate als Beilage gehen immer, mit Rohkost sollten Sie dagegen etwas vorsichtig sein (Risiko: Magengrummeln) und diese besonders gut kauen.

Die Finger weglassen sollten Sie von größeren, gebratenen Fleischstücken im Allgemeinen und Schweinefleisch im Speziellen. Auch Weißwürste mit Butter-Brezen und Leberkäs-Semmeln sind nicht das, was Ihr Körper jetzt braucht. Ebenfalls kontraproduktiv: deftige und fettige Aufläufe, Frittiertes sowie das einladende Kuchenbuffet. Sorry ...

3.4 Auf der Runde

„Was esse ich auf der Runde?", – ist sicher die Frage, die die Mehrheit von Ihnen am allermeisten interessiert. Irgendwie erwartet man ja insbesondere von den Snacks auf der Runde, dass sie einen leistungsmäßig nach vorne schießen. Das können sie auch bis zu einem gewissen Grad – allerdings natürlich am besten, wenn bereits das sonstige Essensdrumherum (vorher) stimmt. Dabei lautet die wichtigste Regel: **Nicht hungrig in die Runde starten!**

Mein Tipp

Ideal als Verpflegung auf einer Golfrunde sind Nahrungsmittel, die man in kleinen Mengen oder Bissen nebenbei essen kann, ohne seine Aufmerksamkeit zu sehr darauf richten zu müssen.

Selbst wenn Sie nichts von dem, was ich oben beschrieben habe, hinkriegen – ganz ohne etwas im Magen sollten Sie nicht losgehen. Denn richtigen Hunger werden Sie unterwegs nur schwer in den Griff bekommen. Vor allem Ihre Konzentration wird sofort darunter leiden – was gar nicht ausschließlich an der fehlenden Energie liegt, sondern auch an der Tatsache, dass Sie sich jetzt gedanklich mit Essen beschäftigen und dadurch vom Golfspiel abgelenkt werden.

Die ersten Neun

Auf den vorderen Löchern geht es zunächst einmal darum, das Energieniveau, mit dem Sie gestartet sind, aufrechtzuerhalten. Um das zu erreichen, müssen Sie nicht sofort etwas essen, denn Ihr Körper hat in Leber und Muskulatur genug an Kohlenhydraten eingelagert, von denen er zehren kann und wird. Wenn Sie einfach nach jedem gespielten Loch einige Schlucke trinken (gegebenenfalls leicht zuckerhaltiges Sportgetränk), sind Sie ausreichend versorgt.

Nach sechs gespielten Löchern, also nach etwa 60-75 Minuten, ändert sich die Lage. Vor allem Ihrem Gehirn sollten Sie jetzt etwas Glukose anbieten. Allerdings natürlich nicht nur in Form von reinem Zucker, sondern auch in Form von Stärke, damit Ihr Blutzucker weiterhin auf Wohlfühlkurs bleibt. Hierfür eignen sich Bananen, ein getreidehaltiger Powerdrink, Sportmuffins, Müsliriegel, Pancakes, ein Nussmix mit Früchten, Energyballs oder auch Vollkorntoast mit Käse. Entsprechende Rezepte haben ich Ihnen ab Seite 285 zusammengestellt.

Was die Menge angeht: Verabschieden Sie sich von dem Gedanken, Sie müssten viel essen. Das müssen Sie nicht, denn die Rundenverpflegung ist kein Mahlzeitenersatz. Diese Snacks sollen nur so viele Kohlenhydrate liefern, dass Ihr Gehirn über die Gesamtzeit störungsfrei auf voller Power arbeiten kann, sowie die passenden Aminosäuren, damit die Neurotransmitterproduktion nicht nachlässt. Es kommt hier also mehr auf Qualität als auf Quantität an.

Essen Sie dabei am besten kontinuierlich und in kleineren Portionen/Bissen nach jedem oder jedem zweiten gespielten Loch. Oder natürlich auch zwischen den Schlägen, wenn Sie das Bedürfnis haben. Auf diese Weise fluten die Nährstoffe, über die Zeit gesehen, gleichmäßiger im Blut an, als wenn Sie größere Mengen in größeren zeitlichen Abständen essen.

FORE!

Golfer sind keine Ausdauerathleten. Auch wenn eine Golfrunde rein zeitlich gesehen eine ausdauernde Leistung ist, ist die körperliche Anstrengung dabei nicht mit der von Langstreckenläufern, Schwimmern oder Radfahrern zu vergleichen. Insofern ist es für Golfer nicht nötig, extrem kohlenhydratreiche Lebensmittel zu verzehren.

Natürlich ist der Energie- und Nährstoffbedarf stets auch abhängig von äußeren Gegebenheiten:

- Wenn Sie Ihren Trolley schieben, verbrauchen Sie mehr Energie, als wenn Sie einen E-Trolley nutzen.
- Wenn Sie in sehr zügigem Tempo gehen, verbrauchen Sie mehr Energie, als wenn Sie bummeln.
- Wenn der Golfplatz extrem hügelig ist, verbrauchen Sie mehr Energie als in flachem Gelände.

Auch halten trainierte Sportler eine leichte Unterversorgung besser aus als Untrainierte, da ihr Körper sparsamer mit Reserven umgeht. Sie müssen also lernen, auf dem Course Ihre eigene Situation gut einzuschätzen und die Verpflegung daran entsprechend anpassen.

Für alle, die gerne mit Zahlen jonglieren: Für die Durchschnittsgolfer unter uns reichen ab der zweiten Stunde 20-30 Gramm Kohlenhydrate pro Stunde aus. So viel steckt in einer Banane. Ideal ist ein Mix aus schnell verdaulichen Kohlenhydraten (Saccharose, Glukose, Fruktose) und Kohlenhydraten, die langsamer ins Blut fließen (Stärke).

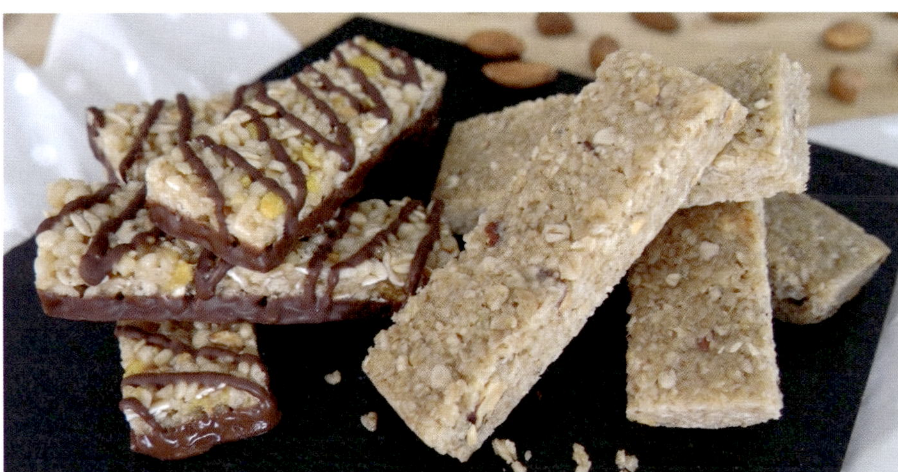

Bei gekauften Müsliriegeln sollten Sie immer aufs Etikett schauen, denn die Zuckergehalte unterscheiden sich teilweise stark. In der Regel stammen die Kohlenhydrate in Müsliriegeln aus den Haferflocken sowie den zugesetzten Süßungsmitteln (Zucker, Honig oder Ähnliches). Auf der Packung wird stets der Gesamt-Kohlenhydratgehalt ausgewiesen sowie die darin enthaltene Menge an Zucker. Die beiden abgebildeten Riegel unterscheiden sich auf den ersten Blick nicht wahnsinnig groß im Zuckergehalt: 9,0 g bzw 8,2 g Zucker sind pro Riegel enthalten. Allerdings sind die Riegel unterschiedlich groß (25 bzw. 35 g) – sodass das linke Produkt im Verhältnis deutlich mehr Zucker enthält: nämlich 35,9 g pro 100 g im Vergleich zu 23,5 g pro 100 g. Die links abgebildeten Riegel bestehen also zu mehr als einem Drittel aus reinem Zucker und enthalten weniger komplexe Kohlenhydrate als das rechte Produkt.

Nährwertinformationen	100 g	1 Riegel (25 g)
Energie	1808 kJ 430 kcal	452 kJ 108 kcal
Fett	14,8 g	3,7 g
davon gesättigte Fettsäuren	9,8 g	2,5 g
Kohlenhydrate	67,1 g	16,8 g
davon Zucker	35,9 g	9,0 g
Ballststoffe	3,8 g	1,0 g
Eiweiß	5,1 g	1,3 g
Salz	0,40 g	0,10 g

Nährwertinformationen	100 g	1 Riegel (35 g)
Energie	1780 kJ 424 kcal	624 kJ 149 kcal
Fett	16,5 g	5,8 g
davon gesättigte Fettsäuren	9,3 g	3,3 g
Kohlenhydrate	57,9 g	20,3 g
davon Zucker	23,5 g	8,2 g
Ballststoffe	5,7 g	2,0 g
Eiweiß	8,2 g	2,9 g
Salz	0,34 g	0,12 g

Bei den Rezepten im hinteren Teil des Buchs beziehen sich die angegebenen Nährwerte übrigens stets auf eine Portion bzw. ein Stück. Wenn Sie persönlich mitunter das Gefühl haben, dass Sie einfach etwas „mehr" brauchen – sei es aufgrund von echtem Hunger oder weil Sie einfach Ihren Magen beschäftigen und Ihre Nerven beruhigen müssen –, eignen sich Nüsse mit Trockenfrüchten, Proteinriegel, Brot mit Nuss-Bananen-Aufstrich, Brot mit Käse oder Energyballs. Auch einige nusshaltige Schokoriegel sind okay.

In diesen Snacks stecken mehr Proteine und Fette im Verhältnis zu den Kohlenhydraten, wodurch der gesamte Speisebrei langsamer verdaut wird. So gelangen auch die Kohlenhydrate mit Verzögerung ins Blut. Sie können also mehr essen, ohne in eine Kohlenhydratüberversorgung zu geraten.

In meinen selbstgemachten Snacks verwende ich übrigens gerne Kokosöl. Kokosöl ist ein sogenanntes *MCT-Fett* (= medium chain triglycerides) und die enthaltenen mittelkettigen Fettsäuren sind quasi ein Joker für das Gehirn. Während der Verstoffwechslung entstehen aus den MCTs nämlich Ketonkörper, die das Gehirn bei Glukoseknappheit als Alternativbrennstoff nutzen kann.

Mein Tipp

Was immer Sie unterwegs essen: Gut kauen! Hört sich banal an, ist jedoch für Verträglichkeit und Nährstoffaufnahme ganz wichtig. Insbesondere den Nuss-Mix sollten Sie wirklich breiig gekaut haben, bevor Sie ihn runterschlucken

Halfway-Verpflegung

Oh ja, es ist verlockend ... da kommt man nach rund zweieinhalb Stunden Golf mit seinen Flightpartnern am Halfway House an und wird von einem leckeren Buffet erwartet. Hinsetzen, durchatmen, schwatzen, Golffreunde begrüßen – die Halbzeitpause beim Golf ist besonders bei Firmen- und Charityturnieren ein soziales Get-Together.

Und die angebotene Verpflegung ist oftmals reichhaltig: Currywurst, Gulaschsuppe, Frikadellen, Braten im Brötchen, Antipasti, Frühlingsrollen, Wraps, Butterbrezeln, Sandwiches, Wurstsalat, Käsespieße, Schokoriegel, Kuchen, Kuchen und nochmals Kuchen, Bier, Sekt, Mixgetränke und natürlich gesponserte Mineralstoffgetränke. Das muss man doch alles mal probieren, oder?

Nee ... muss man nicht. Und sollte man besser auch nicht. Zumindest nicht, wenn man auch nach dem Halfway-Stopp noch weiterhin richtig gutes Golf spielen möchte.

Ich weiß: Das hört sich sehr frustrierend und spaßgebremst an. Aber Sie würden dieses Buch ja schließlich nicht lesen, wenn Sie nicht wissen wollten, wie Sie es besser machen können. Und hey – jeder kann tun und lassen, was er möchte. An Spieltagen, an denen es um nichts (oder vielleicht zu diesem Zeitpunkt auch schon um nichts mehr) geht, essen Sie doch einfach, was Sie wollen ☺.

Wenn Sie allerdings noch um Punkte kämpfen, und die zweiten neun Löcher nicht in den Sand setzen möchten, würde ich Ihnen an dieser Stelle zur Zurückhaltung bei den gängigen Buffetangeboten raten – bzw. zu einer cleveren Auswahl. Denn neben Schnitzelbrötchenanbietern gibt es ja auch immer mehr Caterer, die sich richtig viel Mühe geben, ein sportlergerechtes Essensangebot aufzutischen.

Sollten Sie sich also am Halfway-Buffet nicht ganz vorbeischleichen wollen oder können, dann denken Sie dran, dass kräftig-deftige Mahlzeiten bis zu vier Stunden brauchen, bis sie verdaut sind. So lange liegt Ihnen das Essen im Magen herum. Und genau wie ein voller Bauch nicht gerne studiert, so spielt er auch nicht gerne Golf.

Das liegt daran, dass während des Verdauungsvorgangs das Blut in Bauch und Unterleib konzentriert wird – und deshalb fehlt dann ein bisschen was davon in Hirn und Armen. Heutzutage nennt man das Foodkoma, früher war es einfach das Nachmittagstief. Und das können Sie, wenn Sie nach dem Halfway-Stopp an der 10 an den Abschlag gehen, nicht wirklich gut gebrauchen. Deshalb ...

- essen Sie am Halfway nur eine kleinere, überschaubare Menge (halbe Portion);
- halten Sie sich an wenig fettige, nährstoffhaltige Lebensmittel;
- nutzen Sie die Pause zum Trinken und für einen Kaffee (Koffein!);
- seien Sie vorsichtig mit den gut gemeinten Möhren-, Gurken- und Paprikasticks: gut kauen und nur essen, wenn Sie an diese Art Rohkost gewöhnt sind;
- wählen Sie am Kuchentresen besser Käsekuchen anstelle von Schokotorte oder Streuselkuchen – und essen Sie am besten nur ein halbes Stück.

Und um das Ganze noch ein bisschen konkreter zu machen, habe ich Ihnen hier einmal ein paar häufig angebotene Speisen aufgelistet:

Tab. 16: Günstige und weniger günstige Halfway-Mahlzeiten

👍	👎
Tomate/Mozzarella	Paniertes Schnitzel
Gemüsesuppe	Frikadellen
Kartoffelsuppe	Currywurst
Hühnchen mit Reis	Bratwurst im Brötchen
Omelette	Braten mit Sauce
Vollkornbrot mit Frischkäse	Gulasch mit Nudeln
Vollkornsandwich mit Huhn	Frittierte Gambas mit Mayo
Gemüsequiche	Öliges Antipasti mit Weißbrot
Wraps	Weiße belegte Brötchen
Käse mit Obst	Salzbrezeln mit Butter
Nüsse mit Obst	Blechkuchen, Muffins, Torten
Kaffee, grüner/schw. Tee	Alkohol

Konzentrationstief an Loch 12

Spätestens in der Mitte der zweiten neun Löcher erwischt es die meisten Golfer. Die Konzentration sinkt, die Bälle werden nicht mehr optimal getroffen, auch kurze Putts gehen daneben. Sprich: Die Leistung bricht ein.

Das ist besonders ärgerlich, wenn man für die ersten neun Löcher bereits einen guten Score auf der Karte hat. Alle, die bis hierher aufmerksam mitgelesen haben, kennen inzwischen die möglichen Gründe. Nämlich

a) das Verdauungstief nach einem zu ausgiebigen Halfway-Picknick oder
b) eine Nährstoffunterversorgung aufgrund eines unzureichenden Ausgleichs verbrauchter körperlicher Reserven.

Für a) gibt es leider keinen Notfallplan. Da müssen Sie nun durch, denn was im Magen drin ist, kann man ja im Nachhinein nicht mehr ändern.

Wenn Sie sich bei b) wiederfinden, sollten Sie rasch reagieren.

Die erste Maßnahme wäre:
- Trinken!!!

Direkt danach:
- Essen Sie etwas! Im Zweifelsfall irgendetwas. Optimal wäre Obst, wie Bananen, Pfirsiche, Aprikosen, Mango, Weintrauben. Auch Fruchtschnitten sind gut oder diese Fruchtquetschies, die es in jeder Drogerie in der Abteilung für Babynahrung gibt. Ebenfalls geeignet sind ein paar Haferflockenkekse oder andere semisüße, kohlenhydrathaltige Snacks.

Dann:
- Füllen Sie etwas Koffein nach. Über Kaugummis, Gele oder Kapseln, die Sie im Bag immer dabeihaben können.

Don't do:
- Nehmen Sie keinen reinen Traubenzucker zu sich. Denn mit dem Traubenzuckerhoch gehen Sie das Risiko einer nachfolgenden Unterzuckerung ein, mit der Sie sich endgültig aus dem Spiel nehmen.

Mein Tipp

Damit Sie gar nicht erst in die Nähe körperlicher und mentaler Erschöpfung geraten, sollten Sie frühzeitig auf der Runde anfangen, kontinuierlich in kleinen Portionen (sprich: einzelnen Bissen!) zu essen.

Der eine oder der andere von Ihnen wird vielleicht auch schon einmal mit professionellen Kohlenhydratgelen geliebäugelt oder experimentiert haben. Schauen Sie vor dem Kauf immer auf die Zutatenliste! Denn diese Gele sind für Ausdauerathleten und Extremsportler konzipiert und enthalten häufig sehr hohe Kohlenhydratmengen. Es gibt aber auch Gele mit moderaten Mengen an Kohlenhydraten, teilweise auch in Kombination mit Koffein. Allerdings sind in diesen Produkten in der Regel auch einige Zusatzstoffe drin.

Bis die obigen Maßnahmen wirken, werden 10-15 Minuten vergehen. So lange müssen Sie kämpfen. Denn auch, wenn ich am Anfang des Buchs den Vergleich mit einem Auto bemüht habe: Unser Körper ist nun mal kein Auto und unser Stoffwechsel keine Maschine, sondern ein biochemisches System. Wir können unseren körperlichen Brennstofftank nicht leer fahren, tanken und meinen, dass der Motor sofort wieder auf voller Kraft läuft. Deshalb mein stetiges Plädoyer zum vorausschauenden Essen und Trinken.

Endspurt

Sie stehen am Abschlag zur 16. Noch drei Löcher und Sie haben es geschafft. Jetzt bloß keinen Fehler mehr machen. Konzentrieren. Nur noch dreimal den Abschlag auf dem Fairway halten, Bunker aus dem Spiel nehmen, drei Greens in Regulation treffen und dann noch dreimal souverän einlochen. Wenn es nur so einfach wäre ...

Vielen Spielern flattern an den letzten Löchern ein bisschen die Nerven, sie haben Schwierigkeiten, sich 100%ig zu konzentrieren, weil sie im Kopf schon die Nettopunkte zusammenzählen. Kleinigkeiten werden plötzlich als störend empfunden und mit wachsender Anspannung und Hoffnung auf ein gutes Endergebnis geht die Lockerheit des Schwungs verloren. Das hat dann allerdings nichts mit Essen oder fehlender Glukose zu tun.

Dieser Konzentrationsverlust ist Ihrer innerlichen Aufregung geschuldet. Wenn Ihnen diese Situation bekannt vorkommt, dann sollten Sie mit Ihrem Trainer an Routinen, Ihrem Mindset und vielleicht auch an Ihrer Atmung in Drucksituationen arbeiten.

Stehen Sie hingegen auf dem Grün an Loch 17, wollen zum Putt ansetzen und haben plötzlich Schwierigkeiten, den Ball richtig scharf zu sehen, dann kann es gut sein, dass Ihr Blutzuckerspiegel gerade einen Knick nach unten macht. Ebenso, wenn Sie einen eher einfachen Putt am Loch vorbeischieben, weil Ihnen beim Lesen des Grüns eine offensichtliche Kleinigkeit entgangen ist. Oder wenn Ihnen an den letzten Bahnen die Puste für einen kraftvollen Abschlag fehlt, Ihre Eisen merklich an Länge verlieren und Sie zwei-, dreimal überlegen müssen, ob der gewählte Schläger auch wirklich der Richtige ist. Dann sind wir wieder beim Thema Essen.

Denn jetzt haben wir es mit Konzentrationsverlust aufgrund von Ermüdung zu tun. Und an dieser Stelle dürfen (bzw. müssen!) Sie alles, was ich Ihnen bis dato über ausgewogene Ernährung erzählt habe, einmal kurz ignorieren. Denn darum geht es jetzt nicht mehr.

Jetzt geht es darum, Ihr Gehirn so schnell wie möglich mit Glukose zu versorgen. Sie haben schließlich nicht mehr viel Zeit und was Ihr Blutzucker nach dem letzten Putt an der 18 macht, ist hier und jetzt völlig wurscht. Das Zuckerhoch ist JETZT gewollt. Also: vollreife Bananen, Rosinen, getrocknete Aprikosen, Datteln, Gummibärchen, Traubenzucker, Cola – was immer Sie an Süßem in der Hinterhand haben: Go for it! Nicht in riesigen Mengen, aber so, dass noch einmal 15-30 Gramm Zucker möglichst schnell im Blut anfluten.

Das bedeutet: Vollkornbrot ist jetzt keine Option mehr. Falls Sie rechnen möchten: Pro Minute kann unser Körper ein Gramm Zucker in Energie umwandeln. Bei 20 Minuten Restspielzeit würden also mindestens 20 Gramm schnell verfügbare Kohlenhydrate gebraucht.

Passiert Ihnen die oben beschriebene Situation auf der Zielgeraden eines Turniers, das richtig wichtig für Sie ist, können wir davon ausgehen, dass Sie jetzt maximal im Stress sind. In diesem Moment reagiert Ihr Körper etwas anders auf Zucker als normalerweise. Denn das Stresshormon Cortisol hemmt die Ausschüttung von Insulin.

Wenn Sie's genau wissen möchten

Konzentration ist die willentliche Fokussierung der Aufmerksamkeit auf eine bestimmte Tätigkeit. Neben der Ernährung hat unter anderem auch die Stimmung (emotionaler Zustand) einen Einfluss auf die Konzentrationsfähigkeit. Wer angespannt, ängstlich oder gestresst ist, kann sich schlechter konzentrieren.

Mein Tipp

Funktionelle Sporternährung hat in sportlichen Extremsituationen nichts mehr mit ausgewogener Ernährung zu tun. Wer auf persönliche Leistungsmaximierung aus ist, muss in manchen Situationen die Zuckerkröte schlucken.

Das heißt nicht, dass die Bauchspeicheldrüse jetzt gar kein Insulin mehr freisetzt, aber sie tut es in geringerem Maße als normalerweise. Das bedeutet, dass selbst reiner Traubenzucker nicht so rasch in Ihren (Gehirn-)Zellen ankommen wird, als wenn Sie entspannt wären. Also haben Sie keine Scheu in diesem Moment wirklich in die Süßkiste zu greifen.

Damit Sie sich jedoch trotzdem keinen unnötigen Zucker in die Adern und damit gegebenenfalls auch auf die Hüften jagen, sollten Sie lernen, zwischen emotional bedingtem Konzentrationsverlust und physiologisch bedingtem Konzentrationsverlust zu unterscheiden.

- Im ersten Fall reagiert man eher so ein bisschen fahrig und zittrig. Man spürt vielleicht seinen Herzschlag und muss sich zwingen, ruhig zu atmen. Beispiel: Der Putt geht am Loch vorbei, weil Sie Ihre Hände im Moment des Treffens nicht ganz ruhig halten konnten.

- Im zweiten Fall hat man das Gefühl, eigentlich noch alles ganz gut unter Kontrolle zu haben, macht aber trotzdem Fehler, die ansonsten nicht passieren würden. Beispiel: Der Putt geht vorbei, weil man ein offensichtliches Break im Grün übersehen hat. Man spürt unter Umständen eine zunehmende Ermüdung in der Muskulatur – die völlig normal ist und die der Körper durch die Verbrennung von Fetten durchaus noch eine Weile hinauszögern kann. Eine auf den Punkt genaue, maximale Konzentration ist in dieser Stoffwechselsituation für die meisten von uns aber sehr schwierig, weil die Energiegewinnung aus Fetten eher langsam ist. Ein rascher Zuckernachschub ist deshalb das Mittel der Wahl. Doch auch hier gilt: Mit einem guten Verpflegungsmanagement im Vorfeld geraten Sie gar nicht erst in diese Schieflage hinein.

Wenn Sie's genau wissen möchten

Mouth Rinsing

... heißt übersetzt so viel wie „den Mund ausspülen". Viele Ausdauerathleten versuchen, ihr Leistungsniveau über die Zeit zu halten, indem sie ihren Mund alle 10-15 Minuten für etwa 10 Sekunden mit einer kohlenhydrathaltigen Lösung ausspülen. Die Flüssigkeit wird dabei nicht geschluckt, sondern direkt wieder ausgespuckt.

Offenbar werden auf diese Weise bestimmte Regionen im Gehirn angeregt, die die Athleten die körperliche Anstrengung als weniger stark empfinden lassen, weswegen sie länger durchhalten. In den bis dato vorliegenden Studien hatte das Mouth Rinsing allerdings (leider) keinen Effekt auf die Konzentrationsfähigkeit – weder mit kohlenhydrat- noch mit koffeinhaltiger Flüssigkeit.

Da die Forschung in dieser Frage aber noch keine wirklich belastbaren Aussagen machen kann, dürfen Sie gerne persönliche Experimente vornehmen. Schaden kann es nicht.

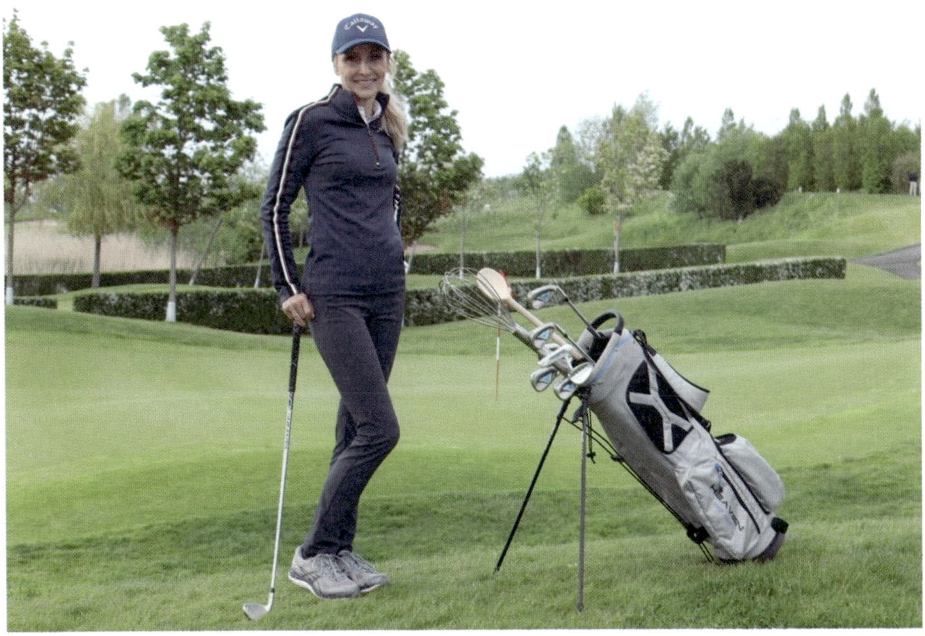

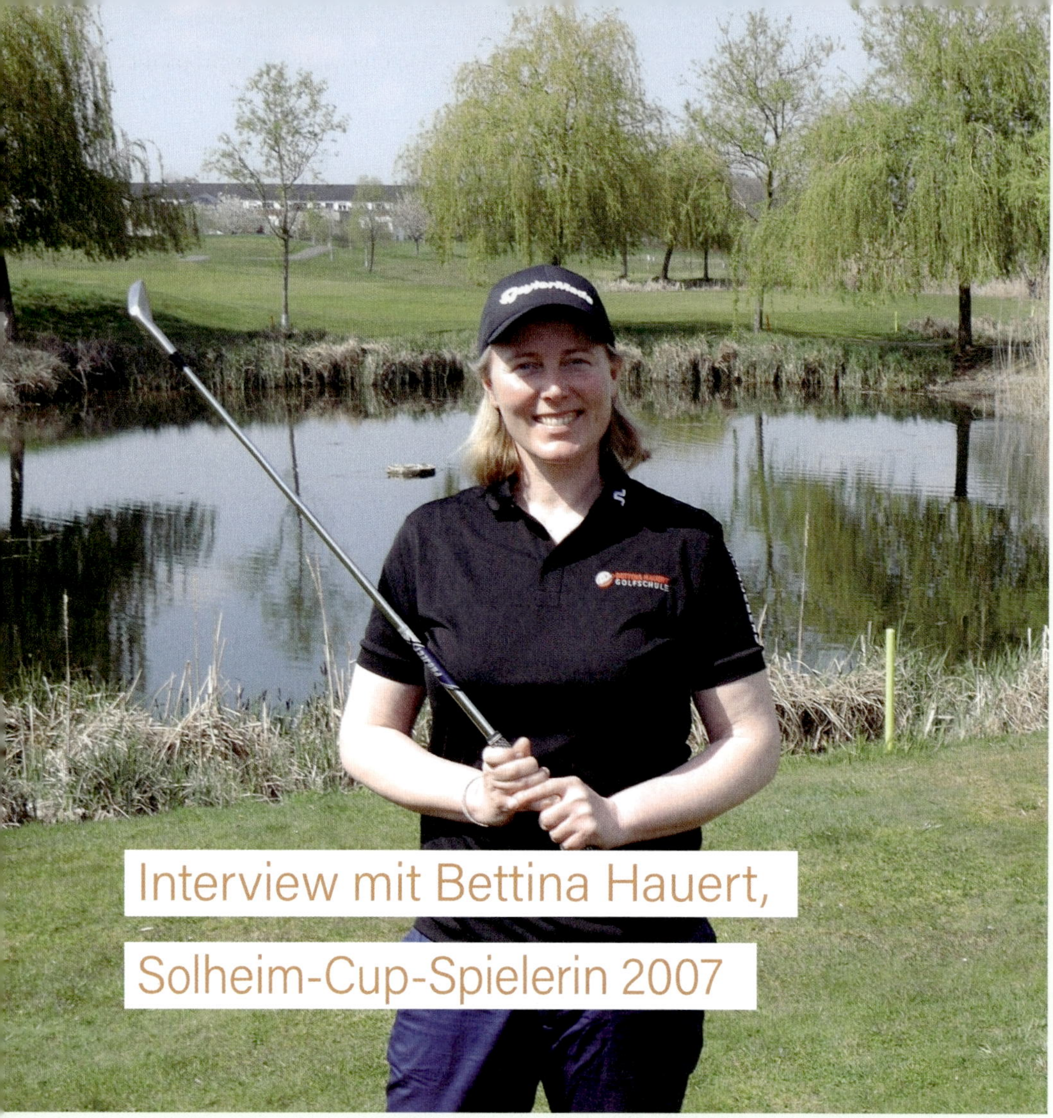

Interview mit Bettina Hauert, Solheim-Cup-Spielerin 2007

Bettina Hauert, Jahrgang 1982, ist in Hagen im Sauerland aufgewachsen. Sie hat quasi mit Golfschläger in der Hand laufen gelernt, denn die Eltern verbrachten den Großteil ihrer Freizeit auf dem Golfplatz und nahmen das Töchterchen bereits im Kinderwagen mit auf die Range.

Mit etwa 11 Jahren beschließt Bettina, Golfprofi zu werden – ohne allerdings eine genaue Vorstellung zu haben, was das eigentlich ist. Sie weiß nur, dass es für das Gewinnen Geld gibt. Tatsächlich ist die Jugendliche extrem talentiert und wird mit 15 Jahren in die deutsche Nationalmannschaft berufen.

Sie wird Europameisterin mit dem deutschen Juniorinnenteam und Deutsche Meisterin bei den Amateurinnen. Mit 21 Jahren gewinnt sie das Qualifying Turnier der European Tour, wechselt ins Profilager und spielt ab 2004 auf der Ladies European Tour.

Drei Jahre später qualifiziert sie sich durch zwei Turniersiege und einen zweiten Platz für den Solheim Cup 2007 in Schweden. Sie ist in diesem Jahr die einzige deutsche Spielerin im „Team Europe" und damals erst die zweite Deutsche, die es überhaupt ins europäische Team geschafft hat.

Bettina, kannst du dich erinnern, wann du als Golferin das erste Mal mit dem Thema Ernährung in Berührung gekommen bist?

Ja, das war 1998 beim EM-Vorbereitungslehrgang in Oslo. Ich hatte mich total über das Frühstückbuffet im Hotel gefreut, denn da gab es Speck, Leberwurst, Pfannkuchen, Waffeln, Nuss-Nougat-Creme ... das fand ich klasse. Und dann kam die Physiotherapeutin zu mir und meinte, dass das alles nicht wirklich etwas mit Sporternährung zu tun habe. Und dass ich mich besser an meinen Teamkameradinnen orientieren solle, die alle Müsli mit Früchten vor sich stehen hatten.

Ich dachte nur: „Oh nein, das schmeckt doch gar nicht!" Das war tatsächlich der Tag, an dem ich zum ersten Mal von professioneller Seite mit dem Thema konfrontiert wurde.

Heute trainierst du selbst Kinder und Jugendliche. Ab wann versuchst du, sie für das Thema zu sensibilisieren?

Viel früher. Eigentlich fangen wir schon in den Jugendcamps bei den kleinen Kindern, die noch unter 10 Jahre alt sind, an. Sobald ich höre, dass sich ein Kind nicht mehr konzentrieren kann, frage ich nach, wie viel es getrunken hat. Gleichzeitig versuchen wir, den Kindern Routinen beizubringen – zum Beispiel, dass sie an jedem Abschlag etwas trinken.

Und wenn ich die Rückmeldung bekomme, dass es während des Spiels ein Problem gab, lasse ich die Kids rekapitulieren, was sie auf der Runde gegessen haben und wann sie das letzte Mal vor der Runde etwas gegessen haben. Das ist für die Kinder greifbar, denn sie erkennen den direkten Zusammenhang zwischen ihrem Essen und ihrer Leistung.

Es gibt viele Faktoren, die einen guten Golfer ausmachen. Welche Rolle spielt die Ernährung deiner Erfahrung nach?

Wenn ich mich entscheiden müsste, was der wichtigste Baustein für einen erfolgreichen Golfer ist, dann würde ich sagen: die Fokussierung. Der Athlet muss in der Lage sein, sich über 18 Löcher plus Vorbereitung und hinterher vielleicht noch einmal zusätzliche Trainingszeit, gut zu fokussieren. Dafür braucht das

Gehirn genügend Treibstoff und die bekommt es aus unserer Nahrung. Außerdem muss das Blut flüssig bleiben, was mit der Trinkmenge zusammenhängt.

Sobald es um größere Turniere – mit Proberunde, Samstagsrunde und Sonntagsrunde – geht, sollte auch die Grundlagenernährung stimmen. Dabei muss man nicht in Extreme verfallen, aber die Kohlenhydratspeicher sollten gefüllt sein, bevor es losgeht. Und mit dem Trinken fängt man am besten auch schon am Abend vorher an, um gut hydriert starten zu können.

Ganz konkret: Was nimmst du persönlich an Essen mit auf die Runde?

Ich nehme sehr gerne Bananen mit. Die sind auf Turnieren in der Regel auch gut verfügbar. Außerdem habe ich ganz gerne so eine Art Studentenfutter dabei – also salzige Nüsse, gemischt mit z. B. süßen Cranberries. Das esse ich aber hintenraus nicht mehr, damit fange ich vorne an. Dann einen guten Müsliriegel oder auch Fruchtschnitten. Und: ein ganz ordinäres Vollkornbrot mit Käse. Das finde ich super! Das brauche ich natürlich am 18. Abschlag auch nicht mehr zu essen, aber damit kann ich auf den ersten Neun prima punkten.

Bei der ganzen Essensplanung kommt es natürlich immer ein bisschen darauf an, wann man startet. Wenn die Startzeit ungünstig liegt, also z. B. genau in der Mittagszeit, muss man ja unter Umständen schon in der Mitte des Einschlagens ein Käsebrot essen.

Auf der Tour war und ist es doch wahrscheinlich gar nicht immer so einfach, sich mit seinen gewohnten und bewährten Lebensmitteln zu versorgen, oder?

Ja. Andere Länder, andere Sitten, anderes Essen. Versuche mal, in einem französischen Motel ein anständiges Frühstück zu bekommen ... da gibt es in der Regel nur Croissants mit Marmelade. Also sind wir oft vor Ort erst mal einkaufen gegangen: Müsli, Schwarzbrot usw. Oder wir haben die Sachen von zu Hause mitgenommen.

Und was füllst du in deine Trinkflasche?

Ich achte darauf, dass ich ein gutes Mineralwasser dabeihabe. Bei Turnieren wird ja oft Wasser gestellt. Aber je nachdem, was das für ein Wasser ist, habe ich mitunter das Gefühl, dass ich nur ein Durchlauferhitzer bin. Dass da gar nichts hängen bleibt und ich dehydriere, obwohl ich trinke.

Deshalb gebe ich an warmen Tagen auch mal eine Elektrolytmischung ins Wasser. Den Top-Tipp gab mir als Kind allerdings mein Lateinlehrer. Der sagte: „Nimm dir aus dem Hotel ein Tütchen Salz mit, lecke ab und zu ein paar Körnchen Salz aus der Hand und trinke Wasser dazu." An dem Sommertag, an dem ich das ausprobiert habe, habe ich zum ersten Mal 3 über Par gespielt. Das war an meinem 12. Geburtstag.

Man sagt ja immer, die Ernährung sei das letzte Quäntchen, das einem Sportler zum Sieg verhelfen kann. Hattest du mal eine Situation, wo deine Ernährung über Sieg oder Niederlage entschieden hat?

Oh ja! Das war 2007 in der Schweiz bei meinem ersten Turniersieg auf der Tour. Da waren wir am Ende zu dritt im Stechen. Das Stechen wurde an Loch 18 ausgetragen. Und auf dem Rückweg zur 18 habe ich eine Banane gegessen. Ich hatte zwar keinen Hunger, aber ich hatte nicht richtig zu Mittag gegessen und ich wusste: Jetzt geht es um alles!

Die Leute drum herum haben mich angeschaut – und deswegen ist mir das wahrscheinlich überhaupt in Erinnerung geblieben – und haben gesagt: „Boah, du hast aber die Ruhe weg, dass du jetzt noch ans Essen denken kannst." So weit ich das sehen konnte, haben die beiden anderen Spielerinnen nichts gegessen.

Die erste Spielerin ist in der vierten Runde des Stechens ausgeschieden, die zweite in der siebten – als sie ein Par und ich mein siebtes Birdie in Folge gespielt habe. Und ich bin ziemlich sicher, dass die Banane einer der Bausteine war, warum ich auch diesen letzten Ein-Meter-Putt noch konzentriert spielen und lochen konnte.

Was würdest du sagen, ist der größte Fehler, den Amateurgolfer bei der Verpflegung machen?

Sie ignorieren das Thema einfach viel zu oft. Viele kommen an, haben gar nichts zu essen dabei bzw. nehmen gar nichts mit. Oder auch: Sie nehmen alles, was sie an Verpflegung in der Tasche haben, nach der Runde unberührt wieder mit nach Hause.

Mein Tipp: Kreuzen Sie sich vor dem Start auf der Scorekarte an, an welchem Abschlag Sie etwas trinken bzw. essen möchten. Und dann halten Sie sich an Ihren Plan – auch wenn Sie keinen Hunger oder Durst verspüren.

Danke für das Gespräch und deine Tipps, Bettina!

Bettina Hauert (Instagram® @bettinahauert) hat nach ihrer Profikarriere die Ausbildung zum Fully Qualified PGA Golfprofessional absolviert und ist als Teaching Pro im Kölner Golfclub tätig.

3.5 Tipps für Neun-Loch-Turniere

In vielen Clubs werden neben den großen 18-Loch-Turnieren regelmäßig auch Neun-Loch-Turniere angeboten und gespielt. Die durchschnittliche Spielzeit für diese Runden beträgt 2-2,5 Stunden. Diese Zeitspanne sollte man als gesunder Mensch doch wohl auch ohne Nahrung durchhalten können ... möchte man meinen.

Und das wäre auch so, wenn es sich um einen zweieinhalbstündigen Spaziergang oder eine entspannte Wanderung handeln würde. Jeder von uns würde dies locker ohne Essensnachschub schaffen. Sobald Sie auf der Wanderung allerdings mindestens 36 knifflige Rätsel lösen und 36 oder mehr zusätzliche Koordinationsaufgaben bewältigen müssten, sähe das Ganze schon etwas anders aus. Irgendwann würde Ihr Gehirn langsamer und Ihre Bewegungen unter Umständen auch. Also doch etwas essen? Kommt drauf an ...

Mein Rat für die Nix-Esser unter den Neun-Loch-Spielern:

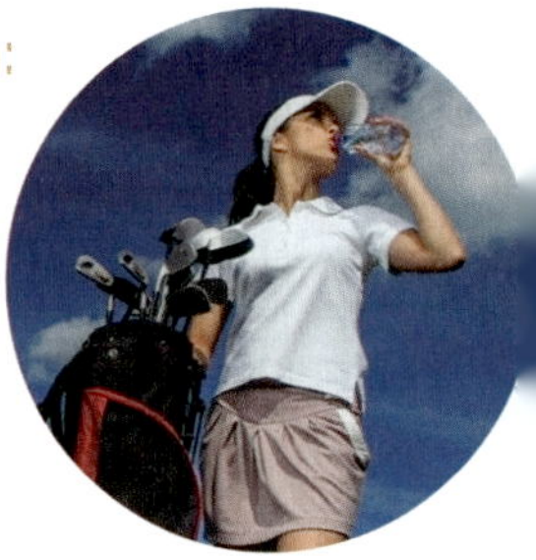

Nehmen Sie ein Sportgetränk mit 5-6 Prozent Zucker mit und sehen Sie zu, dass Sie über die Runde verteilt mindestens einen halben Liter davon trinken. Vorausgesetzt natürlich, dass Sie 1-2 Stunden vor dem Start eine vernünftige Mahlzeit gegessen haben.

Mein Rat für die Vernunft-Esser unter den Neun-Loch-Spielern:

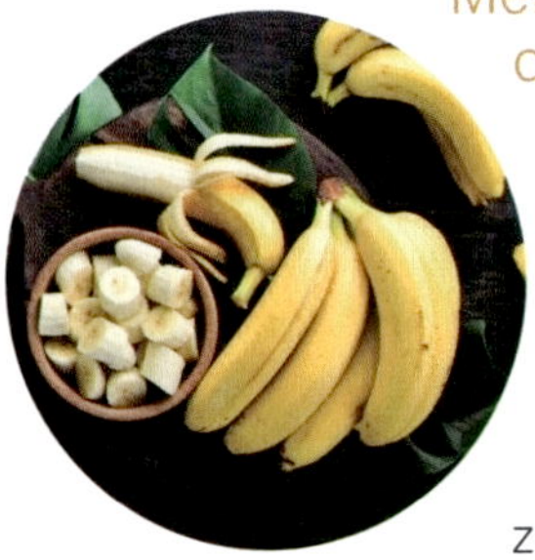

Nicht übertreiben! Wenn die letzte Mahlzeit nicht schon ewig her ist, kommen Sie mit einer Banane easy über die Runde. Alternativ können Sie auch einen kleinen Müsliriegel oder eine halbe Portion eines flüssigen Getreide-Obst-Drinks (Powerdrink-Rezepte ab S. 281) nehmen. Dazu Wasser oder ein Sportgetränk mit zwei Prozent Zucker. Und für den Fall, dass es zum Ende hin knapp wird, sind Rosinen oder getrocknete Aprikosen eine gute Reserve.

Mein Rat für die Verspäteten, die regelmäßig in letzter Minute und ohne etwas Anständiges im Bauch zum Start gehetzt kommen:

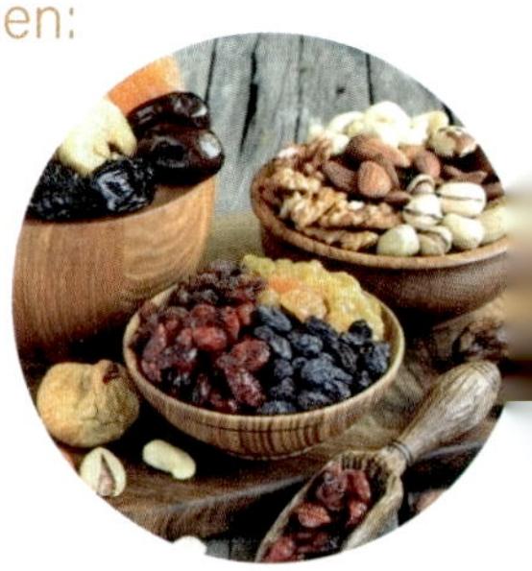

An ruhigeren Tagen für Vorräte im Bag sorgen. Denn, wenn Sie in so einer Situation wissen, dass sich in Ihrer Golftasche stets etwas Essbares befindet, lässt es sich gleich etwas ruhiger abschlagen. Gut haltbar bzw. nicht schnell verderblich sind Nuss-Trockenobst-Mischungen, fertige Müsli-, Nuss-, Hanf- oder Proteinriegel, Fruchtschnitten, Knäckebrot mit Käsecreme (gibt es einzeln verpackt).

Und wer in seinem Auto einige kleine Wasserflaschen spazieren fährt, hat für solche Last-Minute-Starts auch eine Trinkreserve parat. Wenn Sie am Morgen allerdings schon wissen, dass Sie in genau diese Situation schliddern werden, wäre es schlau, Sie würden vorsorgen: Brote/Sandwiches schmieren sowie die obligatorische Banane einstecken.

3.6 Nach dem Turnier

Geschafft! Hoffentlich glücklich mit dem Ergebnis und wahrscheinlich ein bisschen kaputt ... Nachdem die Scorekarte abgegeben, die Frisur gerichtet und die ersten Schultern geklopft wurden, steuern die meisten Spieler auf direktem Weg die Bar an. Erst mal etwas trinken. Gute Idee! Flüssigkeit auffüllen ist jetzt tatsächlich angesagt.

Dass das mit Alkohol nicht ganz so gut geht (wegen des entwässernden Effekts), hatte ich ja schon erläutert, aber reine Freizeitspieler brauchen in dieser Hinsicht nach einem Single-Event-Turnier auch nicht mehr ganz so streng zu sein. Nichtsdestotrotz hier noch einmal mein Verweis auf die guten regenerativen Eigenschaften von alkoholfreiem Weizenbier (vgl. Kap. 2.7). Ansonsten halten Sie sich an Wasser und Getränke mit maximal fünf Prozent Zucker.

Anders schaut es im leistungsorientierten Sport aus. Hier werden die ersten Stunden nach einem Wettkampf als „Nachbelastungsphase" bezeichnet. Was Sie in dieser Zeitspanne essen und trinken, entscheidet mit darüber, wie schnell Sie wieder fit für das nächste Training oder den nächsten Wettkampf werden.

Wenn Sie ein größeres Turnier spielen und am nächsten Tag wieder auf die Runde müssen, unter Umständen am Abend noch ein kleines Abschlusstraining vor sich haben oder auch am nächsten Morgen wieder mit vollem Einsatz trainieren möchten, dann wäre es ein grober Fehler, jetzt den Dingen einfach ihren Lauf zu lassen. Denn über eine gut getimte und durchdachte Nährstoffaufnahme NACH einer physischen Belastung können Sie Ihrem Körper enorm helfen, rasch zu regenerieren. Worum geht es im Regenerationsprozess?

Wir möchten

- innerliche Muskelläsionen möglichst schnell reparieren;
- die Muskelenergiespeicher wieder auffüllen;
- etwaigen, aufkommenden Muskelkater abmildern;
- das Immunsystem regenerieren.

Muskelfasern reparieren

Dass einzelne Muskelgruppen oder Muskelfasern während einer herausfordernden sportlichen Aktivität angegriffen werden, lässt sich praktisch nicht verhindern. Diverse Untersuchungen zeigen, dass die Resynthese von Muskeleiweiß und auch die Wiederauffüllung der Energiespeicher in den ersten 60-90 Minuten nach der Belastung besonders effektiv abläuft.

Insofern wäre es ganz schlau, während des geselligen Miteinanders nach einem intensiven Golftag nicht erst mal eineinhalb Stunden lang nur Bier oder Weinschorle zu trinken und dann einen Burger oder einen Caesar Salad zu bestellen, sondern direkt etwas zu sich zu nehmen, was die körperliche Regeneration fördert.

Natürliche Recovery Drinks

Zugegeben, die beiden nachfolgenden Drinks werden Sie wahrscheinlich nicht so einfach an der Clubbar bekommen – diese einfachen Mischungen bieten aber genau das, was Sie jetzt brauchen: nämlich Nährstoffe, die Ihre muskuläre Regeneration unterstützen und Ihre Speicher auffüllen. Und vielleicht – wenn immer mal wieder danach gefragt wird – setzt sie der eine oder andere Restaurantleiter eines Golfclubs ja irgendwann doch mal auf die Karte.

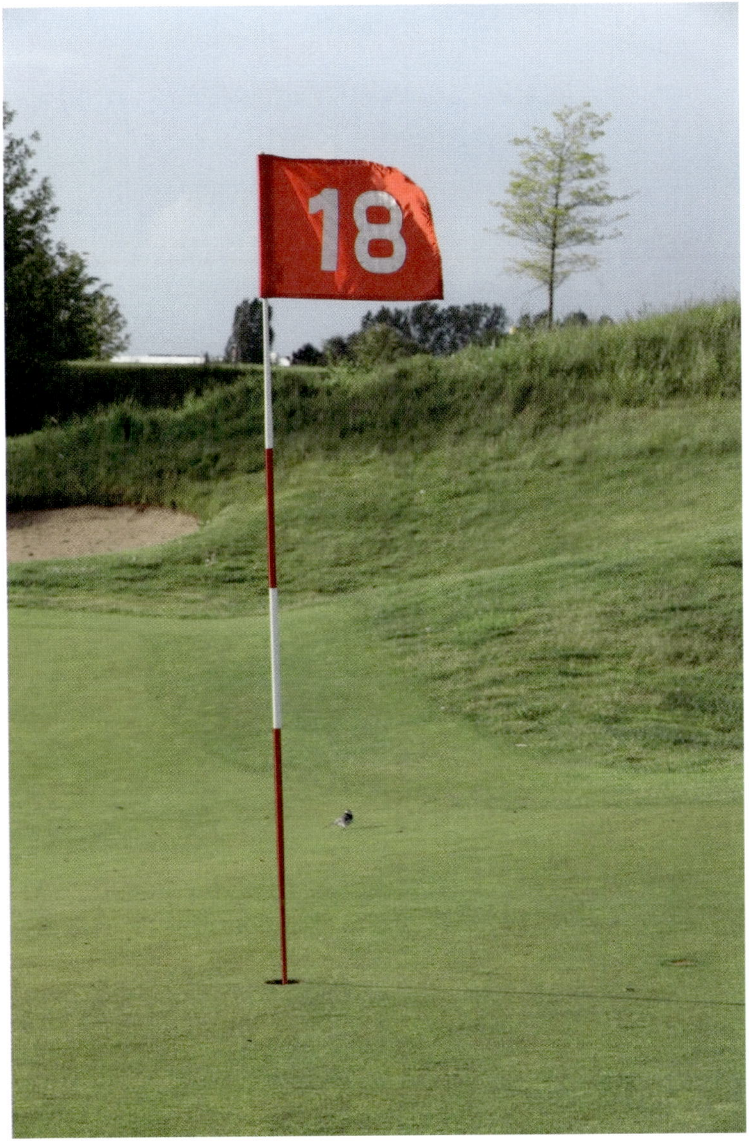
18

Im Sommer: Eiskalter Buttermilch-Ananas-Drink

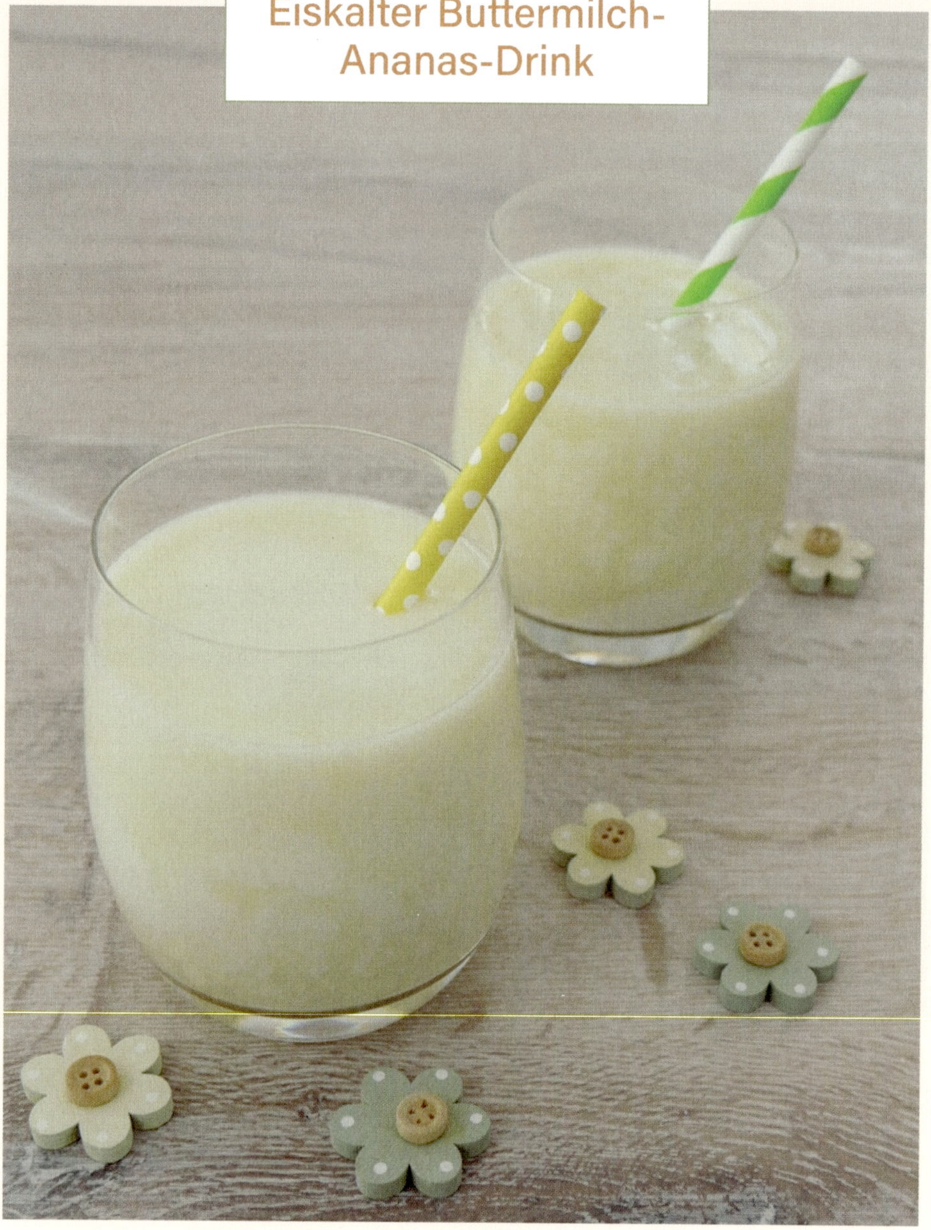

Mischen Sie 420 Milliliter Buttermilch mit 80 Milliliter Ananas-Direktsaft.

(15 g Eiweiß, 25 g KH, 191 kcal)

Im Winter: Warmer Schokoladen-Drink

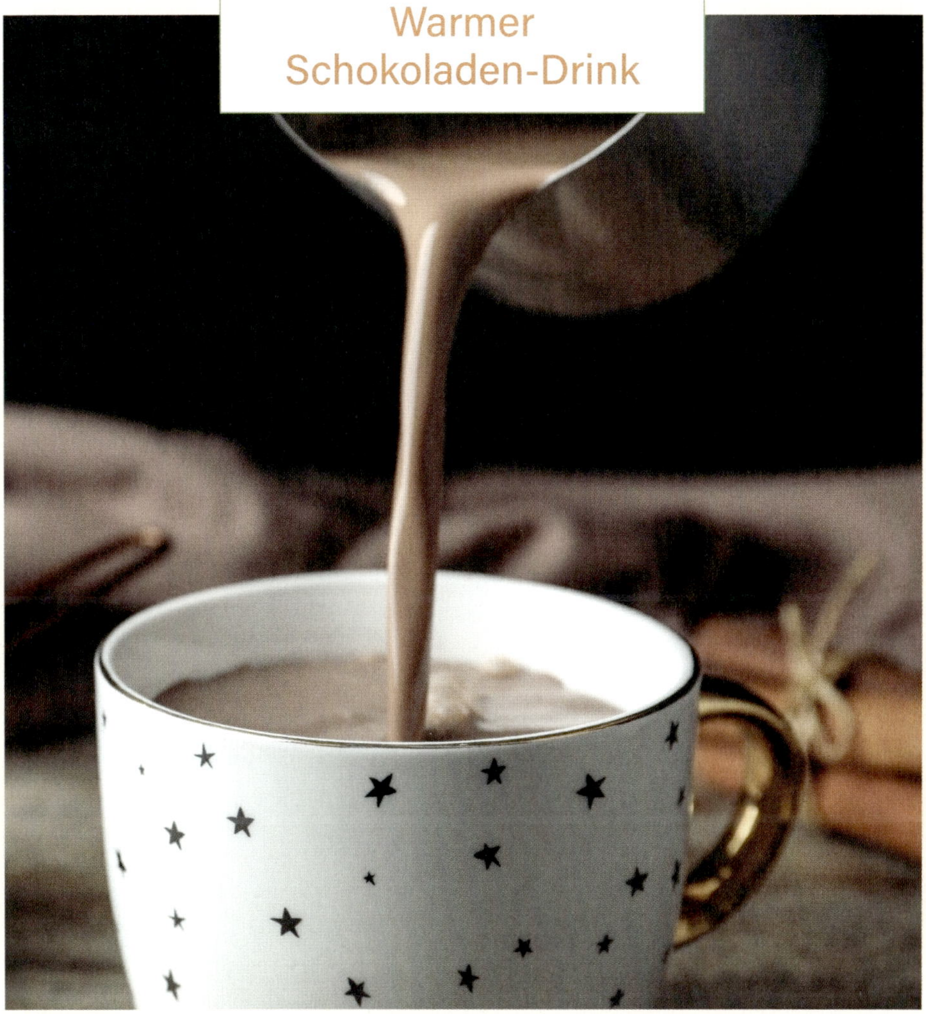

Mischen Sie 400 Milliliter warme fettarme Milch mit drei gestrichenen Esslöffeln zuckerreduziertem Kakaopulver.

(16 g Eiweiß, 30 g KH, 273 kcal)

Vegetarisch/vegan:
Mischen Sie 400 Milliliter Sojadrink mit drei gestrichenen Esslöffeln zuckerreduziertem Kakaopulver.

(16 g Eiweiß, 23 g KH, 253 kcal)

Praktikabler sind natürlich in vielen Situationen käufliche Recovery-Drinks in Pulverform. Die Auswahl ist hier allerdings sehr vielfältig und die Produkte unterscheiden sich deutlich in ihren Eiweiß- und Kohlenhydratgehalten.

- Leistungsspieler sollten zusehen, dass sie in den ersten zwei Stunden nach der Belastung **rund 20 Gramm Eiweiß insgesamt und 0,8 Gramm Kohlenhydrate pro Kilogramm Körpergewicht** (Bsp.: 70 kg Körpergewicht => 56 g Kohlenhydrate) aufnehmen. Insofern ist klar, dass nicht jedes Produkt für jeden Spieler geeignet ist. Denn schwere Personen brauchen andere Mischungen als Leichtgewichte.

- Ambitionierte Freizeitgolfer, die sich weniger stark angestrengt haben, brauchen hingegen nicht so viele Kohlenhydrate wie Spieler, die das Letzte aus sich herausgeholt haben. Ebenso brauchen Sie sich nicht wirklich um zusätzliche Kohlenhydrate zu kümmern, wenn Sie auf der Runde kontinuierlich gegessen oder auf den letzten Löchern noch Fruchtriegel und Gummibärchen eingeworfen haben.

Damit keine Missverständnisse aufkommen: Diese Recovery-Drinks stellen eine Lösung dar, wenn Sie nach dem Turnier nicht direkt etwas essen können oder möchten – z. B. weil Sie noch eine längere Heimfahrt vor sich haben oder erst einmal eine Weile das gesellige Beisammensein genießen möchten. Ansonsten können Sie die ganze Regenerationsnummer auch über eine entsprechend ausgewogene Mahlzeit lösen. Gerichte, die ausreichend Eiweiß und Kohlenhydrate enthalten und die es in vielen Clubrestaurants gibt, sind:

- grüne Nudeln mit Lachs,
- Lasagne mit Spinat und Lachs,
- gebratener Lachs mit Gemüse und Kartoffeln,
- Rösti mit Räucherlachs,
- Spaghetti bolognese,
- Lasagne mit Hackfleisch,
- Caesar Salad mit Huhn und Baguette,
- Salat mit Gambas und Baguette,
- Steak mit Ofenkartoffel,
- Filetspitzen mit Gemüse und Spätzle,
- Thai-Curry mit Reis und Huhn/Tofu,
- Linseneintopf,
- Ofenkartoffel mit Quark,
- Spiegelei mit Bratkartoffeln,
- Matjes mit Kartoffeln.

Muskelenergiespeicher auffüllen

Die Kohlenhydrate, die Sie nach dem Spiel oder Wettkampf zu sich nehmen, wird Ihr Körper vorrangig zum Wiederauffüllen der Glykogenspeicher in Ihrer Muskulatur verwenden. Dabei ist es Ihren Muskeln zunächst einmal völlig gleichgültig, ob Sie jetzt Zucker oder komplexe Kohlenhydrate zu sich nehmen. Glukose ist Glukose.

Aus gesundheitlichen Gründen macht es aber natürlich sehr viel mehr Sinn, Kartoffeln oder Naturreis als Kohlenhydratquelle zu nutzen – doch das muss ich Ihnen an dieser Stelle des Buchs ja inzwischen nicht mehr sagen. Übertreiben Sie es bitte nicht mit den Kohlenhydraten, denn Sie wissen ja: Was nicht verwertet wird, landet schnell auf den Hüften.

Es gibt aber noch einen zweiten Nährstoff, den Sie unbedingt brauchen, damit Ihr Körper in der Lage ist, neues Glykogen zu bilden: und zwar **Kalium**. Für jedes Gramm Muskelglykogen, das Ihr Körper bildet und damit die verbrauchten Speicher wieder auffüllt, braucht er knapp 20 Milligramm Kalium.

Wenn also 100 Gramm Glykogen in den Muskel eingelagert werden sollen, sollten Sie nach dem Sport etwas essen, das circa 2.000 mg Kalium enthält. Die besten natürlichen Quellen für Kalium sind Quinoa und Kartoffeln. Aber auch Grünkohl, Spinat, Rosenkohl, Pastinaken, Rote Beete, Fenchel und Feldsalat liefern erkleckliche Mengen an Kalium (genaue Zahlen, s. Kap. 4.1).

Mein Tipp

Sie sind 50plus? Dann gönnen Sie sich eine Extraportion Eiweiß. Denn ältere Golfer benötigen zur Regeneration der Muskulatur mehr Eiweiß als jüngere Spieler.

Wenn Sie's genau wissen möchten

Eiweiß und Kohlenhydrate arbeiten während des Regenerationsprozesses Hand in Hand. Die Zuckerverbindungen aus den Kohlenhydraten lösen im Blut eine Insulinausschüttung aus. Insulin öffnet nun die Zellen sowohl für den Einbau der Zucker als auch für den Einbau der Aminosäuren aus dem Eiweiß. Deshalb wird Insulin auch als anaboles (= körpersubstanzaufbauendes) Hormon bezeichnet.

Insbesondere, wenn Sie am nächsten Tag ein weiteres Turnier spielen, sollten Sie auf Kalium in Ihrem Essen nach der Runde achten. Denn Sie werden Ihre Muskulatur in kürzester Zeit erneut beanspruchen und brauchen möglichst rasch wieder gut gefüllte Speicher.

Wenn Sie hingegen erst mal keine weitere sportliche Anstrengung vor sich haben, spielt das sofortige Auffüllen der Energiereserven keine ganz so große Rolle und wird sich über die Mahlzeiten der nächsten Tage von selbst regeln.

Muskelkater abmildern

Muskelkater ist harmlos, aber trotzdem ziemlich lästig. Muskelkater bekommen Sie immer dann, wenn Sie entweder sehr extreme oder sehr ungewohnte Bewegungen ausgeführt haben. Beim Golf ist oftmals beides der Fall.

Denn selbst wenn man sich im Vorfeld anständig aufgewärmt hat, hat man im Eifer eines Wettspiels doch immer wieder Schläge, bei denen man noch etwas steiler ausholt, noch etwas extremer durchschwingt, den Rumpf noch etwas weiter dreht als normalerweise – einfach um beste und maximale Schlagweiten zu erreichen. In der Situation merkt man das überhaupt nicht.

Die Quittung kommt in der Regel 24-48 Stunden später, wenn der Muskelkater seinen Peak erreicht. Ein Muskelkater geht immer mit einem Leistungsabfall einher, sowohl, was die Kraft als auch, was den Bewegungsumfang angeht. Deshalb ist er unter Sportlern verhasst.

Die Entstehung von Muskelkater ist ein mehrstufiger (und immer noch nicht restlos aufgeklärter) Vorgang. Durch die Überbelastung kommt es zu mikroskopisch kleinen Verletzungen und Rissen in den Muskelfasern sowie in den umliegenden Geweben.

Unser Körper reagiert auf die innerlichen Wunden mit der Ausschüttung diverser Entzündungsstoffe. Diese führen nicht nur zu Entzündungsreaktionen im Muskel, sondern auch dazu, dass Wasser in die Muskelzellen eintritt. Dadurch quillt der Muskel etwas auf und drückt auf die Muskelhülle (Faszie). Und das schmerzt.

Lange Zeit hat man außerdem gedacht, dass auch die Übersäuerung des Muskels mit Laktat (Milchsäure) bei der Entstehung von Muskelkater eine Rolle spielt. Das scheint aber nicht der Fall zu sein.

Natürliche Nahrungsbestandteile, die einen Muskelkater abmildern, sind

- **Koffein** => Schmerzlinderung;
- **Omega-3-Fettsäuren** => Entzündungshemmung;
- **Polyphenole** => Entzündungshemmung und Antioxidationsmittel.

Auch die Kurkumawurzel steht auf der Kandidatenliste für Anti-Muskelkater-Lebensmittel und es wurden bereits diverse Experimente damit angestellt, die Ergebnisse sind aber noch nicht belastbar.

Was heißt das ganze Regenerationsgedöns hier nun aber konkret für uns Golfspieler nach einer Runde? Es heißt, dass

... Koffein auf der Runde nicht nur die Konzentration steigern kann, sondern im Nachgang auch den Muskelkater etwas „überspielt".

.... das Essen nach dem Turnier idealerweise eiweiß- und omega-3-reichen Lachs/ Fisch enthalten sollte.

... Kartoffeln die ideale Stärkebeilage sind.

... und wir zu all dem viel gedünstetes, buntes Gemüse oder einen frischen Salat essen sollten.

Über Gemüse und Salat pampern Sie auch gleichzeitig Ihr Immunsystem, denn die pflanzlichen Lebensmittel liefern neben den Polyphenolen auch Vitamine, Mineralstoffe und Ballaststoffe. Allesamt gut für die körperliche Abwehr.

Hohe sportliche Anstrengungen im Leistungssportbereich greifen nämlich immer auch ein bisschen das Immunsystem an. Wobei wir als „Normalos" im Golfsport davon ausgehen können, dass die Belastung nicht in dem Bereich spielt, in dem man sich um sein Immunsystem wirklich Sorgen machen müsste. Im Gegenteil: Eine mit Freude und ohne Stress gespielte Runde unterstützt das Immunsystem mehr, als dass sie irgendwelchen Schaden anrichtet. Ihr Gemüse sollten Sie aber trotzdem essen.

3.7 Die besten Lebensmittel für Golfspieler

Wenn Sie am Ende dieses Kapitels nun sagen: „Ausgewogene Ernährung, gut und schön. Aber jetzt mal ‚Butter bei die Fische' – was sind ganz konkret die 20 besten Lebensmittel für mich als Golfer? Welche Nahrungsmittel sollte ich möglichst regelmäßig essen und gegebenenfalls als Vorrat in meinem Kühlschrank oder der Speisekammer haben?" – Dann antworte ich Ihnen ... *diese hier:*

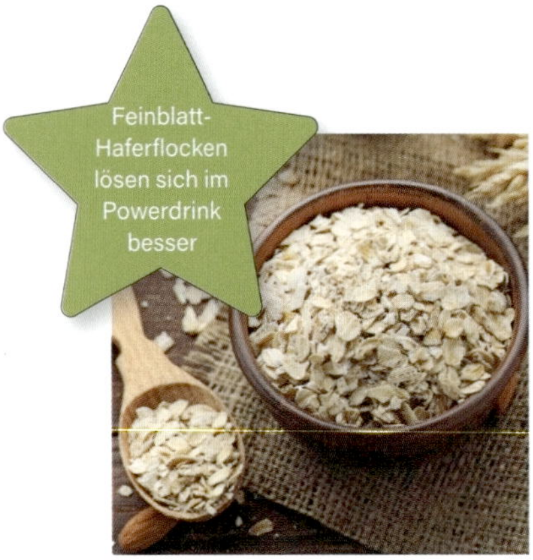
Feinblatt-Haferflocken lösen sich im Powerdrink besser
Lange sättigend
Komplexe Kohlenhydrate für einen stabilen Blutzuckerspiegel
Pflanzliches Eisen für mehr Ausdauer
Magnesium für mehr Power und entspannte Muskeln
Beta-Glukane (Ballaststoffe) für Darmgesundheit und Verdauung

HAFERFLOCKEN

Weizenkeime werden rasch ranzig, deshalb kleine Packungen kaufen

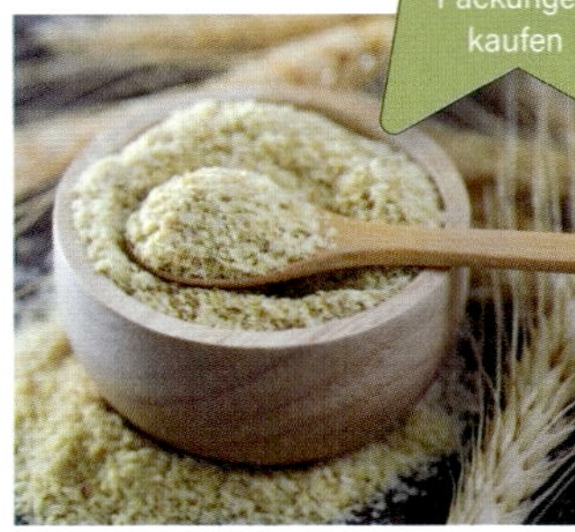

WEIZENKEIME

- Extrem eiweißhaltiges pflanzliches Lebensmittel
- B-Vitamine für Nerven und Aufmerksamkeit
- Vitamin E zum Schutz der Zellen
- Kalium für den Glykogeneinbau
- Lecithin zur Bildung von Acetylcholin

Bananen nicht neben Äpfeln lagern

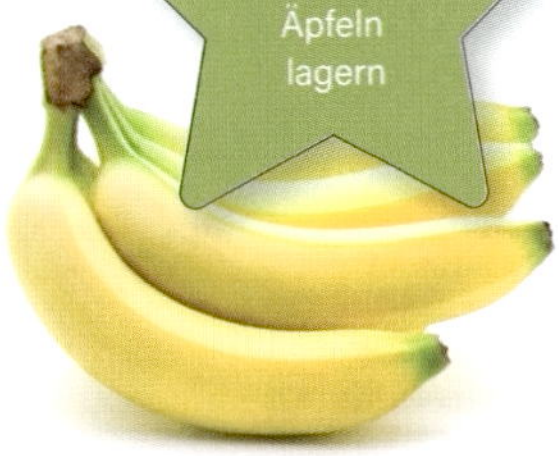

BANANEN

- Idealer Mix aus Zucker und Stärke für schnelle Energie
- Mood Food
- Magnesium für mehr Power und entspannte Muskeln
- Kalium für den Glykogeneinbau
- Pektin (Ballaststoff) für Darmgesundheit und Verdauung

Im Winter TK-Früchte ohne Zuckerzusatz verwenden

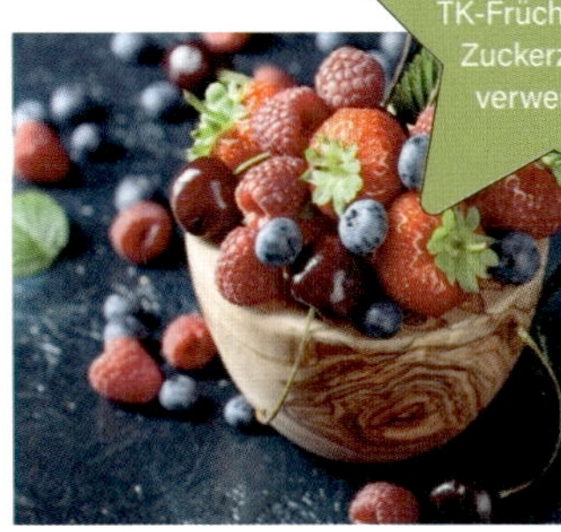

BEEREN

- Geringer Zuckergehalt
- Vitamin C fürs Immunsystem
- Sekundäre Pflanzenstoffe als Entzündungshemmer und für mentale Leistungsfähigkeit
- Ballaststoffe für Darmgesundheit und Verdauung

Kürbiskerne schmecken in Müsli, Salat oder auf Aufläufen

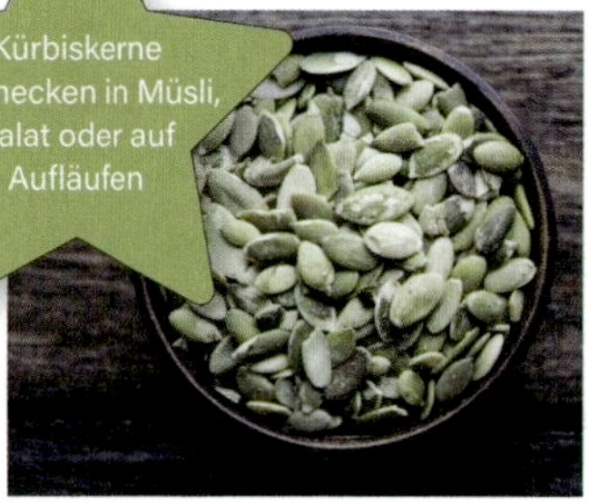

KÜRBISKERNE

- Phenylalanin zur Bildung von Neurotransmittern
- Pflanzliches Eisen für mehr Ausdauer
- Magnesium für mehr Power und entspannte Muskeln
- Kalium für den Glykogeneinbau
- Zink fürs Immunsystem und das Gehirn

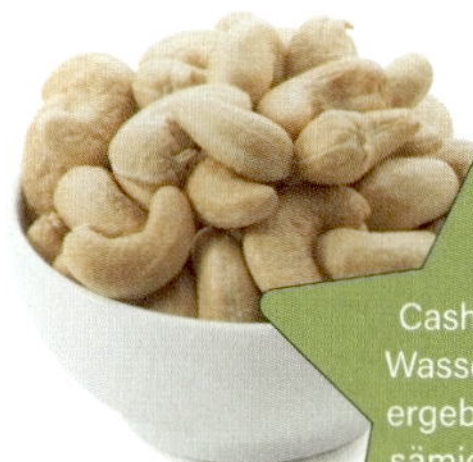

CASHEWS

Cashews mit Wasser püriert ergeben einen sämigen Dipp

- Leicht verdauliche Stärke zur Energiegewinnung
- Tryptophan für eine positive Grundstimmung
- B-Vitamine für Nerven und Aufmerksamkeit
- Zink fürs Immunsystem und das Gehirn

Geschälte Hanfsamen haben ein leicht nussiges Aroma

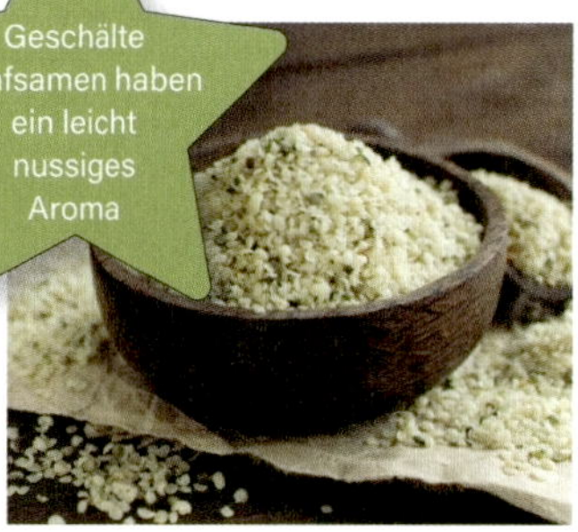

HANFSAMEN

- Extrem eiweißhaltiges pflanzliches Lebensmittel
- Pflanzliche Omega-3-Fettsäuren zur Regeneration und Entzündungshemmung
- B-Vitamine für Nerven und Aufmerksamkeit
- Magnesium für mehr Power und entspannte Muskeln
- Kalium für den Glykogeneinbau

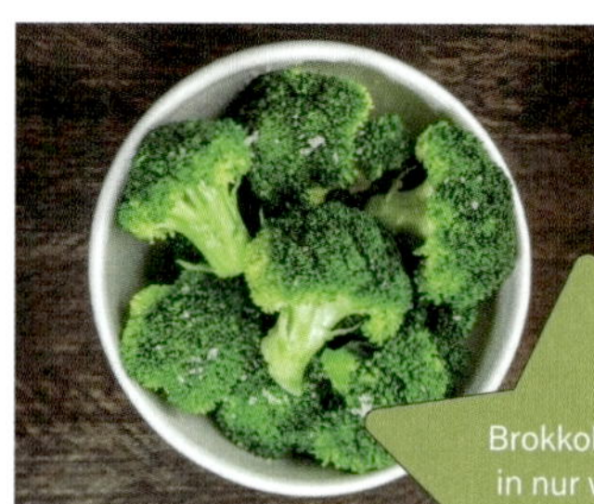

BROKKOLI

Brokkoli stets in nur wenig Wasser dünsten

- Vitamin C fürs Immunsystem
- B-Vitamine für Nerven und Aufmerksamkeit
- Sehr gut verfügbares Kalzium für Knochen und Muskeln
- Kalium für den Glykogeneinbau
- Senföle hemmen das Wachstum von Krebszellen

Legen Sie sich für Smoothies eine Tüte TK-Grünkohl ins Eis

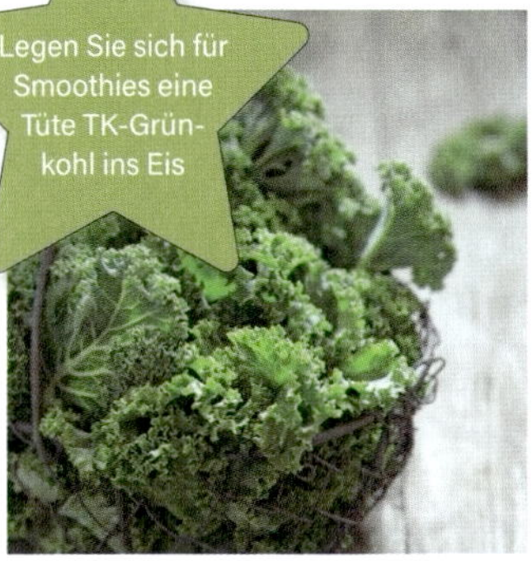

GRÜNKOHL

- Vitamin C fürs Immunsystem
- Beta-Carotin fürs Immunsystem und die Augen
- Kalzium für stabile Knochen und Muskelfitness
- Folsäure für die Bildung roter und weißer Blutkörperchen
- Chlorophyll für eine bessere Sauerstoffversorgung

Kaltgepresste, native Öle nicht erhitzen

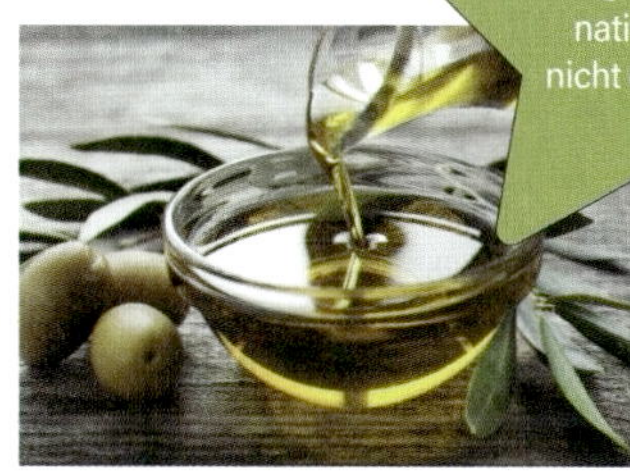

OLIVENÖL

- Ölsäure für Herz und Gefäße
- Vitamin A für Augen und Immunsystem
- Vitamin E zum Schutz der Zellen
- Sekundäre Pflanzenstoffe als Entzündungshemmer und für mentale Leistungsfähigkeit

Rote Beete am besten mit Gummihandschuhen verarbeiten

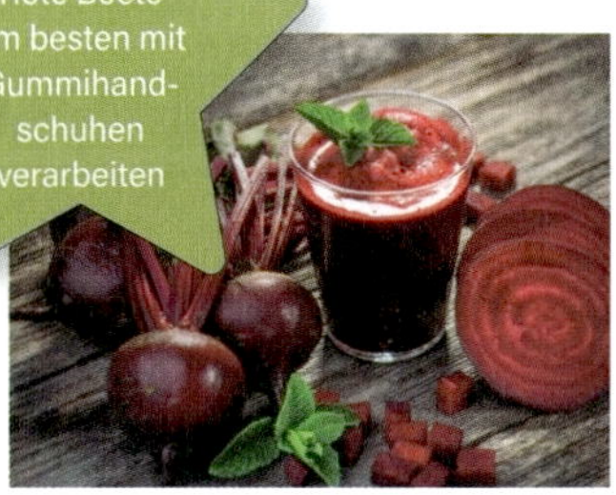

ROTE BEETE

- Nitrat für die Fitness
- Folsäure für die Bildung roter und weißer Blutkörperchen
- Pflanzliches Eisen für mehr Ausdauer
- Sekundäre Pflanzenstoffe als Entzündungshemmer und für mentale Leistungsfähigkeit

Kartoffeln vorkochen und abkühlen lassen senkt den Kaloriengehalt

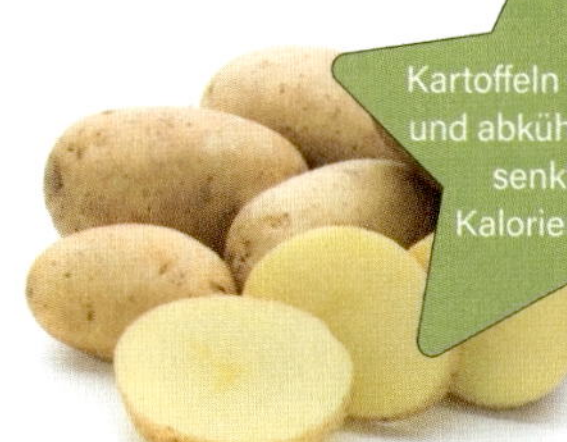

KARTOFFELN

- Leicht verdauliche Stärke zur Energiegewinnung und/oder zur Auffüllung der Glykogenspeicher
- B-Vitamine für Nerven und Aufmerksamkeit
- Kalium für den Glykogeneinbau
- Kalorienärmer als Nudeln, Reis oder Brot

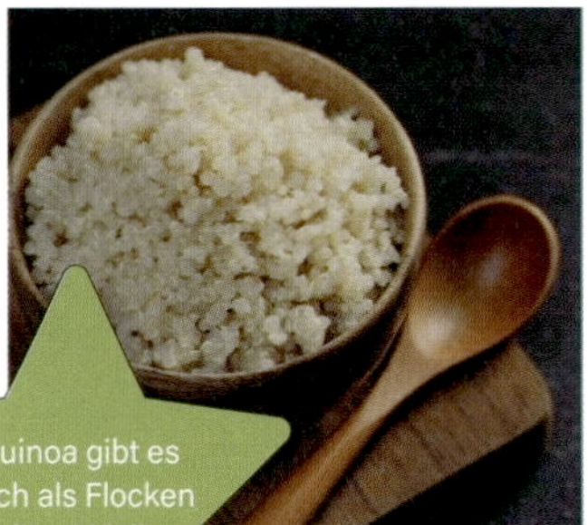

QUINOA

Quinoa gibt es auch als Flocken fürs Müsli

- Extrem hochwertiges pflanzliches Eiweiß
- Eines der kaliumreichsten Lebensmittel überhaupt (Glykogeneinbau)
- Magnesium für mehr Power und entspannte Muskeln
- Pflanzliches Eisen für mehr Ausdauer

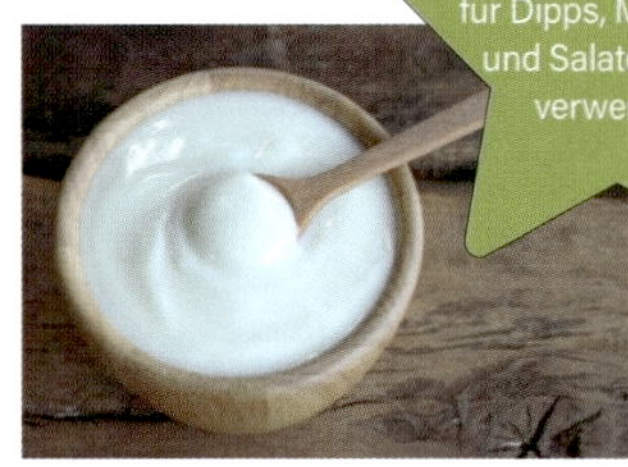

NATURJOGHURT

Joghurt auch für Dipps, Marinaden und Salatdressing verwenden

- Leicht verdauliches tierisches Eiweiß
- Milchfett fürs Herz
- Kalzium für stabile Knochen und Muskelfitness
- Milchsäurebakterien für die Darmflora

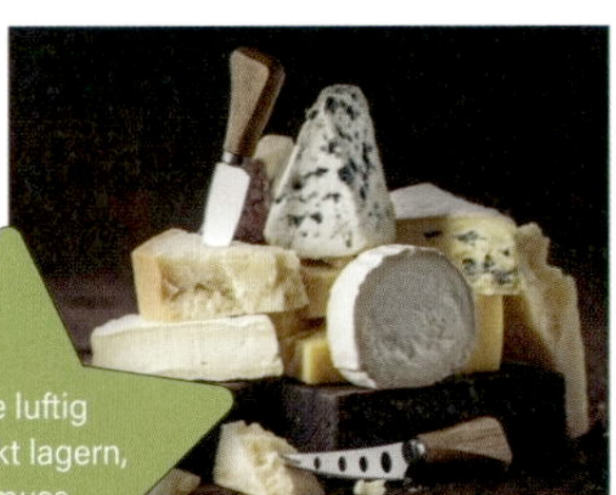

KÄSE

Käse luftig verpackt lagern, er muss atmen

- Leicht verdauliches tierisches Eiweiß
- Milchfett fürs Herz
- In Bio-Käse: Omega-3-Fettsäuren als Entzündungshemmer
- Vitamin A für Augen und Immunsystem
- Kalzium für stabile Knochen und Muskelfitness

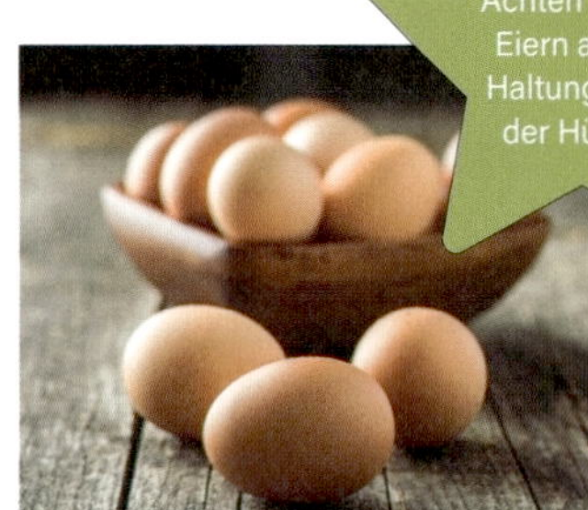

EIER

Achten Sie bei Eiern auf die Haltungsform der Hühner

- Das hochwertigste tierische Eiweiß, das Sie kriegen können
- Vitamin D für starke Knochen
- Biotin für Nerven und Haut
- Vitamin B12 zur Aktivierung von Folsäure
- Zink fürs Immunsystem und das Gehirn

Wenn erhältlich, kaufen Sie Wildlachs

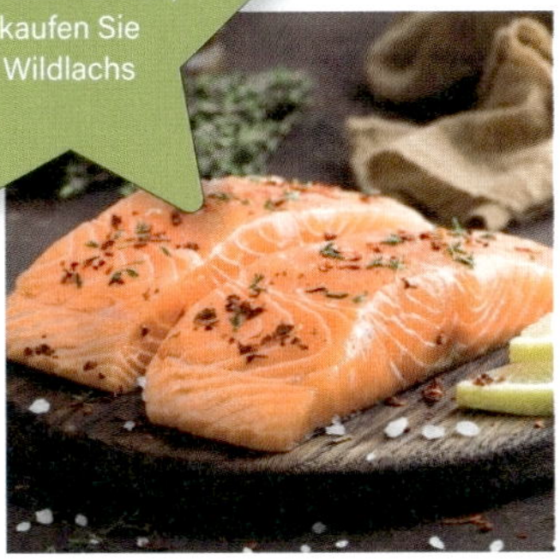

LACHS

- Leicht verdauliches tierisches Eiweiß
- Omega-3-Fettsäuren als Entzündungshemmer
- Vitamin D für starke Knochen
- B-Vitamine für Nerven und Aufmerksamkeit
- Folsäure für die Bildung roter und weißer Blutkörperchen

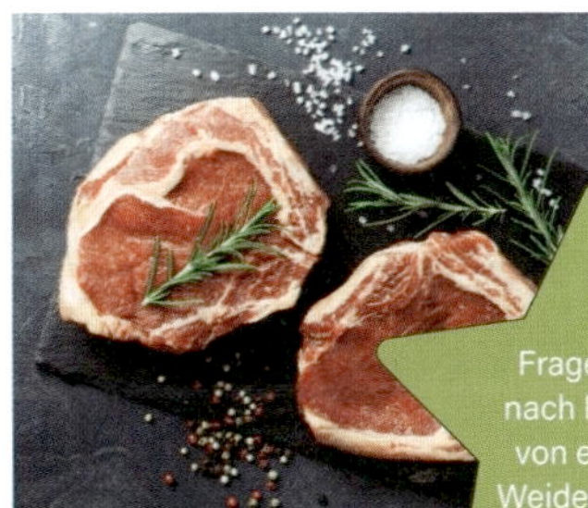

RINDFLEISCH

Fragen Sie nach Fleisch von echten Weiderindern

- Besonders hochwertiges tierisches Eiweiß
- Eisen für mehr Ausdauer
- Kalium für den Glykogeneinbau
- Zink fürs Immunsystem und das Gehirn
- Knochenbrühe: Kollagen für Gelenke und Bänder

Achten Sie beim Kauf auf das Tierwohlsiegel

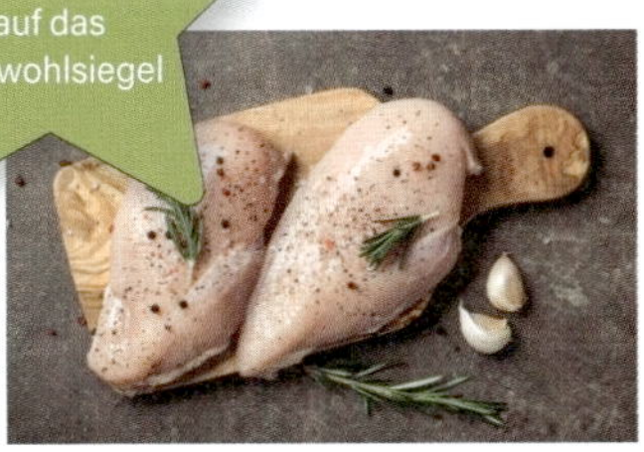

HUHN

- Leicht verdauliches tierisches Eiweiß
- Fettarm
- B-Vitamine für Nerven und Aufmerksamkeit
- Kalium für den Glykogeneinbau

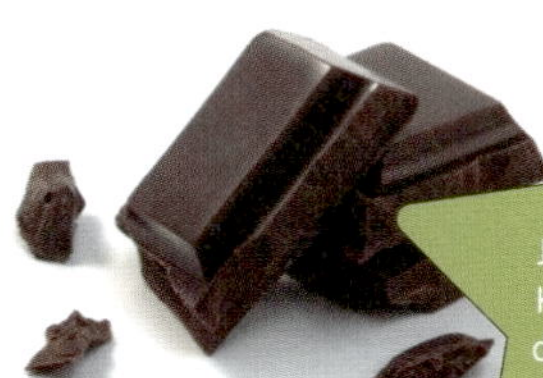

DUNKLE SCHOKOLADE

Je höher der Kakaoanteil, desto besser

- Polyphenole zur Entzündungshemmung/Regeneration
- Flavonole für Gefäße und Immunsystem
- Theobromin für die Aufmerksamkeit
- ... trotzdem nur in Maßen genießen ☺

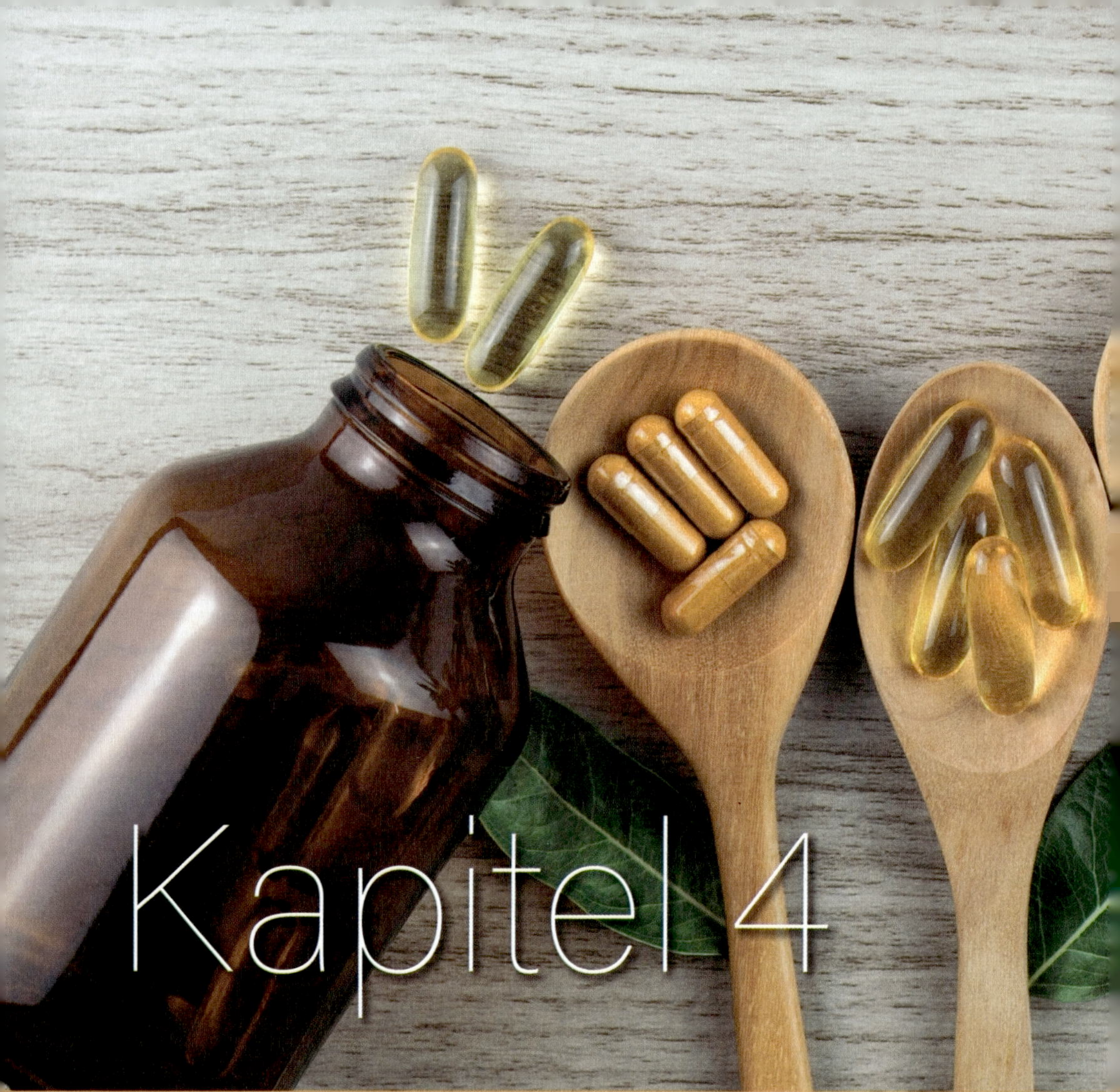

Kapitel 4

Nahrungsergänzung gezielt einsetzen

Nahrungsergänzungsmittel (NEM) sind aus unserem Leben nicht mehr wegzudenken. Apotheken, Drogerien und auch die normalen Supermärkte füllen ganze Regalwände mit Kapseln, Pülverchen, Brausetabletten, Gels und Ähnlichem, die allesamt versprechen, unsere – angeblich unzureichende – Ernährungssituation zu verbessern. Hier heißt es: Durchatmen und bloß nicht in Kaufpanik verfallen! Denn ganz so schlimm ist es nicht.

Ich möchte überhaupt nicht bestreiten, dass es Menschen gibt, die aufgrund einseitiger und unausgewogener Essgewohnheiten latent mit dem einen oder

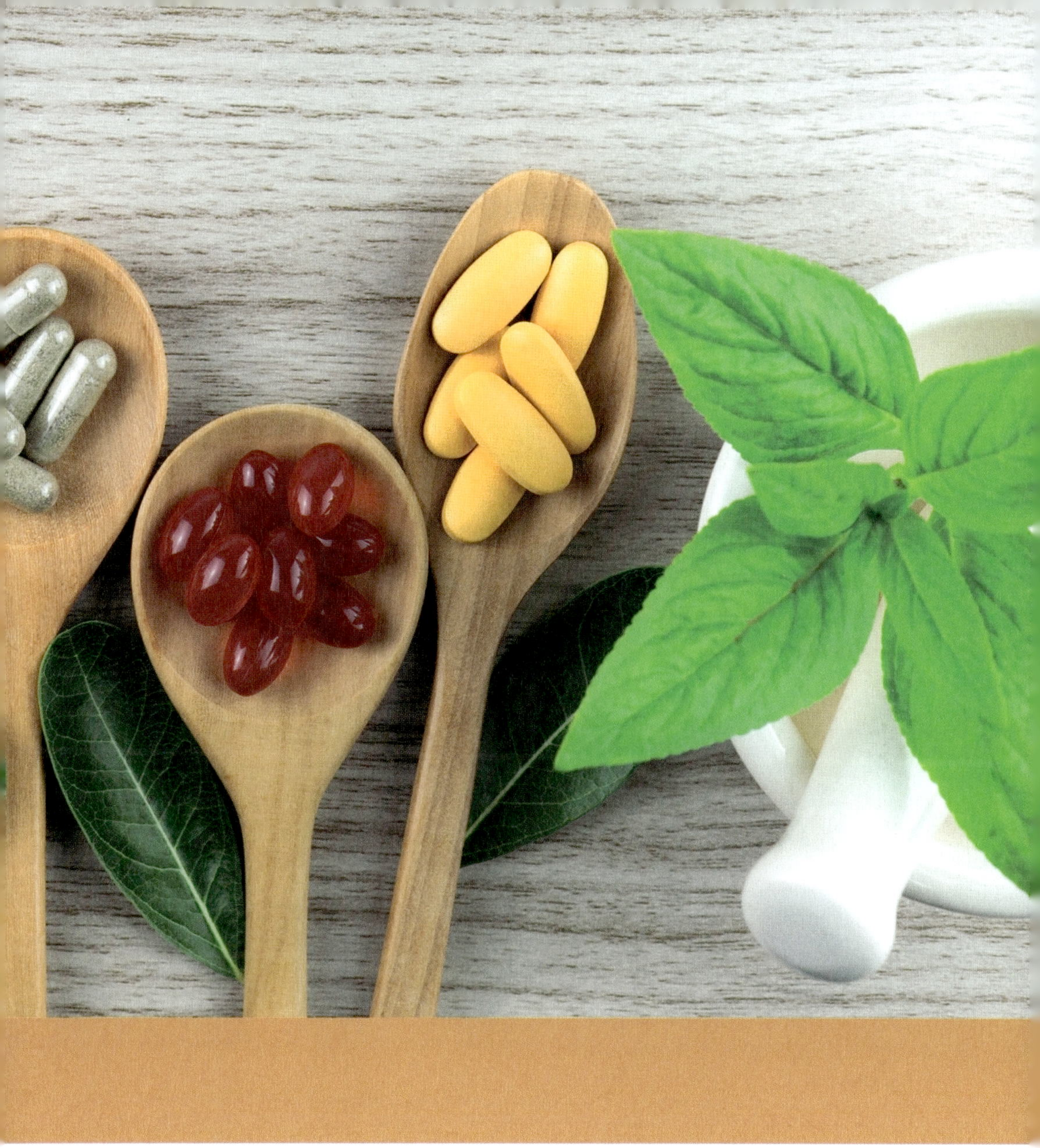

anderen Nährstoff unterversorgt sind. Auch müssen Veganer wegen ihrer eingeschränkten Lebensmittelauswahl zwingend einzelne Nährstoffe substituieren. Das Gleiche mag für Menschen mit starken Unverträglichkeiten gelten.

Und natürlich gibt es Situationen im Leben (Krankheit, Schwangerschaft, Stillzeit, Stress, hohe körperliche Belastungen), in denen der Bedarf an einzelnen Nährstoffen erhöht ist. Dass uns aber allen und ständig irgendetwas fehlt, ist nicht der Fall. Deshalb macht es keinen Sinn, auf Verdacht irgendwelche Präparate zu konsumieren. Das Motto „viel hilft viel" ist bei NEM absolut nicht angebracht (vgl. Online-Tabelle „Was Nahrungsergänzungsmittel verschweigen dürfen", Link im Anhang).

Nun kann jedoch Sport, je nachdem, wie intensiv er ausgeübt wird, zu einer hohen körperlichen Belastung werden. Und intensives sportliches Training erhöht tatsächlich den Nährstoffbedarf, da Sportler mehr Nährstoffe verbrauchen und ausscheiden/ausschwitzen.

Allerdings steigt parallel mit der Trainingsintensität auch der Energiebedarf. Heißt: Wer viel Sport macht und hart trainiert, kann mehr essen. Und in diesem „mehr Essen" sind natürlich auch mehr Nährstoffe drin als in kleineren Essensportionen. Insofern gehen die meisten Experten davon aus, dass es bei einer auf den Trainingsumfang abgestimmten, vielseitigen Ernährung nicht zu leistungsmindernden Engpässen in der Nährstoffversorgung kommen sollte.

Mein Tipp

Lassen Sie alle 1-2 Jahre einen Gesundheitscheck beim Arzt durchführen. Bitten Sie dabei auch um eine Analyse der Nährstoffversorgung über Blut und Urin. Auch ein ehrliches Sieben-Tage-Ernährungsprotokoll, ausgewertet von einer seriösen Ernährungsfachkraft, ist sehr aufschlussreich hinsichtlich der individuellen Versorgungslage. Im Falle von diagnostizierten Defiziten können Sie die entsprechenden Nährstoffe gezielt ergänzen und fischen nicht im Trüben.

Da Sie sich als leistungsorientierter Hobbygolfer wahrscheinlich nicht jeden Tag bis ins Detail mit Ihrer Ernährung auseinandersetzen und weil das Thema in der Werbung so stark bespielt wird, dass quasi jeder (mich eingenommen) irgendwann in die Situation kommt, zu denken: „Sollte ich nicht vielleicht doch ...?", sprechen wir an dieser Stelle über NEM.

Ich möchte Ihren Blick dabei aber nur auf einige wenige Nährstoffe leiten, die für Sportler nachgewiesenermaßen relevant sind. Diese sollten Sie im Auge behalten und Ihren Speiseplan damit anreichern – was aber nicht in jedem Fall die Einnahme von Kapseln oder Ähnlichem erfordert, sondern in vielen Fällen auch über natürliche Lebensmittel zu regeln ist.

Neben den echten NEM gibt es außerdem noch die sogenannten *Wirkstoffsupplemente* mit vermeintlich leistungsfördernder Wirkung. Über Koffein habe ich ja schon in Kap. 2.5 geschrieben. Es gibt aber noch mehr Kandidaten, die immer wieder als Geheimtipps gehandelt werden. Die Wichtigsten greife ich weiter unten auf.

Wenn Sie's genau wissen möchten

Im eigentlichen Wortsinn bedeutet Nahrungsergänzung zunächst einmal nur ***Substitution***, das heißt, es werden Nährstoffe ergänzt, die sowieso benötigt werden. Bei einer ***Supplementierung*** hingegen werden Nährstoffe über den Bedarf hinaus hinzugefügt, um gegebenenfalls die Leistung zu steigern. Im Sportbereich sind die Grenzen hierbei oftmals fließend.

4.1 Mineralstoffe unter der Lupe

Ohne Mineralstoffe würde unser Stoffwechsel nicht funktionieren. Die kleinen Helferlein unterstützen und ermöglichen unzählige Stoffwechselreaktionen im Körper – darunter eben auch etliche, die mit Leistung und Fitness im Zusammenhang stehen. Eine über den Bedarf hinausgehende Supplementierung mit Mineralstoffen ist dennoch unnötig, denn der Körper kann mit einem Überschuss an diesen Nährstoffen nichts anfangen. Weder fördert ein Überschuss die Gesundheit noch wirkt ein „Mehr" bei allgemein schon guter Versorgung leistungssteigernd.

Anders sieht es bei einer bestehenden Unterversorgung aus. Wenn Sie zum Beispiel lange Zeit zu wenig Eisen aufgenommen haben, dann werden Sie sehr rasch eine Verbesserung Ihres körperlichen Leistungsniveaus sowie Ihres Befindens merken, sobald Sie die Eisenzufuhr erhöhen und wieder Ihrem Bedarf anpassen.

Bevor Sie deshalb jedoch zu käuflichen Präparaten greifen, probieren Sie es bitte über Nahrungsmittel. Die unten aufgelisteten, von der Deutschen Gesellschaft für Ernährung empfohlenen Mengen für die tägliche Zufuhr gelten für die Bevölkerung allgemein und sind auch für Freizeitsportler ausreichend. Wenn Sie hingegen leistungsorientiert Golf spielen, nebenbei zusätzlich Fitnesstraining machen und zudem dazu neigen, stark zu schwitzen, können Sie einen 5-10%igen Zuschlag draufrechnen.

Natrium – der Wasserversorger

Alles Wissenswerte über Natrium finden Sie in Kap. 2.3 beim Thema Mineralwasser.

Zur Erinnerung: Sportler dürfen und sollten bei der Einnahme von Natrium bzw. Salz großzügiger sein als die Allgemeinbevölkerung, die vor Bluthochdruck geschützt werden soll.

Tab. 17: Zufuhrempfehlung für Natrium pro Tag, Aufgabe im Stoffwechsel und Symptome einer Unterversorgung

	Zufuhrempfehlung pro Tag* (Erwachsene ab 19 Jahren)	Aufgaben	Symptome für eine Unterversorgung
NATRIUM	1.500 mg	Flüssigkeitshaushalt, Blutdruckstabilisation, Muskelkontraktion, Säure-Basen-Balance	Erschöpfung, Unwohlsein, Muskelschwäche, Krämpfe, Schwindel, Erbrechen

**Quelle DGE, 2020*

Kalium – der Regenerationsförderer

Kalium hat viele Funktionen, die schon lange bekannt sind. Der Elektrolyt puffert unter anderem Säuren ab und balanciert den Flüssigkeitshaushalt aus. Außerdem reguliert Kalium den Blutdruck. Für Sportler ist Kalium wichtig, weil der Mineralstoff bei jeder einzelnen Muskelkontraktion gebraucht wird. Ist zu wenig Kalium vorhanden, ermüdet die Muskulatur deutlich schneller.

Gleichzeitig ist Kalium ein entscheidender Player in unserem Nervensystem und deshalb für Sportarten, bei denen es auf Strategie, Taktik und Koordination ankommt (und dazu zählt Golf natürlich), unentbehrlich. Doch damit nicht genug: Kalium wird auch zwingend benötigt, um nach einer sportlichen Einheit die Glykogenspeicher im Muskel wieder aufzufüllen.

Um ein Gramm Glykogen einzulagern, werden 19,5 Milligramm Kalium benötigt. Wenn Sie also auf einer Golfrunde 100 Gramm Muskelglykogen verbraucht haben, dann müssen Sie knapp 2.000 Milligramm Kalium aufnehmen, um Ihre Speicher wieder voll aufzuladen.

Mit Bananen, Nüssen und Trockenfrüchten (gegebenenfalls als Fruchtschnitten) können Sie hierfür schon auf der Runde einen kleinen Vorschub leisten. Im Essen nach einer Runde sind Kartoffeln, Spinat und Rosenkohl ideale Kaliumlieferanten.

Wichtig: Führen Sie während der Belastungsphase keine künstlich hohen und zusätzlichen Kaliumdosen (z. B. über Sportgetränke) zu! Durch den Glykogenabbau während des Sports steigt der Kaliumspiegel im Blut sowieso schon an und ein allzu hoher Blutkaliumspiegel beeinträchtigt die Leistungskurve wiederum negativ.

Tab. 18: Zufuhrempfehlung für Kalium pro Tag, Aufgaben im Stoffwechsel und Symptome einer Unterversorgung

	Zufuhrempfehlung pro Tag* (Erwachsene ab 19 Jahren)	Aufgaben	Symptome für eine Unterversorgung
KALIUM	4.000 mg	Muskelkontraktion, Glykogeneinlagerung, Säurepuffer, Blutdruckregulation	Muskelschwäche, Krämpfe, Konzentrationsabfall, Herzrhythmusstörungen

**Quelle DGE, 2020*

Tab. 19: Kaliumgehalte ausgewählter Lebensmittel. Quelle: BLS

Lebensmittel	Kaliumgehalt
100 g Quinoa	800 mg
150 g Spinat	780 mg
50 g getrocknete Aprikosen	680 mg
150 g Steak	600 mg
150 g Lachs, Rotbarsch, Kabeljau	Ø 580 mg
1 Banane (150 g)	550 mg
150 g Rosenkohl	515 mg
150 g Kartoffeln	510 mg
50 g Pistazien	500 mg
150 g Hühnchen, Pute	Ø 400 mg
50 g Rosinen/Sultaninen	390 mg
50 g Mandeln	340 mg

Kalzium – das Knochenmineral

Kalzium ist der Mineralstoff, der maßgeblich am Aufbau von Knochen und Zähnen beteiligt ist. Aber auch im Sport spielt er eine große Rolle, denn er hilft, die Bewegungsimpulse der Nerven an die Muskeln weiterzugeben. Klappt dieser Vorgang nicht ordentlich, weil zu wenig Kalzium vorhanden ist, dann fangen die Muskeln an zu zittern und krampfen letztlich. Das gilt auch für den Herzmuskel!

Aber selbst wenn „nur" die Unterarmmuskulatur leicht zittert – stehen Sie in diesem Moment auf dem Grün und wollen zum Putt ansetzen, ist es vorbei mit der Zielgenauigkeit.

Allerdings verfügt unser Körper über eine ziemlich gute Kalziumreserve: nämlich die Knochen. Eine Kalziumunterversorgung führt deshalb immer dazu, dass Knochensubstanz abgebaut wird. Und das ist für Sportler eine ziemlich ungute Situation, denn damit steigt das Risiko für Knochenbrüche.

Insbesondere bei einer unterkalorischen Ernährung ist die Gefahr groß, dass zu wenig Kalzium aufgenommen wird. Auch sollten weibliche Leistungssportlerinnen, die keine Periodenblutung haben und damit niedrige Östrogenspiegel aufweisen, Kalzium in Kombination mit Vitamin D supplementieren. Vitamin D erhöht grundsätzlich die Verfügbarkeit von Kalzium.

Natürliche Kalziumlieferanten sind in erster Linie Milch und Milchprodukte. Aber auch Grünkohl – roh im Smoothie oder gekocht auf dem Teller – kann zur Versorgung beitragen. Als „Kalziumräuber" gelten übrigens große Eiweißmengen in industriellen Proteinshakes.

Tab. 20: Zufuhrempfehlung für Kalzium pro Tag, Aufgaben im Stoffwechsel und Symptome einer Unterversorgung

	Zufuhrempfehlung pro Tag* (Erwachsene ab 19 Jahren)	Aufgaben	Symptome für eine Unterversorgung
KALZIUM	1.000 mg	Stabilisierung der Knochen/Zähne, Erregbarkeit der Muskulatur, Reizweiterleitung im Nervensystem, Blutgerinnung	Muskelzittern, Krämpfe, Hautkribbeln, Knochenerweichung, Osteoporose

**Quelle DGE, 2020*

Tab. 21: Kalziumgehalte ausgewählter Lebensmittel. Quelle: BLS

Lebensmittel	Kalziumgehalt
30 g Mohn	430 mg
30 g Emmentaler, Bergkäse, Parmesan	411 mg
30 g Parmesan, Bergkäse	330 mg
250 ml Milch, Naturjoghurt, Kefir	300 mg
250 ml Pflanzendrink, mit Ca angereichert	300 mg
30 g Gouda, Butterkäse	Ø 295 mg
150 g Grünkohl	270 mg
500 ml Mineralwasser (500 mg Ca/l)	250 mg
250 g Speisequark	230 mg
150 g Spinat	210 mg
150 g Mangold	185 mg
50 g Haselnüsse	75 mg

Magnesium - der Energieaktivator

Magnesium ist ein bei Sportlern sehr beliebter Mineralstoff. Denn auch Magnesium kann vor Krämpfen schützen. Die Betonung liegt dabei allerdings auf KANN. Denn nicht jeder Muskelkrampf, der Sie beim Sport ereilt, ist auf eine Magnesiumunterversorgung zurückzuführen. Insbesondere an heißen Tagen werden Krämpfe eher durch eine Dehydratation und den damit verbundenen Natriumverlust aufgrund starken Schwitzens ausgelöst. Deshalb sollten Sie an warmen Tagen Ihr Getränk mit etwas Kochsalz anreichern (vgl. Kap. 2). Außerdem kann auch eine Unterversorgung mit Kalzium dazu führen, dass Muskeln verkrampfen (s. o.).

Was viele Sportler nicht auf dem Zettel haben: Magnesium spielt eine entscheidende Rolle bei der Verbrennung von Glukose und wird deshalb auch als „Energieaktivator" bezeichnet. Vielleicht erinnern Sie sich noch dunkel an Ihren Biologieunterricht: Glukose wird in einigen ziemlich komplizierten - und deshalb bei Schülern verhassten (Stichwort: Glykolyse, Zitratzyklus, Atmungskette) - Stoffwechselreaktionen zu ATP (Adenosintriphosphat) abgebaut. ATP ist der Energielieferant für unseren Körper.

Bei einer Magnesiumunterfunktion stockt die ATP-Produktion aus Glukose. Bei einer guten Versorgung wird sie hingegen beschleunigt. Deshalb sind Athleten, die optimal mit Magnesium versorgt sind, deutlich fitter und ausdauerstärker als Kollegen, die ein Magnesiumdefizit haben.

Zudem ist Magnesium auch ein Hilfsstoff bei der Bildung von Proteinen im Körper - ohne Magnesium funktioniert kein Muskelaufbau. Seinen Magnesiumbedarf kann man - außer über Lebensmittel - sehr leicht über Mineralwässer mit hohem Magnesiumgehalt (> 100 Milligramm/Liter) decken. Dies hat den Vorteil, dass der Mineralstoff über den Tag verteilt in kleineren Portionen im Darm ankommt und vollständig aufgenommen werden kann.

Nahrungsergänzungsmittel, die über 250 Milligramm Magnesium pro Portion und Tag enthalten, verursachen Durchfall, da der menschliche Körper nicht in der Lage ist, größere Mengen Magnesium auf einmal zu resorbieren. Außerdem blockieren hoch dosierte Magnesiumgaben die Aufnahme von Kalzium und Zink.

Tab. 22: Zufuhrempfehlung für Magnesium pro Tag, Aufgaben im Stoffwechsel und Symptome einer Unterversorgung

	Zufuhrempfehlung pro Tag* (Erwachsene ab 25 Jahren)	Aufgaben	Symptome für eine Unterversorgung
MAGNESIUM	W: 300 mg (1) M: 350 mg (2)	Muskelkontraktion, Energieübertragung, Knochenmineralisation	Vorzeitige Ermüdung, Muskelschwäche, Muskelverhärtung, Krämpfe

**Quelle: DGE, 2020*
W = Frauen (weiblich), M = Männer (männlich)
(1) Frauen unter 25 Jahren: 310 mg
(2) Männer unter 25 Jahren: 400 mg

Tab. 23: Magnesiumgehalte ausgewählter Lebensmittel. Quelle: BLS

Lebensmittel	Magnesiumgehalt
100 g Edamame	220 mg
50 g Paranüsse	190 mg
20 g Sesam	175 mg
50 g Mandeln	145 mg
30 g Hanfsamen	144 mg
50 g Cashews	130 mg
50 g Amaranth	133 mg
100 g Haferflocken	120 mg
100 g Vollkornmehl Weizen, Dinkel	Ø 100 mg
30 g Sonnenblumenkerne	100 mg
30 g Weizenkeime	85 mg
30 g Kürbiskerne	84 mg

Eisen – der Konditionsverbesserer

Ein Defizit an Eisen führt dazu, dass die roten Blutkörperchen weniger Sauerstoff binden und zu den Muskelzellen transportieren. Dadurch können die Muskelzellen weniger Glukose verbrennen und weniger ATP produzieren. Dies führt zu Leistungseinbußen in der Ausdauer. Man hat irgendwann einfach keine Puste mehr. Frauen sind durch den monatlichen Blutverlust häufiger von einer Eisenunterversorgung betroffen als Männer.

Generell kann unser Körper das Eisen aus tierischen Lebensmitteln besser verwerten als aus pflanzlichen Lebensmitteln. Man geht davon aus, dass tierisches Eisen zu 20-30 Prozent resorbiert wird, pflanzliches Eisen hingegen nur zu rund acht Prozent. Das heißt: Tierisches Eisen wird rund dreimal besser aufgenommen als Eisen aus pflanzlichen Quellen.

Der gleichzeitige Verzehr von Vitamin C (z. B. in Form eines Orangensaftes) fördert die Eisenaufnahme. Milchprodukte, Kaffee, schwarzer und grüner Tee sowie Rotwein blockieren sie dagegen. Zudem kann Eisen nur verwertet werden, wenn Vitamin B_{12} oder Folsäure in ausreichender Menge vorhanden sind – was wieder einmal zeigt, dass Nährstoffe am besten im natürlichen Zusammenspiel funktionieren und nicht einzeln und in Höchstdosen eingenommen werden sollten.

Mein Tipp

Alle Mineralstoffe sind wasserlöslich. Kochen Sie Kartoffeln und Gemüse deshalb nicht schwimmend in Wasser, sondern dünsten oder dämpfen Sie sie. Füllen Sie dafür maximal zwei Zentimeter Wasser auf den Topfboden. Ansonsten haben Sie am Ende mehr Mineralstoffe im Kochwasser als in Ihrem Essen.

Bei gut gefüllten Eisenspeichern lässt sich die Leistung durch eine zusätzliche Eisensupplementation übrigens nicht weiter steigern. Wenn Sie sich allerdings die täglichen Aufnahmeempfehlungen ansehen und mit den Eisengehalten verschiedener Lebensmittel vergleichen (s. u.) und anschließend noch die oben genannten niedrigen Resorptionsraten einkalkulieren, dann wird schnell klar, dass Eisen derjenige Mineralstoff ist, dessen Bedarf über natürliche Lebensmittel am schwierigsten zu decken ist. Deshalb kann eine regelmäßige Blutkontrolle und Substitution über NEM in einigen Fällen sinnvoll sein.

Wichtig: Männer, Frauen nach der Menopause und Schwangere sollten ausschließlich unter ärztlicher Kontrolle zu eisenhaltigen NEM greifen.

Tab. 24: Zufuhrempfehlung für Eisen pro Tag, Aufgaben im Stoffwechsel und Symptome einer Unterversorgung

EISEN	Zufuhrempfehlung pro Tag* (Erwachsene ab 19 Jahren)	Aufgaben	Symptome für eine Unterversorgung
	W: 15 mg (1) M: 10 mg	Blutbildung, Baustein des roten Blutfarbstoffs, Sauerstofftransport	Müdigkeit, Erschöpfung, Atemnot, Blutarmut, Infektanfälligkeit

**Quelle DGE, 2020*
W = Frauen (weiblich), M = Männer (männlich), (1) Frauen ab 51 Jahren: 10 Milligramm

Tab. 25: Eisengehalte ausgewählter Lebensmittel. Quelle: BLS

Lebensmittel	Eisengehalt
100 g Kalbsleber	8 mg
100 g Pfifferlinge	6,5 mg
150 g Spinat	5,4 mg
150 g Schwarzwurzeln	4,9 mg
100 g Haferflocken	4,4 mg
50 g Amaranth	3,8 mg
50 g Pistazien	3,6 mg
50 g Hirse	3,5 mg
150 g Rindfleisch	3,3 mg
100 g Kichererbsen, Sojabohnen	3 mg
150 g Grünkohl	2,9 mg
30 g Weizenkeime	2,6 mg
50 g Kürbiskerne	2,4 mg
30 g Bauernleberwurst	1,8 mg
150 g Huhn, Pute	1,1 mg

4.2 Vitamine unter der Lupe

Was für Mineralstoffe gilt, möchte ich für Vitamine wiederholen: Eine Vitaminsubstitution kann nur dann eine Leistungssteigerung hervorrufen, wenn vorher eine Unterversorgung vorgelegen hat. Unter extremen sportlichen Anstrengungen (Marathon, Triathlon) steigt der Bedarf einiger weniger Vitamine aufgrund des hohen Energieverbrauchs und der hohen Kohlenhydratzufuhr.

Als Golfer kommen wir jedoch weder an diese körperlichen Belastungsgrenzen heran noch essen wir überproportional viele Kohlenhydrate. Insofern macht es keinen Sinn, auf Verdacht hoch dosierte Multivitaminpräparate einzunehmen. Dies schadet eher, als dass es nützt.

Wenn Sie's genau wissen möchten

Antioxidative Vitamine gelten als sogenannte *Radikalfänger*. Freie Radikale sind sehr reaktionsfreudige (man könnte auch sagen: aggressive) Sauerstoffverbindungen, die in jeder Zelle unseres Körpers entstehen. Rauchen, UV-Strahlung, bestimmte Schadstoffe, aber auch extreme körperliche Arbeit und Sport fördern die Entstehung freier Radikale.

Freie Radikale sind allgemein als böse Buben verschrien, denn sie greifen Blutgefäße und Zellen an und erhöhen so das Risiko für bestimmte Erkrankungen. Tatsächlich sind sie aber bis zu einem gewissen Grad auch nützlich. Denn freie Radikale helfen beim Abbau kaputter und nicht mehr funktionsfähiger Körperzellen, damit diese sich nicht unkontrolliert vermehren und unter Umständen zu Krebszellen entarten.

Nun gehen bei jeder sportlichen Anstrengung Muskelzellen kaputt. Gleichzeitig entstehen durch den erhöhten Sauerstoffverbrauch beim Sport mehr freie Radikale. Wenn diese nun aber alle durch ein hoch dosiertes ACE-Präparat weggefangen werden, können sie die schadhaften Zellen nicht unschädlich machen – was wiederum den Muskelstoffwechsel beeinträchtigt.

Und in der Tat zeigen Untersuchungen, dass die Einnahme künstlicher Antioxidantien die Trainingseffekte bei Ausdauersportlern zunichtemacht. Das heißt: Die Verbesserung in der muskulären Ausdauer, die man durch regelmäßiges Training erreichen möchte, wird durch hoch dosierte Antioxidantien ausgebremst, weil zu viel „Zellmüll" im Muskel liegen bleibt.

ACE-Vitamine – die Immunbooster

Besonders in den Wintermonaten sind, gerade auch bei Sportlern, die sogenannten *ACE-Produkte* sehr beliebt. Die antioxidativen Vitamine A, C und E sollen vor Erkältungen und anderen Infekten schützen. Wenn Sie die Dosierungen derartiger Präparate jedoch einmal mit den offiziellen Zufuhrempfehlungen vergleichen, werden Sie feststellen, dass einzelne Vitamine darin zum Teil extrem überdosiert sind. Solche Megadosen sind insbesondere für Sportler kontraproduktiv.

Insbesondere bei den fettlöslichen Vitaminen A und E kann es durch Überdosierungen zu schweren Nebenwirkungen kommen. So erhöht eine kontinuierlich überhöhte Aufnahme von Vitamin A bzw. Beta-Carotin bei Rauchern das Risiko für Lungenkrebs. Im Zusammenhang mit hohen Dosen Vitamin E wurden vermehrt Schlaganfälle beobachtet.

Wenn Sie sich unsicher sind, was Ihre persönliche Vitaminversorgungslage angeht und dem Kauf eines Vitaminpräparats nicht widerstehen können, dann orientieren Sie sich hinsichtlich der maximalen Dosierung unbedingt an den vom Bundesinstitut für Risikobewertung vorgeschlagenen Höchstmengen pro Tag.

Tab. 26: Zufuhrempfehlung für die antioxidativen Vitamine A, C und E pro Tag

	Zufuhrempfehlung pro Tag* (Erwachsene ab 19 Jahren)	Als sicher eingestufte Höchstmengen in NEM pro Tag**
Vitamin A	W: 700 µg / M: 850 µg (1)	200 µg (2)
Vitamin C	W: 95 mg / M: 110 mg	250 mg
Vitamin E	W: 12 mg (3) / M: 15 mg (4)	30 mg

**Quelle: DGE, 2020*
***Quelle: Bundesinstitut für Risikobewertung*
W = Frauen (weiblich), M = Männer (männlich)
(1) Männer ab 65 Jahre: 800 Milligramm
(2) Gilt nicht für Schwangere!
(3) Frauen ab 65 Jahre: 11 Milligramm
(4) Männer ab 65 Jahre 12 Milligramm

Ich hoffe allerdings, Sie mit den nächsten Tabellen davon überzeugen zu können, dass es wirklich kein Problem ist, seinen ACE-Bedarf über vollkommen gängige Lebensmittel zu decken. Grundsätzlich reicht es aus, regelmäßig gelb-rotes und dunkelgrünes Gemüse zu essen, dazu frisches Obst (vor allem Zitrus- und Beerenfrüchte) sowie Nüsse, Samen und kalt gepresste Pflanzenöle.

Tab. 27, 28, 29: Gehalte an Vitamin A, C und E ausgewählter Lebensmittel. Quelle: BLS

Lebensmittel	Vit. A / Beta-Carotin
150 g Möhren	2.300 µg
100 g Süßkartoffeln	1.300 µg
150 g Grünkohl	1.290 µg
100 g Honigmelone	780 µg
100 g Aprikosen	270 µg
100 g Mango	190 µg
25 g Butter	160 µg
50 g Hartkäse	145 µg
2 EL Rapsöl	130 µg

Lebensmittel	Vitamin C
100 g schw. Johannisbeeren	177 mg
150 g Paprika	175 mg
150 g Rosenkohl	168 mg
150 g Grünkohl	157 mg
150 g Brokkoli	141 mg
150 g Erdbeeren	85 mg
50 g Petersilie	80 mg
1 Orange	45 mg
1 Kiwi	35 mg

Lebensmittel	Vitamin E
50 g Mandeln	13 mg
50 g Haselnüsse	12 mg
100 g Aal	8,8 mg
50 g Pinienkerne	6 mg
25 g Weizenkeime	5,5 mg
50 g Erdnüsse	5 mg
2 EL Rapsöl	4,5 mg
100 g Lachs	2,4 mg
25 g Hanfsamen	2 mg
1 Avocado	2 mg

Folsäure – die Blutbilderin

Folsäure ist ein Vitamin aus der Gruppe der B-Vitamine. Den meisten von Ihnen wird Folsäure wahrscheinlich am ehesten im Zusammenhang mit Schwangerschaften ein Begriff sein, denn Folsäure schützt den Embryo vor Fehlbildungen des Nervensystems. Frauen mit Kinderwunsch sowie Schwangeren wird deshalb geraten, Folsäure zu supplementieren.

Für aktive Sportler spielt Folsäure jedoch aus anderen Gründen eine Rolle. Das Vitamin wird unter anderem zur Bildung der roten Blutkörperchen gebraucht. Bei einer Unterversorgung kommt es deshalb zu einer Blutarmut (Anämie) – ein Zustand, in dem sportliche Höchstleistungen nicht mehr möglich sind.

Wenn Sie also bei körperlicher Anstrengung ungewöhnlich rasch ermüden und übertriebenes Herzklopfen bekommen, probieren Sie es einmal mit mehr dunkelgrünem Gemüse. Sie werden dreifach profitieren, denn Folsäure unterstützt außerdem Ihr Immunsystem und schützt Ihre Gefäße vor schädlichen Ablagerungen. Dass Folsäure und Eisen „Best Buddies" sind, hatte ich ja schon weiter oben erwähnt.

Mein Tipp

Vitamine reagieren empfindlich gegenüber Licht, Hitze und Sauerstoff. Lagern Sie Öle deshalb dunkel und kühl, kochen Sie Gemüse nicht zu lange, lassen Sie Obst nicht angeschnitten herumliegen.

Tab. 30: Zufuhrempfehlung für Folsäure pro Tag, Aufgaben im Stoffwechsel und Symptome einer Unterversorgung

	Zufuhrempfehlung pro Tag* (Erwachsene ab 19 Jahren)	Aufgaben	Symptome für eine Unterversorgung
FOLSÄURE	300 µg	Zellbildung, Blutbildung, Immunsystem, Gefäßschutz	Müdigkeit, Blutarmut, Gefäßveränderungen, Antikörpermangel

**Quelle: DGE, 2020*

Tab. 31: Folsäuregehalte ausgewählter Lebensmittel. Quelle: BLS

Lebensmittel	Folsäuregehalt
150 g Grünkohl	280 µg
150 g Spinat	211 µg
30 g Weizenkeime	156 µg
100 g Feldsalat	145 µg
100 g Roggen-Vollkornmehl	143 µg
50 g Edamame (Sojabohnen)	120 µg
50 g Erbsen	105 µg
100 g Lauch	103 µg
50 g Erdnüsse	85 µg

Vitamin D – das Sonnen- und Leistungshormon

Vitamin D ist tatsächlich gar kein Vitamin, sondern die Vorstufe zu einem Hormon. Denn unser Körper kann es selbst herstellen – und zwar in der Haut aus einer Cholesterinvorstufe. Das Ganze funktioniert allerdings nur im Freien unter Sonneneinstrahlung (UVB-Licht). Theoretisch ist es möglich, in den Sommermonaten seinen Vitamin-D-Bedarf über diese Eigensynthese zu decken.

Ob und wie viel Vitamin D gebildet wird, hängt jedoch von diversen Faktoren ab. Die Jahreszeit, langärmelige Kleidung, Sonnencreme mit hohem Schutzfaktor, Hautfarbe, Aufenthaltsdauer im Freien, Höhenlage und auch der Breitengrad, wo wir uns befinden, beeinflussen das Geschehen. Nun könnte man meinen, dass sich Golfspieler im Sommer keine Gedanken über Ihre Vitamin-D-Versorgung zu machen brauchen, da sie sich (verglichen mit der Allgemeinbevölkerung) überdurchschnittlich viel im Freien aufhalten. Leider gibt es dazu keine belastbaren Daten.

Fakt ist aber, dass bereits Sonnencreme ab Schutzfaktor 8 die Vitamin-D-Bildung blockiert. Wir befinden uns hier also in einem klassischen Dilemma – Schutz vor Hautkrebs vs. sichere Vitamin-D-Versorgung.

Um beidem gerecht zu werden, können Sie Folgendes tun: Gehen Sie im Sommer zweimal pro Woche zwischen 10 und 15 Uhr eine halbe Stunde mit unbedecktem Kopf, Armen und Beinen nach draußen (natürlich nicht an Tagen, an denen die Sonne so heiß brutzelt, dass man sofort einen Sonnenbrand bekommt!) und cremen Sie sich erst danach ein. Diese Zeitspanne reicht in der Regel aus, dass der Körper genügend Vitamin D bildet.

Doch selbst, wenn wir davon ausgehen, dass wir alle nicht ständig und an jedem Spieltag von oben bis unten eingecremt sind, bringt uns das im Sommer gebildete und zum Teil gespeicherte Vitamin D nicht über den gesamten Winter. Dafür ist es hierzulande einfach zu trübe. Zwischen Oktober und April reicht die UV-Strahlung in Mitteleuropa nachweislich nicht aus, um in der Haut ausreichend Vitamin D entstehen zu lassen. Und da es (leider) nicht wirklich viele vitamin-D-haltige Lebensmittel gibt, wird eine winterliche Substitution von Vitamin D inzwischen von diversen medizinischen Fachgesellschaften empfohlen.

Insofern sollten auch Golferspieler darüber nachdenken. Früher wurde Vitamin D nur mit Knochengesundheit und Knochenstabilität in Verbindung gebracht. Heute weiß man, dass es zudem eine Reihe von Geweben und Organen beeinflusst, die für Sportler wichtig sind – unter anderem die Muskeln und das Immunsystem.

Studien zeigen, dass Sportler, die mit Vitamin D unterversorgt waren, ihre Leistung deutlich steigern konnten, sobald die Vitamin-D-Spiegel im Blut angehoben/ausgeglichen wurden.

Interessant: Die Herangehensweise mit einer niedrig dosierten (1.000-2.000 IE[7]), dafür aber kontinuierlichen Substitution war dabei erfolgreicher als hohe, seltenere Ab-und-zu-Gaben. Bevor Sie sich jetzt aber gleich für den nächsten Winter mit Vitamin D bevorraten, lassen Sie bitte im November einmal Ihren 25-Hydroxy-Vitamin-D-Spiegel im Blut bestimmen. Dieser sollte über 50 Nanomol pro Liter (bzw. 20 Nanogramm pro Milliliter) liegen. Aber das weiß Ihr Arzt.

Von einer eigenmächtigen hoch dosierten Zufuhr – es gibt frei verkäufliche Präparate mit bis zu 20.000 IE – wird dringend abgeraten, denn eine Überdosierung kann zu Nierensteinen und Nierenversagen führen. Vitamin-D-haltige NEM sollten Sie übrigens immer zu einer fetthaltigen Mahlzeit einnehmen, dann funktioniert die Resorption am besten.

Tab. 32: Zufuhrempfehlung für Vitamin D pro Tag, Aufgaben im Stoffwechsel und Symptome einer Unterversorgung

	Zufuhrempfehlung pro Tag* (Erwachsene ab 19 Jahren)	**Aufgaben**	**Symptome für eine Unterversorgung**
Vitamin D	20 µg	Kalziumaufnahme, Knochenstabilität, Bildung von Haut-/ Muskelzellen, Muskelkoordination Immunsystem	Weiße Flecken auf den Fingernägeln, Krampfneigung, Infektanfälligkeit, Knochen-/ Muskelschmerzen

**Quelle: DGE, 2020*

7 IE = internationale Einheiten. 800 IE Vit. D entsprechen der offiziell empfohlenen täglichen Zufuhr von 20 Mikrogramm.

Tab. 33: Vitamin-D-Gehalte ausgewählter Lebensmittel. Quelle: BLS

Lebensmittel	Vitamin-D-Gehalt
1 EL Lebertran	33 µg
100 g Hering	25 µg
100 g Forelle	19 µg
100 g Muschelfleisch	8 µg
100 g Heilbutt	5 µg
100 g Lachs	3,8 µg
100 g Steinpilze	3,1 µg
100 g Pfifferlinge, Champignons	Ø 2 µg
1 Hühnerei	1,7 µg

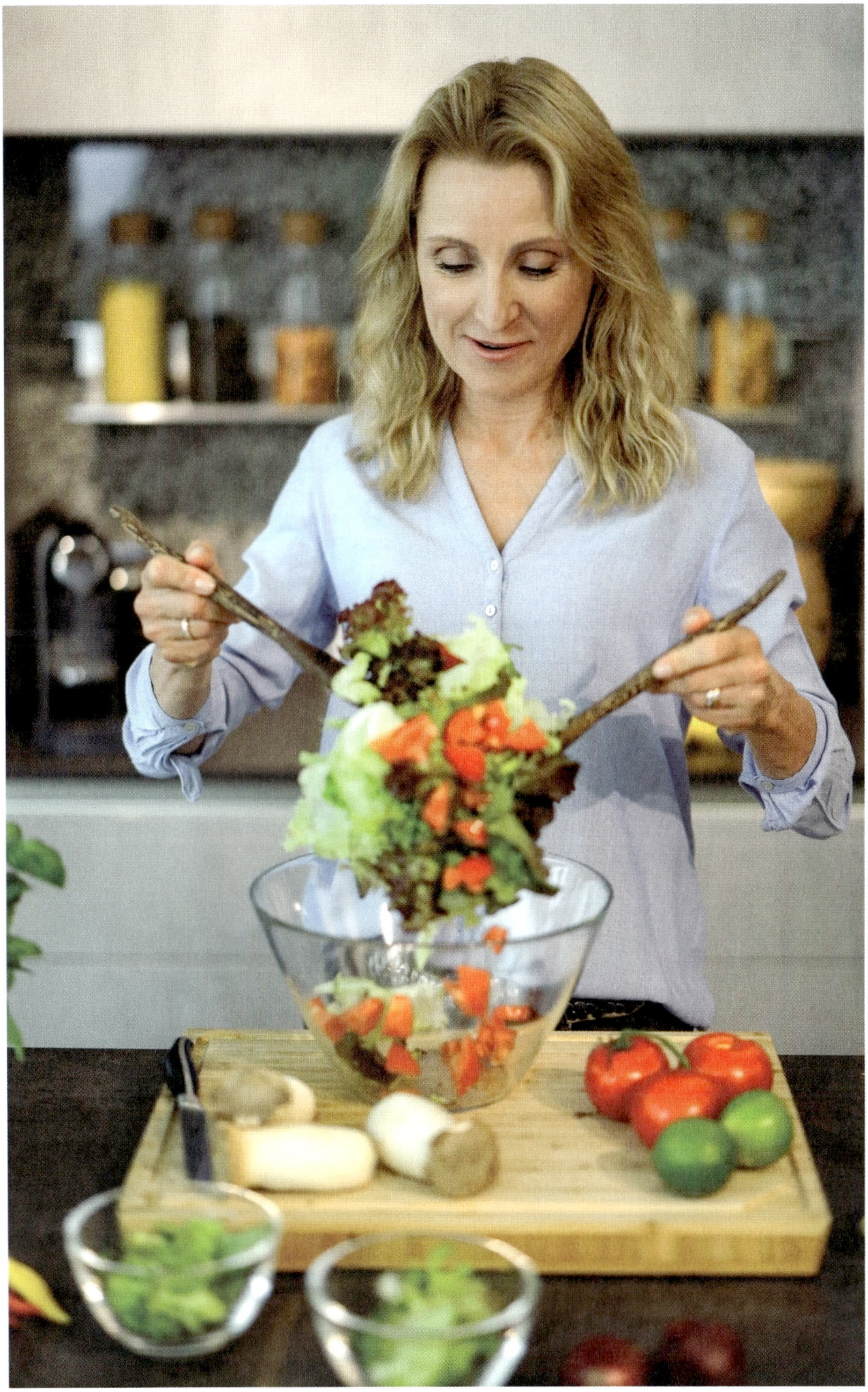

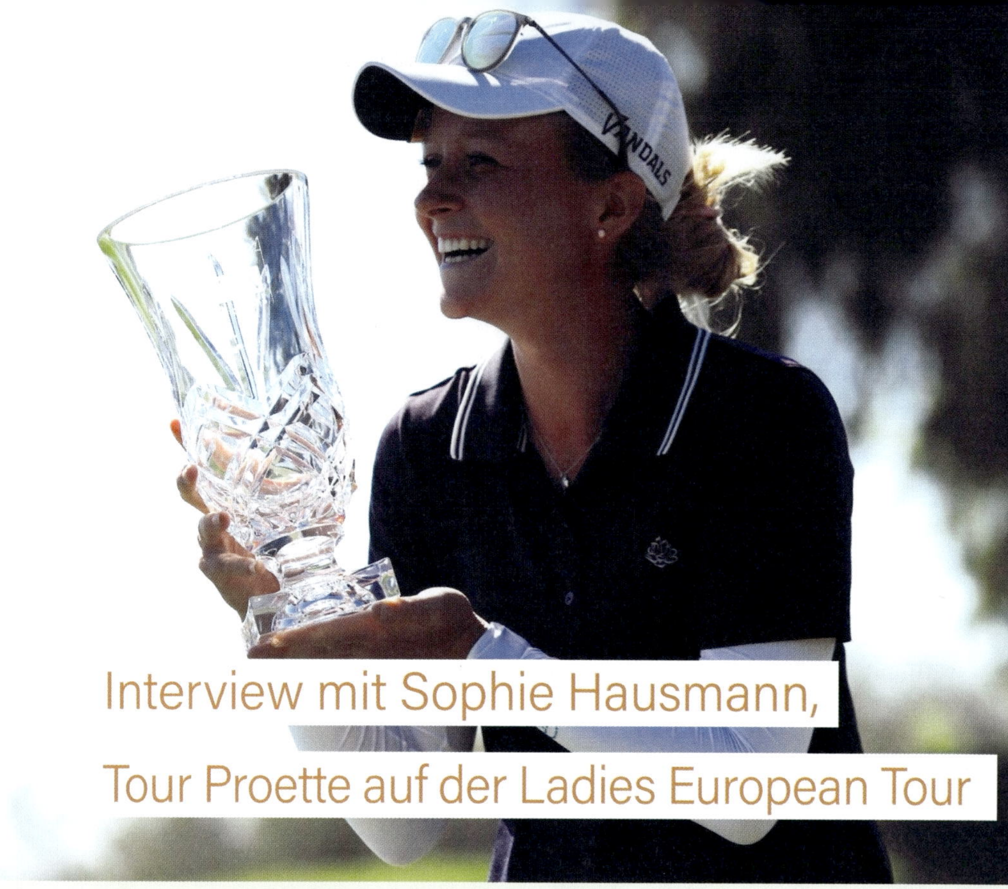

Interview mit Sophie Hausmann, Tour Proette auf der Ladies European Tour

Die Rheinländerin Sophie Hausmann, Jahrgang 1997, galt als eine der besten Amateurinnen der Welt. Bereits seit 2015 gehört sie zum Golf Team Germany. Nach diversen Turniererfolgen in den USA, die sie während ihrer Zeit als Studentin an der University of Idaho erspielt hat, sicherte sich Sophie 2020 eine der begehrten Tourkarten für die Ladies European Tour.

Gleichzeitig spielt sie auf der amerikanischen Nachwuchs-Turnierserie für Profigolferinnen, der Symetra Tour, um sich für eine Startberechtigung auf der LPGA Tour zu qualifizieren. Denn das erklärte Ziel der Spielerin des Golfclubs Hubbelrath ist eine internationale Profikarriere.

Sophie, was, denkst du, sind die wichtigsten Eigenschaften, die man mitbringen muss, um als Profigolferin erfolgreich zu sein?

> Mit dem Erfolg im Profisport verhält es sich ähnlich wie in jedem anderen Job: Man braucht Spaß und Durchhaltevermögen. Was im Sport anders ist, ist, dass die „Ups and Downs" mentale und finanzielle Folgen nach sich ziehen. Wer im Golf nicht performt, bekommt kein Geld – das unterscheidet Golf und andere Einzelsportarten auch von Teamsportarten. Du wirst nicht für ein Team unter Vertrag genommen.

Genau deshalb ist es im Golf so wichtig, an sich zu glauben, realistische Erwartungen und Ziele zu haben, und diese Reise zu genießen. Es gibt Phasen, da hinterfragt man sich selbst, was man macht und ob es das alles wert ist. Gerade im Frauengolf sind finanzielle Ängste ein großer Faktor.

Wie setzt sich dein Team zusammen und gibt es auch jemanden, der dich in Bezug auf deine Ernährung berät?

Mein Team stellt sich aus Golftrainer, Mentalcoach, Fitnesstrainer und Physiotherapeutin zusammen. In Sachen Ernährung habe ich einen „Berater" hinsichtlich Nahrungsergänzungsmitteln und mit der Physiotherapeutin rede ich ab und an mal über Auffälligkeiten oder Ideen. Ansonsten tauschen wir uns auch unter den Spielerinnen aus.

Mich interessiert, was die neuesten Trends sind, was andere Spielerinnen auf und neben der Runde essen – wobei es ja immer darum geht, herauszufinden, was einem selbst guttut. Sporternährung ähnelt ja ein bisschen dem Golfschwung: Die Basics sind für alle gleich, aber ab einem gewissen Punkt wird es sehr individuell und jede Spielerin muss ihre eigene Herangehensweise finden, mit der sie am besten performt.

Du hast gerade Nahrungsergänzungsmittel erwähnt – welche nutzt du?

Ich nehme morgens nach dem Aufstehen so eine Art „Rundumpaket". Das ist ein Pulver aus Früchten, Gemüse, Kräutern und Gewürzen mit Vitaminen, Spurenelementen, Polyphenolen und Milchsäurebakterien. Darüber optimiere ich meine allgemeine Versorgungslage. Und abends nach dem Spiel oder Training nehme ich mitunter noch Magnesium, um die Regeneration zu unterstützen.

War dir schon immer klar, welche Rolle das Essen beim Sport spielt?

Schon seit meiner Jugend erzählen uns Trainer, wie wichtig Ernährung ist. Sowohl, was gesunde Lebensmittel als auch, was die richtige Menge angeht. Insbesondere für junge Mädchen ist es wichtig, zu verstehen, wie viele Kalorien man als Sportlerin verbraucht.

Wenn die Spielerinnen in der Schule sehen, wie wenig Mitschülerinnen zum Teil essen, eifern sie diesen unter Umständen nach – berücksichtigen aber nicht, wie viel mehr Muskeln sie haben, wie viel mehr Energie sie den Tag über verbrauchen und brauchen und dass sie somit mehr essen müssen, um leistungsstark zu bleiben.

Ich kann mich glücklich schätzen, dass auch bei mir zu Hause auf Ernährung geachtet wurde. Damit meine ich nicht, dass es keinen Kuchen und keine Süßigkeiten gab. Die esse ich bis heute gerne, aber ich habe eben ein gutes Gleichgewicht in meiner Kindheit mitbekommen.

Hast du als Leistungssportlerin dein Essen im Vergleich zu früher verändert?

Es gibt viele Formen von Diäten und trendgesteuerten Ernährungsansätzen unter Sportlern. Kein Fleisch, glutenfrei, weniger Carbs, keine Produkte mit zusätzlichem Zucker usw. Ich finde diese pauschalen Empfehlungen aber schwierig.

Mit der Zeit habe ich gelernt, welche Lebensmittel meinen Magen vor der Runde weniger belasten und welche eine längere Verdauungszeit haben. Ich esse zum Beispiel nie Salat vor einer Runde, da mir das Dressing oft sehr schwer im Magen liegt. Nach wie vor esse ich Fleisch und Schokolade, aber in Maßen.

Ich versuche, genügend Protein aus anderen Produkten zu mir zu nehmen, zusammen mit Gemüse und Obst. Bestimmte Fette gehören auch dazu. Vormittags und nachmittags snacke ich inzwischen mehr, als ich es früher brauchte. Dies liegt aber einfach daran, dass ich mich mehr bewege und rund um die Uhr auf den Beinen bin. Hier esse ich gerne Nüsse, Maiswaffeln, Obst oder einen Riegel.

Machst du essenstechnisch einen Unterschied zwischen den Turnierwochen und den Trainingswochen?

Vor allem sehe ich zu, dass ich in Turnierwochen genug esse. Druck, Aufregung und Stress führen schnell dazu, dass man zu wenig isst. Es sind immer lange Tage und die Klimaumstellung spielt auch eine Rolle.

An Turniertagen können die Mahlzeiten sehr unterschiedlich ausfallen. Das richtet sich halt immer nach den Abschlagzeiten. Da muss man sehr flexibel sein und zu ganz unterschiedlichen Zeiten essen. In den Trainingswochen habe ich geregeltere Essenszeiten und normalerweise auch mehr Auswahl im Kühlschrank.

Spürst du einen Einfluss auf dein Golfspiel durch eine bessere Ernährung?

Ich finde es wichtig, morgens gut zu frühstücken, gerade bei frühen Startzeiten. So bekommt der Körper sofort Energie und kann direkt beim Aufwärmen voll da sein. Auf Turnierrunden habe ich eine deutlich höhere Anstrengung und einen höheren Kalorienverbrauch. Da muss ich mich oft daran erinnern, regelmäßig – also circa alle fünf Löcher – etwas Kleines zu essen.

Ich bin davon überzeugt, dass Spielerinnen, die sagen: „Ich habe heute nur eine Banane auf der Runde gegessen" oder: „Ach, schon wieder nichts gegessen, ich hatte einfach keinen Hunger", langfristig ihre Leistung negativ beeinflussen. Wir haben lange Turnierwochen, spielen sechs Tage die Woche, und das eine ganze Saison. Da sagt jeder Körper irgendwann: Ich bin leer und ausgelaugt.

Und gibt es Lebensmittel, die du bewusst vermeidest?

Da ich für mein Leben gerne Schokolade esse, habe ich auch in Turnierphasen welche im Kühlschrank liegen. Wenn ich es damit allerdings übertreibe und unkontrolliert esse, merke ich, wie die Müdigkeit am nächsten Tag steigt bzw. mein Körper über Nacht schlechter regeneriert.

Ähnlich geht es mir mit Brot. Auch hier empfinde ich meine Kraft und Ausdauer als geringer, wenn ich zu viel davon esse. In den USA kann ich es ganz gut steuern, da ich von amerikanischem Toast und „Brot" eh nicht überzeugt bin. Aber wenn ich in Europa spiele oder wieder zu Hause bin, fällt es mir schwerer, darauf zu verzichten.

Was würdest du sagen, ist der größte Fehler, den Golfer bei der Verpflegung machen?

Es wird immer wieder empfohlen, Riegel auf der Runde zu essen. Aber die wirklich hilfreichen Riegel, mit wenig Zucker und guten Nährwerten, sind teuer. Und die anderen sind nicht wirklich hilfreich.

Als ich jünger war, gab es bei Jugendturnieren oft die klassischen süßen Schokoriegel. Ich habe sie geliebt, aber die sind natürlich alles andere als optimal.

Wobei man unterscheiden muss: Auf einer Privatrunde, auf der der Score nur bedingt wichtig ist, ist so eine Süßigkeit völlig in Ordnung. Im Amateurspitzensport sollte man es besser vermeiden. Was auf keinen Fall eine Lösung ist, ist, nichts zu essen. Bei 4-5 Stunden Bewegung auf dem Platz verbrennt und braucht der Körper Energie.

Danke Sophie und viel Erfolg für die kommenden Turniere!

Im März 2021 hat Sophie Hausmann im Morongo Golf Club in Kalifornien/USA ihren ersten Profi-Sieg auf der Symetra Tour errungen. Sophies weitere Karriere können Sie auf Instagram® (@sophiie2697) mitverfolgen.

4.3 Leistungssteigernde Substanzen

Es gibt eine Menge Substanzen, die in Sportlerkreisen als „ernährungsbezogene Leistungsförderer" beworben werden. Damit ist kein Doping mit verbotenen Stoffen - wie z. B. anabolen Steroiden - gemeint, sondern es geht um Nahrungsbestandteile, die spezifisch auf Muskeln, Blutfluss oder Konzentration wirken.

Einige dieser Substanzen halten unter bestimmten Umständen, was sie versprechen. Für viele der im Umlauf befindlichen Präparate sind leistungssteigernde Wirkungen jedoch nicht zweifelsfrei nachgewiesen. Das Ganze ist ein riesengroßes Geschäft mit der Hoffnung auf schnelle und leichtere Erfolge.

Ich konzentriere mich hier auf Stoffe, die für Golfspieler unter Umständen relevant sein könnten, sowie auf Substanzen, die in der Szene gerade populär sind und diskutiert werden. Bitte missverstehen Sie die Ausführungen jedoch nicht als Aufforderung, Ihrer sportlichen Leistung mit diesen Mitteln nachzuhelfen.

Über die Sinnhaftigkeit einer Einnahme leistungsfördernder Supplemente muss jeder Spieler für sich selbst entscheiden. Eine solche Entscheidung sollte allerdings stets auf Grundlage verlässlicher Informationen getroffen werden, die ich an dieser Stelle zu liefern versuche. Bitte behalten Sie dabei im Hinterkopf, dass die zugrunde liegenden Studien mehrheitlich mit (Leistungs-)Sportlern anderer Sportarten durchgeführt wurden.

Nitrat

Nitrat, in Form von Rote-Beete-Saft und Rote-Beete-Shots, wird seit einigen Jahren sehr offensiv als leistungssteigendes Mittel sowohl für Leistungs- als auch für Freizeitsportler vermarktet. Und in der Tat zeigen diverse Untersuchungen, dass Nitrat den Blutdruck senkt, die Blutgefäße erweitert (und damit die Sauerstoffversorgung der Muskulatur verbessert) sowie die Zeit bis zur Erschöpfung verlängert. Ketzerisch könnte man sagen, Nitrat ist so eine Art natürliches Viagra. Bei weniger gut trainierten Sportlern scheint es besser zu wirken als bei Athleten mit einem sehr guten Trainingsstatus.

Auch verbessert Nitrat die kognitive Leistungsfähigkeit. Die beste Wirkung zeigte Nitrat bei intensiven Ausdauer- und Intervallbelastungen von 6-30 Minuten Dauer. Bei längeren Ausdauerbelastungen scheint sich der Effekt zu verflüchtigen.

Da Nitrat auch die Neubildung der kleinen Kraftwerke unserer Zellen, der Mitochondrien, fördert (und eine hohe Anzahl an Mitochondrien entscheidend für sportliche Leistungsfähigkeit ist), sollten Sportler sich generell nicht scheuen, auch nitratreiche Lebensmittel zu sich zu nehmen. Rote Beete, Fenchel, Kohlrabi, Feldsalat, Spinat und Rucola sind derartige Kandidaten.

Ein halber Liter Rote-Beete-Saft enthält 300-500 Milligramm Nitrat. Einmalgaben scheinen allerdings keinen großen Effekt zu haben. Messbare Leistungsverbesserungen wurden bei 3-15-tägiger Supplementierung im Vorfeld von Wettkämpfen nachgewiesen. Dabei nahmen die Athleten täglich zwischen 300 und 550 Milligramm Nitrat in Form von Supplementen oder Gemüsesaft auf.

Aus gesundheitlicher Sicht spricht gegen eine Nitratsupplementation, dass Nitrat einerseits die Aufnahme von Jod hemmt und andererseits im Stoffwechsel teilweise (zu circa sieben Prozent) zu Nitrit umgewandelt wird – woraus wiederum Nitrosamine entstehen können. Diese sind krebserregend.

Deshalb gilt für Nitrat offiziell ein ADI-Wert (Acceptable Daily Intake) von 3,7 Milligramm pro Kilogramm Körpergewicht. Für eine 70 Kilogramm schwere Person wären das also 260 Milligramm. Gelegentliche Überschreitungen werden allerdings als unbedenklich betrachtet. Auch sieht die Europäische Behörde für Lebensmittelsicherheit (EFSA) kein belegtes Krebsrisiko durch Nitrate in Lebensmitteln.

Mein Tipp

Supplementieren Sie Nitrat, wenn überhaupt, nur tage- bzw. phasenweise. Viele gängige Gemüsesorten enthalten natürlicherweise viel Nitrat und können mit zur Versorgung beitragen.

Kreatin

Kreatin(-Phosphat) ist ein Stoff, der im Muskel dazu dient, Energie für Bewegung bereitzustellen. Wenn Sie 70 Kilogramm schwer sind, dann beträgt Ihr Kreatinvorrat etwa 120 Gramm. 95 Prozent davon befinden sich in der Muskulatur.

Unser Körper kann Kreatin aus drei Aminosäuren selbst bilden. Über Fleisch und Fisch nehmen wir Kreatin aber auch mit der Nahrung auf. Vegetarier und Veganer, die diese Produkte nicht essen, haben deshalb keine Mangelerscheinungen – wohl aber niedrigere Kreatinspeicher. Kreatin hat die Aufgabe, den Energieträger ATP im Muskel laufend zu erneuern.

Wenn Sie's genau wissen möchten

Unser Körper hat drei verschiedene Systeme zur Verfügung, mit denen er Energie für Bewegungen generieren kann. Sobald Sie z. B. anfangen, mit einem Springseil zu hüpfen, springt das sogenannte *ATP-/Kreatinphosphatsystem* an. Innerhalb von Millisekunden ist Ihre Bein- und Armmuskulatur in der Lage, die Bewegung auszuführen.

Allerdings sind die beiden Energiequellen ATP und Kreatinphosphat (KP) nach 2-10 Sekunden aufgebraucht. Wenn Sie jetzt weiterhin springen, werden Ihre Muskelzellen anfangen, Glukose zu verbrennen. Auch das passiert innerhalb von Sekunden und quasi ohne Vorwarnung, weshalb noch nicht genug Zeit war, um Sauerstoff in die Muskelzelle zu schleusen. Diese Form der Energiegewinnung nennt man deshalb *anaerobe Glykolyse*, dabei entsteht am Ende Laktat (Milchsäure).

Nach 1-2 Minuten, wenn Sie schneller und tiefer atmen, hat Ihr Körper es dann geschafft, Sauerstoff in die Muskelzellen zu transportieren, sodass – wenn Sie immer noch Seilchen springen – die sogenannte *aerobe Glykolyse* sowie die *Verbrennung von Fetten* anläuft.

Der Golfschwung als extrem kurze, explosive Bewegung wird ausschließlich durch das ATP-/KP-System sowie (wenn zusätzlich Probeschwünge durchgeführt werden) durch die anaerobe Glykolyse gespeist. Die stetige Laufbewegung über den Platz hingegen durch die aerobe Glykolyse und Fettverbrennung. Bei den meisten anderen Aktivitäten, wie Seilspringen oder Ähnliches, werden die Systeme kombiniert genutzt (s. Abbildung 10).

Eine Erhöhung des Kreatingehalts im Muskel hat auf zweierlei Weise einen leistungsfördernden Effekt. Zum einem steht mehr Energie für kurze, hochintensive, explosive Bewegungsabläufe zur Verfügung. Dadurch lassen sich kurze Maximalbewegungen häufiger hintereinander durchführen. Das ist vor allem im Training interessant – im Sinne einer Erhöhung der Trainingskapazität.

Und zum anderen unterstützt Kreatin den Aufbau von Muskelmasse bei entsprechendem Training. Kreatin ist eines der wenigen Nahrungsergänzungsmittel, für die die Europäische Behörde für Lebensmittelsicherheit (EFSA) einen sogenannten *Health Claim* zugelassen hat. Hersteller dürfen offiziell mit folgender Formulierung werben: „Kreatin erhöht die körperliche Leistung bei Schnellkrafttraining im Rahmen kurzzeitiger intensiver körperlicher Betätigung."

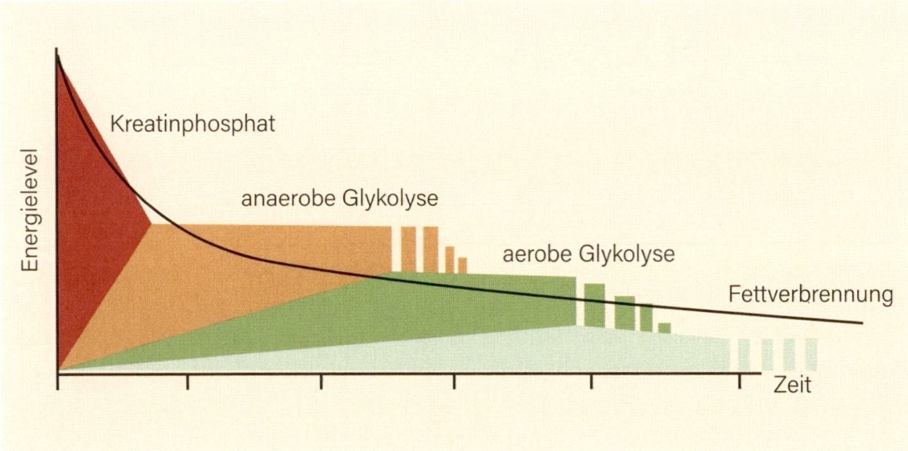

Abb. 10: Das Zusammenwirken der verschiedenen Energiegewinnungssysteme des menschlichen Körpers während einer sportlichen Anstrengung im zeitlichen Verlauf (modifiziert nach einer Abbildung aus dem Seminar „Leistungssport – was bringt die Ernährung" des Deutschen Instituts für Sporternährung e.V.)

Kreatinsupplemente sind in der Regel Kapseln oder ein weißes Pulver, das man in Getränke einrühren kann. Die gängigen Präparate bestehen aus Kreatinmonohydrat. Kreatin wird nicht dauerhaft supplementiert, sondern in drei Phasen nach dem Prinzip „Aufladen – Erhalten – Absetzen".

Je nachdem, ob der Muskel schnell oder langsam mit Kreatin aufgeladen werden soll, dauert die Aufladephase zwischen einer und vier Wochen (slow load vs. fast

Wenn Sie's genau wissen möchten

Als *Health Claims* werden nährwert- und gesundheitsbezogene Aussagen bezeichnet. Damit Verbraucher nicht mit irreführender Werbung getäuscht werden, dürfen Hersteller auf Packungen von Lebensmitteln oder NEM nur mit Gesundheitsslogans werben, die offiziell zugelassen sind.

Für die Prüfung ist die Europäische Behörde für Lebensmittelsicherheit (EFSA) zuständig, die die aktuelle Studienlage beurteilt und entscheidet, ob ein Effekt als belegt anzusehen ist. Die EFSA gilt als streng, aber auch langsam. Sie hat derzeit europaweit rund 250 gesundheitsbezogene Aussagen zugelassen. Tausende Anträge warten auf Bearbeitung.

load). Im Anschluss folgt eine 4-12-wöchige Erhaltungsphase, in der circa drei Gramm Kreatin täglich eingenommen werden. Danach sollte Kreatin für mehrere Wochen abgesetzt werden.

Idealerweise wird Kreatin nach dem Training zusammen mit einer kohlenhydrathaltigen Mahlzeit oder einem entsprechenden Snack (Banane, Orangensaft, Müsliriegel) eingenommen. Denn Insulin fördert die Aufnahme von Kreatin.

Es gibt allerdings Menschen, die sprechen überhaupt nicht auf Kreatin an. Man geht von 15-20 Prozent sogenannten ***Non-Respondern*** aus. Und auch, wenn Kreatin gemeinhin als sicher gilt, kann es Nebenwirkungen haben. Dazu gehören Blähungen, Krämpfe sowie eine Gewichtszunahme. Zu Letzterer kommt es, weil mit dem Kreatin auch Wasser in den Muskel eingelagert wird.

Personen mit Nierenerkrankungen sollten kein Kreatin einnehmen. Ebenso wenig Jugendliche, bei denen eine Beeinflussung des Hormonhaushalts nicht ausgeschlossen werden kann. Manche Athleten berichten von Sehnenverletzungen nach der Einnahme von Kreatin, was daran liegt, dass Kreatin zwar die Muskeln fitter macht, der Sehnenapparat die nun mögliche höhere Belastung aber nicht in jedem Fall toleriert.

Ist Kreatin auch für Golfer interessant? Dieser Gedanke ist zumindest nahe liegend. So ergab eine Studie (Ziegenfuss et al., 2015) mit 27 männlichen Golfspielern (Handicap 5-15), von denen 14 Spieler über vier Wochen ein Nahrungsergänzungsmittel aus Kreatin, Koffein, Kalzium und Vitamin D eingenommen hatten, dass diese Spieler die Länge ihrer Drives um 8,4 Prozent steigern konnten. Die 13 Spieler der Vergleichsgruppe hingegen, die nur ein Placebo bekommen hatten, schlugen mit ihren Drivern nach den vier Wochen nur 1,3 Prozent weiter als vorher.

Mein Tipp

Achten Sie bei Kreatin unbedingt auf verlässliche Einkaufsquellen/Hersteller und trinken Sie während der Einnahme reichlich, denn Kreatin zieht Wasser in den Muskel.

Allerdings wurden die gleichen Messungen auch mit dem Eisen 7 durchgeführt. Und hier konnte sich keine der beiden Gruppen verbessern. Die Ergebnisse sind auch insofern mit Vorsicht zu betrachten, da man eigentlich davon ausgeht, dass hohe Koffeindosen den Effekt von Kreatin aufheben.

FORE!

NEM sowie Präparate mit vermeintlich leistungssteigernder Wirkung können über das Internet weltweit bezogen werden. Da es sich bei den Produkten in rechtlicher Hinsicht nicht um Arzneimittel, sondern um Lebensmittel handelt, erfolgt keine staatliche Sicherheitsprüfung. Die Hersteller alleine sind für die Sicherheit ihrer Produkte verantwortlich.

Immer wieder werden Supplemente identifiziert, die – absichtlich oder unbeabsichtigt – mit verbotenen, dopingrelevanten oder gesundheitsschädlichen Stoffen verunreinigt sind. Auf der unabhängigen Serviceplattform „Kölner Liste" (**www.koelnerliste.com**) finden Sie eine Übersicht an frei verkäuflichen Nahrungsergänzungsprodukten, die als sicher gelten. Diese Liste wird ständig aktualisiert.

Beta-Alanin

Beta-Alanin ist unter Kraftsportlern schon lange bekannt, drängt inzwischen aber immer mehr auch auf den allgemeinen Sportmarkt. Viele leistungsorientierte Mannschaftssportler haben Erfahrungen mit Beta-Alanin. Die Substanz wird offiziell als leistungsfördernd für alle Sportarten eingestuft, bei denen die Gefahr einer Übersäuerung (Laktatbildung) im Muskel besteht. Dies passiert bei hochintensiven Anstrengungen von kurzer Dauer. Also zum Beispiel Sprints, Rudern, Schwimmen, HIT (Intervalltraining mit hoher Intensität), Treppenläufe, Krafttraining und Ähnlichem.

Beta-Alanin ist eine Aminosäure, die zusammen mit einer anderen Aminosäure (Histidin) die Puffersubstanz Carnosin bildet. Carnosin befindet sich hauptsächlich in unserer Muskulatur und sorgt dort dafür, dass Laktat abgepuffert wird. Dieses entsteht, wenn bei hohen, kurzfristigen Anstrengungen die Glukose ohne Sauerstoff (anaerob) verbrannt wird. Eine Laktat-Übersäuerung des Muskels führt dazu, dass die Leistung schlagartig einbricht. Insofern lässt sich durch eine erhöhte muskuläre Pufferkapazität das Trainingspensum in obigen Sportarten steigern, weil der Muskel nicht so schnell ermüdet.

Durch eine Supplementation lässt sich der Carnosingehalt des Muskels um bis zu 80 Prozent erhöhen. Natürlicherweise kommt Carnosin in Fleisch, vor allem in Putenfleisch, vor.

Neben Beta-Alanin gibt es auch frei verkäufliche Carnosin-Supplemente. Diese haben jedoch keine Vorteile gegenüber Beta-Alanin. Zum einem sind sie teurer als Beta-Alanin-Präparate und zum anderen wird Carnosin während der Verdauung größtenteils einfach nur in Histidin und Beta-Alanin gespalten und hinterher wieder zusammengebaut. Histidin ist aber in unserem Körper und unserer Nahrung sowieso in ausreichenden Mengen vorhanden, sodass es bei einer über das normale Maß hinausgehenden, erwünschten Carnosinbildung nur auf Beta-Alanin ankommt.

Mein Tipp

Nehmen Sie Substanzen wie Beta-Alanin nicht eigenmächtig ein, sondern nur in Absprache mit einem Sportmediziner und/oder erfahrenen Ernährungscoach.

Die Wirkung von Beta-Alanin ist, wie bei vielen anderen Supplementen auch, vom Trainingszustand abhängig: Untrainierte und ältere Personen profitieren mehr (High Responder), während Leistungssportler (die durch regelmäßiges, intensives Training sowieso schon hohe Carnosin-Werte in der Muskulatur ausweisen,) weniger auf Beta-Alanin ansprechen (Low Responder).

Beta-Alanin wird in der Regel über einen mehrwöchigen Zeitraum in relativ hohen Dosen supplementiert. Die gängige Praxis sind 4-6 Gramm pro Tag, aufgeteilt in 4-8 Einzeldosen. Denn hohe Einmalgaben von Beta-Alanin können zu sehr unangenehmem und schmerzhaftem Hautkribbeln und Sensibilitätsstörungen führen.

Da Beta-Alanin keine Wirkung auf kurze, explosive Bewegungsabläufe wie den Golfschwung zeigt und auch im Ausdauerbereich keine Leistungseffekte zu erwarten sind, ist die Substanz für Golfer eher uninteressant. Einzig Profi- und Kaderspieler, die neben dem Golftraining ein regelmäßiges, intensives Kraft- und Athletiktraining absolvieren, könnten unter Umständen von einer Einnahme profitieren und ihre Leistungskapazitäten bei anaeroben Fitnessübungen erhöhen – was wiederum am Ende zu einem Muskelzuwachs führen kann.

Natriumhydrogencarbonat/Natriumbicarbonat

Bei Natriumhydrogencarbonat handelt es sich um nichts anderes als um einfaches Natron. Eine Substanz also, die traditionell beim Backen und beim Waschen verwendet wird. Während Carnosin der wichtigste Puffer in den Muskelzellen ist, ist Hydrogencarbonat die wichtigste Puffersubstanz im Blut. Insofern ergänzen sich die beiden Substanzen.

Hydrogencarbonat nehmen wir vor allem über Mineralwasser auf. Man kann es als solches allerdings nicht isolieren – erst an Natrium gebunden, entsteht das weiße Natronpulver. Auch Backpulver besteht aus Natriumhydrogencarbonat, wobei hier noch ein Säuerungsmittel zugegeben wird. Schon in den 1930er-Jahre hat man versucht, mit Natron das „Sauerwerden" des Blutes von Sportlern zu reduzieren und auf diese Weise die Leistung länger aufrechtzuerhalten.

Mein Tipp

Gute Pufferreserven im Blut sind für jeden Sportler hilfreich. Golf ist jedoch keine so hochintensive Belastung, dass man hier in Extremen denken muss. Insofern reicht es aus, wenn Sie sich über ein entsprechendes Mineralwasser kontinuierlich mit Hydrogencarbonat versorgen.

Diese Methode wird auch heute noch von vielen Sportlern angewandt. Üblicherweise werden 3-7 Teelöffel (abhängig von Körpergewicht) Natron in einem Liter Wasser aufgelöst und 2-3 Stunden vor einer hochintensiven Belastung (Sprints, Schnellkraft, HIT) getrunken. Unter angloamerikanischen Leistungssportlern nennt man dieses Vorgehen „Soda-Loading" (Soda = Natron/Backpulver). Dummerweise schmeckt die Mischung ziemlich fies und löst häufig Durchfall und Erbrechen aus. Alternativ kann man auch Natrontabletten schlucken.

Natriumbicarbonat wird nicht kontinuierlich supplementiert, sondern in der Regel gezielt vor Wettkämpfen oder harten Trainingseinheiten eingenommen. 1-2 Stunden nach der Einnahme dürfen keine Milch, Milchprodukte, kalizumhaltige Pflanzendrinks oder Mineralwässer getrunken werden, weil es ansonsten zu Kalziumablagerungen in der Niere und anderen Geweben kommen kann.

HMB

HMB heißt mit vollem Namen ß-Hydroxy-ß-methylbutyrat und ist wegen seiner vermeintlich muskelbildenden Wirkung vor allem bei Kraftsportlern beliebt. In unserer Muskulatur laufen stets muskelaufbauende (anabole) und muskelabbauende (katabole) Prozesse gleichzeitig ab. HMB reduziert offenbar die katabolen Prozesse.

Es gibt eine Untersuchung (Wilkinson et al., 2013), in der die Gabe von 2,4 Gramm HMB den Proteinabbau im Muskel untrainierter Versuchspersonen um 57 Prozent verminderte und gleichzeitig den Proteinaufbau um 70 Prozent steigerte.

Mein Tipp

Auch wenn HMB effektiver zu wirken scheint als natürlich aufgenommenes Leucin (da nur ein kleiner Teil des Leucins zu HMB umgebaut wird), würde ich an erster Stelle die Eiweißaufnahme über Lebensmittel optimieren. Hühnchen, Rindfleisch, Lachs, Eier, Erbsen, Walnüsse, Vollkornmehl sind erstklassige Leucin-Quellen.

Dieser Effekt ließe sich allerdings theoretisch genauso mit einer eiweißreichen Mahlzeit erzielen. Denn HMB wird aus der Aminosäure Leucin gebildet. Leucin ist eine essentielle/lebenswichtige Aminosäure, die aber in proteinreichen Lebensmitteln in ausreichend großen Mengen vorkommt. Als eine der drei verzweigtkettigen Aminosäuren (vgl. Seite 35) ist sie DER Trigger für den Muskelaufbau.

Internationale Fachgesellschaften (Wilson et al., 2013) halten die Einnahme von HMB für sicher. Nebenwirkungen sind bis dato nicht bekannt. In der Regel werden täglich 3 x 1 g HMB supplementiert, um eine Verbesserung der Kraftleistung sowie eine Erhöhung der Muskelmasse zu erreichen. Wiederum profitieren weniger gut Trainierte mehr als gut Trainierte. Letztere sollten ihr Training möglichst viel variieren, um einen Effekt zu erzielen. HMB wird vorwiegend in der Wettkampfsaison und in harten Trainingsphasen eingesetzt, denn die Substanz beschleunigt zudem die muskuläre Regeneration nach dem Sport. Daueranwendungen werden nicht empfohlen bzw. sind nicht gut genug untersucht.

Immer wieder wird diskutiert, dass HMB möglicherweise auch für ältere, bewegungseingeschränkte Menschen von Vorteil sein könnte. Durch eine Erhöhung bzw. Erhaltung der Muskelmasse bleibt eine bessere Beweglichkeit gewährleistet, wodurch Stürzen und Knochenbrüchen vorgebeugt wird. Die Internationale Gesellschaft für Sporternährung sieht dies als belegt an (Wilson et al., Positionspapier von 2013). Einige später erschienene Untersuchungen lassen die Effekte nicht erkennen.

CBD-Öl

Glaubt man den Werbeversprechen der Hersteller, dann sind CBD-Produkte die absoluten „Game Changer" im Golfsport. Dazu mehr weiter unten im Text. Zunächst zum Verständnis: CBD ist die Abkürzung für Cannabidiol, ein natürlicherweise in der Hanfpflanze vorkommender Stoff. Insgesamt stecken im Hanf über 100 sogenannte *Cannabinoide*, von denen einige psychoaktiv sind – allen voran das berühmte THC (Tetrahydrocannabinol). THC macht high und führt zu Glücksgefühlen, weil es im Gehirn die Ausschüttung des Neurotransmitters Dopamin massiv verstärkt.

CBD hingegen hat keine berauschende oder süchtig machende Wirkung, denn es wirkt nicht im Gehirn, sondern im Körper. Es wird auch nicht, wie THC, aus den Blättern der Hanfpflanze gewonnen, sondern aus den Blüten. CBD-Hanföl-Extrakte sind in den letzten Jahren vermehrt in den Fokus medialer Berichterstattung geraten, da sie offenbar beruhigend, schmerzlindernd, entzündungshemmend und entkrampfend wirken, ohne die Nebenwirkungen klassischer Medikamente mitzubringen.

Nichtsdestotrotz ist die Studienlage immer noch recht dünn. Die meisten Untersuchungen beziehen sich auf schwere Krankheitsbilder und wurden durchgeführt, um zu prüfen, ob mittels der Gabe von CBD möglicherweise die Dosierung schmerzstillender Opiate reduziert werden kann. Dass CBD auch positiv auf Migräne, entzündliche Prozesse, Depressionen, Angstzustände, Aufregung oder Stress wirken kann, sind eher theoretische Überlegungen, die aus den obigen Untersuchungen abgeleitet wurden.

In seriösen, wissenschaftlichen Texten (White, 2020) lesen sich die Schlussfolgerungen bezüglich der beruhigenden Wirkung (die ja für uns Golfer besonders interessant ist) deshalb so: ***Die akute Einnahme von CBD vor aufregenden Ereignissen, wie z. B. öffentlichen Auftritten, erscheint vielversprechend, kann aber derzeit nicht als bewiesen betrachtet werden.*** Ich bin mir aber sicher, dass auf diesem Gebiet in den kommenden Jahren noch sehr intensiv geforscht wird, sodass wir es bald genauer wissen werden.

Auf den Golfplatz haben es die CBD-Produkte aufgrund der vermeintlich positiven Wirkungen allerdings bereits geschafft. Einige Tour Pros sprechen offen darüber, dass sie CBD-Öle einnehmen. Sie seien dadurch während des Spiels weniger nervös, hätten weniger Schmerzen und schliefen nachts besser, erzählen die Protagonisten.

Die WADA (Welt Anti-Doping Agentur) hat CBD-Produkte für internationale Wettkämpfe frei gegeben, weist jedoch darauf hin, dass die Spieler auf eigenes Risiko handeln, da nicht ausgeschlossen werden kann, dass frei verkäufliche CBD-Produkte Rückstände an THC enthalten und somit zu positiven Dopingtests führen können[8].

Und das ist genau die Krux: Es gibt inzwischen eine Unmenge an frei verkäuflichen CBD-Hanfölprodukten. Klassische Öle, Kapseln, Sprays zum Einnehmen, aber auch Muskelgele und Badekugeln werden weltweit im Internet vertrieben. Als Verbraucher ist es unmöglich, zu überprüfen, wie sauber ein Hersteller arbeitet und ob die THC-Angaben auf den Fläschchen und Packungen stimmen.

---

8 https://www.wada-ama.org/en/questions-answers/cannabinoid

FORE!

Auch wenn CBD-Produkte als nebenwirkungsarm gelten, können sie die Wirksamkeit von Arzneimitteln beeinträchtigen. Sprechen Sie deshalb mit Ihrem Arzt, bevor Sie CBD-Produkte nutzen, wenn Sie regelmäßig Schmerzmittel, Säurehemmer, Blutgerinnungshemmer, Neuroleptika oder andere Medikamente einnehmen. Auch wenn Sie eine Lebererkrankung haben oder an Grünem Star leiden, sollten Sie CBD nicht eigenmächtig einsetzen. Bei Überdosierung kann es außerdem generell zu erhöhter Schläfrigkeit, Benommenheit und Durchfall kommen.

So werden komplett THC-freie Ölextrakte angeboten, aber auch Produkte mit THC-Gehalten < 0,0005 Prozent oder < 0,2 Prozent. Auch existieren bislang keine einheitlichen Dosierungsempfehlungen, sondern nur Orientierungswerte. Danach liegt die Standarddosierung bei 1,5-20 Milligramm CBD pro Tag. Wie viele Tropfen Öl oder Kapseln man dafür einnehmen muss, hängt wiederum davon ab, wie konzentriert das Produkt ist. Es gibt Öle mit fünf Prozent, 10 Prozent, 15 Prozent und 20 Prozent CBD.

Zusammenfassend lässt sich sagen, dass das Wissen zu CBD noch in den Kinderschuhen steckt. CDB ist zudem ein Naturprodukt, das nicht bei jedem Anwender gleich wirkt. Ob es Ihr Golfspiel positiv zu beeinflussen vermag, hängt sicherlich davon ab, wie stark Ihr Lampenfieber ist. Je mehr Sie zu Nervosität, innerer Unruhe oder Schlaflosigkeit vor Wettspielen neigen, desto eher werden Sie – aller Voraussicht nach – eine Wirkung spüren.

Wenn Sie CBD ausprobieren möchten, starten Sie vorsichtig und mit niedrigen Dosierungen. Ölextrakte und Sprays, die über die Mundschleimhaut aufgenommen werden, wirken schneller als Kapseln, die den Magen passieren müssen. Und wie bei allen NEM gilt: Kaufen Sie nur von vertrauenswürdigen Herstellern.

4.4 Glukosamin und Kollagen

Neben den klassischen Nährstoff-Ergänzungsmitteln und den Substanzen, die der direkten Leistungsförderung dienen, gibt es zudem noch Produkte, die helfen sollen, bestimmte „Problemzonen" zu stabilisieren. Ehrgeizige Sportler belasten ihre Körper oft über das normale Maß hinaus, was auf Kosten der Bandscheiben und Gelenke gehen kann. Rückenschmerzen, Knie- und Hüftprobleme, Schultersteifigkeit – einen Großteil der Sportler erwischt es irgendwann einmal. Und auch viele Profis kämpfen mit diesen orthopädischen Beschwerden. So wurde Tiger Woods bereits mehrfach am Rücken operiert. Die extreme Drehung beim Golfschwung ist ganz sicher mit ein Auslöser für seine Beschwerden.

Insofern ist der Gedanke durchaus nahe liegend, bestimmte Substanzen zum Schutz vor Verschleiß und Überbelastung einzusetzen, die sich sowieso in unseren Gelenken und eben zum Teil auch in unserer Nahrung befinden. Die bekanntesten Vertreter hierbei sind Glukosamin und Kollagen.

Glukosamin für Knorpel und Bandscheiben

Glukosamin ist eine körpereigene Substanz und ein wichtiger Baustein des Gelenkknorpels, der Gelenkflüssigkeit und der Bandscheiben. Glukosamin-Supplemente, die es in jeder Drogerie frei verkäuflich gibt, werden aus den Schalen von Krebstieren hergestellt (Garnelen, Hummer, Krabben). In der normalen Nahrung kommt die Substanz ansonsten nicht in nennenswerten Mengen vor.

In Glukosamin wurden jahrelang große Hoffnungen gesetzt, dass die Substanz abgebauten Knorpel regenerieren helfen würde und somit vor Knorpelverschleiß schützen könnte.

Tatsächlich haben extrem hohe Dosen von Glukosamin im Reagenzglas das Wachstum von Knorpelzellen angeregt. Die verwendeten Dosierungen waren aber so hoch, dass man sie über eine orale Supplementation niemals im menschlichen Blut erreichen würde. Die Europäische Behörde für Lebensmittelsicherheit (EFSA) hat deshalb bislang jegliche Anfragen bezüglich eines Health Claims für Glukosamin abgelehnt.

Die Aussage, dass Glukosamin dem Erhalt eines normalen Gelenkknorpels oder einer normalen Gelenkfunktion dient, ist offiziell nicht zulässig. Und während Orthopäden noch Anfang der 2000er-Jahre glukosaminhaltige Arzneimittel bei chronisch-degenerativen Gelenkveränderungen mit Knorpelabbau (Arthrose) verschrieben, ist man von dieser Praxis heute abgekommen.

Die aktuelle Studienlage wird als zu widersprüchlich eingeschätzt. Gleichwohl zeigten einige Untersuchungen einen kurzfristigen positiven Effekt auf die mit Arthrose verbundenen Schmerzen, der sich aber bei längerfristiger Einnahme verlor.

Dass glukosaminhaltige NEM so beliebt sind, erklärt sich sicher auch dadurch, dass sie im Allgemeinen gut vertragen werden. Eine Dosierung von bis zu 2.000 Milligramm pro Tag gilt als sicher. Aufpassen sollten Menschen mit einer Schalentierallergie. Auch für Diabetiker ist Vorsicht geboten, denn Glukosamin beeinflusst den Blutzuckerspiegel. Das Gleiche gilt für Menschen, die gerinnungshemmende Medikamente einnehmen. Sie sollten die Blutgerinnung häufiger als sonst kontrollieren.

Kollagen für Gelenke, Sehnen und Bänder

Kollagen ist zwar in erster Linie als Anti-Falten-Mittel bekannt, doch auch unter Sportlern redet man darüber. Das, was wir umgangssprachlich „Kollagen" nennen, ist allerdings kein einzelner Stoff, sondern bezeichnet eine ganze Gruppe von Proteinen, die im Bindegewebe, in der Haut, in Sehnen, Bändern, Faszien, Knorpeln, Bandscheiben, Gefäßen und auch in der Muskulatur vorkommen. Kollagene sind also körpereigene Stoffe.

Wenn Sie's genau wissen möchten

Außer an degenerativen Gelenkveränderungen leiden viele Menschen auch an entzündlichen Erkrankungen der Gelenke (Stichwort: Arthritis). Für sportlich Aktive ein Alptraum, denn entzündete Gelenke sind sehr schmerzhaft und schränken die Bewegungsfähigkeit und auch den Spaß an Bewegung extrem ein. Entzündungen sind ein Geschehen, welches der Körper von innen heraus befeuert.

Man kann in dieses Geschehen medikamentös eingreifen. Damit behandelt man allerdings nur die Symptome. Deshalb lohnt sich in jedem Fall der Versuch, den Stoffwechsel über eine Veränderung der Ernährung in eine weniger entzündungsfördernde Lage zu bringen.

Zwei Dinge sind in diesen Zusammenhang wichtig: mehr maritime Omega-3-Fettsäuren (entzündungshemmend) und weniger Linolsäure sowie Arachidonsäure (entzündungsfördernd). Arachidonsäure findet sich ausschließlich in tierischen Lebensmitteln – besonders in Schweineschmalz, Leber, Leberwurst, Speck, Eigelb. Linolsäurereich hingegen sind Margarine, Sonnenblumenöl, Sojaöl, Maiskeimöl, Distelöl, Kürbiskernöl. Lassen Sie diese Lebensmittel konsequent weg und essen Sie dafür mehr fetten Fisch sowie omega-3-haltige NEM.

Aber erwarten Sie keine Wunder. Einen etwaigen Effekt werden Sie frühestens nach 2-3 Monaten verspüren.

Dass sie im Beautybereich Karriere gemacht haben, liegt daran, dass Kollagenfasern unser Bindegewebe und unsere Haut festigen und elastisch halten. Je mehr Kollagen unsere Haut enthält, desto glatter und praller ist sie. Nimmt der Kollagengehalt hingegen ab, dann wird die Haut knittrig und faltig.

Genau dies passiert natürlicherweise beim Älterwerden, denn bereits ab Mitte 20 fängt unser Stoffwechsel an, die Kollageneigenproduktion zu drosseln. Um dem entgegenzuwirken, enthalten viele Hautcremes Kollagen und nehmen viele Frauen zusätzliches Kollagen in Form von NEM ein.

Mein Tipp

Achten Sie beim Kauf von Kollagenprodukten unbedingt auf die Ursprungsquellen. Häufig werden diese NEM aus Schlachtabfällen hergestellt. Verwenden Sie nur Produkte von Tieren aus Weide-/Freilandhaltung oder mit Bio-Siegel.

Aus sportlicher Sicht ist Kollagen interessant, weil es eben auch in Sehnen und Bändern für Stabilität und Zugfestigkeit sorgt. Sie können sich Kollagene wie ein Tau vorstellen: Mehrere einzelne Fasern (Proteinstränge) sind so umeinander verdrillt, dass sie ein sehr zugfestes Seil bilden. Da sich der physiologische Abbau des körpereigenen Kollagens nicht vermeiden lässt, kann man nur versuchen, den Prozess etwas zu verlangsamen bzw. hinauszuzögern.

Grundsätzlich fördert eine eiweißreiche Ernährung in Kombination mit Vitamin C die Kollagenbildung. Aber auch kollagenhaltige Lebensmittel können helfen. Wichtig zu wissen: Kollagen ist nur in tierischen Lebensmitteln enthalten. Vegetarisches oder gar veganes Kollagen gibt es nicht. Einzig in der Schale von Lupinen ist ein Stoff enthalten, der dem menschlichen Kollagen ähnelt. Ansonsten ist Kollagen in den Knochen, Gelenken und in der Haut von Tieren (Rind, Schwein, Huhn, Fisch) enthalten.

Werden diese Teile über Stunden zusammen mit etwas Säure (Essig) gekocht, löst sich das Kollagen. Knochenbrühe ist deshalb eine vorzügliche Quelle für Kollagen. Ein Rezept finden Sie auf meinem Blog (www.goodfood-blog.de).

Insgesamt gibt es mehrere Dutzend verschiedene Typen von Kollagen, die dahin gehend durchnummeriert wurden, wo sie im Körper vorkommen. Die bekanntesten sind die Typen I, II und III. In Nahrungsergänzungsmitteln werden sogenannte *Kollagenhydrolysate* dieser drei Typen eingesetzt.

Es gibt inzwischen eine wachsende Anzahl wissenschaftlicher Untersuchungen, die sowohl positive Wirkungen auf das Hautbild (reduzierte Faltentiefe, mehr Elastizität, höherer Feuchtigkeitsgehalt) als auch auf Gelenke, Knorpelverbindungen und Muskeln (weniger Schmerzen, höhere Beweglichkeit, verbesserte Gelenkstabilität, mehr Kraft) nachweisen.

Kollagen ist aktuell ein intensiv beforschtes Thema. Nichtsdestotrotz hat die EFSA noch keinen Health Claim in Bezug auf Kollagen zugelassen. Kollagen wird in Form von Kapseln, kleinen Drinks und in Form eines farblosen, geschmacksneutralen Pulvers verkauft. Die empfohlenen – und auch in den Studien verwendeten – Dosierungen liegen zwischen zwei und 10 Gramm pro Tag. Nebenwirkungen wurden bislang nicht beschrieben.

4.5 Probiotika und Präbiotika

Über die Wichtigkeit einer intakten und gesunden Darmflora habe ich ja bereits in Kap. 1.4 geschrieben. Ein gesundes und vielfältiges Mikrobiom ist nichts, was Ihre Leistung ad hoc steigert. Aber es hält Sie gesund, denn es macht einen großen Teil Ihres Immunsystems aus. Und nur gesunde Sportler sind leistungsstarke Sportler. Und damit meine ich jetzt gar nicht die großen Krankheiten und Verletzungen. Selbst wenn Sie nur von wiederkehrenden kleineren Unpässlichkeiten wie Husten, Schnupfen oder Halsschmerzen geplagt werden und dadurch Ihr Training häufiger nur auf halber Flamme absolvieren können, wird es mutmaßlich keine sonderlich erfolgreiche Saison werden.

Ich persönlich bin natürlich immer in erster Linie für die natürliche Darmpflege: Ein regelmäßiger Gemüsekonsum, frische Kräuter, Obst, gemahlenes Vollgetreide, Nüsse und Hülsenfrüchte, Sauermilchprodukte sowie kalt gepresstes Oliven-, Raps-, Leinöl schaffen in Ihrem Inneren ein lebenswertes Zuhause für Ihre Darmbakterien. Zudem können Sie Ihre Darmflora aber auch mit bestimmten Nahrungsergänzungsmitteln unterstützen. Das Ziel dabei ist es, die Anzahl nützlicher Keime im Darm zu erhöhen.

Probiotika

Probiotika sind Lebensmittel oder Präparate, die lebensfähige Mikroorganismen/Keime enthalten. Meistens sind es Laktobazillen oder Bifidobakterien, von denen es viele verschiedene Stämme gibt. Diese gelten als die „guten" Keime. Natürliche probiotische Lebensmittel sind z. B. Naturjoghurt, Kefir und Sauerkraut. Solche Produkte enthalten natürlicherweise, aufgrund des Herstellungsprozesses, Milchsäurebakterien.

Werden einem Lebensmittel die probiotischen Bakterien nachträglich zugesetzt, so zählt es zu den sogenannten *Functional Foods*. Sie kennen wahrscheinlich die vielbeworbenen, kleinen Trinkjoghurts aus dem Kühlregal im Supermarkt. Daneben sind in der Apotheke probiotische NEM in Kapsel- oder Pulverform erhältlich.

Die Qualität probiotischer Lebensmittel oder NEM bemisst sich immer an der Keimzahl. Damit überhaupt ein Effekt auf die Darmflora erzielt werden kann, müssen täglich (!) zwischen 100 Millionen und einer Milliarde probiotischer Bakterien verzehrt werden.

Für Functional Foods gibt es allerdings keine Vorschriften, was die Mindestanzahl nützlicher Keime angeht. Auch bauen sich diese bei längerer Lagerung ab. Bei apothekenpflichtigen Probiotika hingegen ist der genaue Keimgehalt auf der Packung oder im Beipackzettel angegeben. Ein weiterer Vorteil von NEM ist, dass die Bakterien magensaftresistent „verpackt" sind. Auf diese Weise wird sichergestellt, dass Sie lebend an ihrem Bestimmungsort, dem Darm, ankommen. Bei Functional Foods besteht hingegen immer eine gewisse Unsicherheit darüber, wie viele der Keime den sauren Magensaft überleben.

Wichtig zu wissen: Die verschiedenen Bakterienstämme sind keine kleinen Alleskönner. Jedes Bakterium wirkt einzigartig, man nennt das „Stammspezifität". Deshalb enthalten zum Beispiel probiotische NEM, die gegen Darmbeschwerden helfen sollen, andere Bakterienstämme als Präparate zur Unterstützung des Immunsystems.

Allgemeine Slogans wie „mit probiotischen Bakterienkulturen" auf Lebensmittelpackungen sagen also gar nichts über mögliche Wirkungen aus. Sie sind inzwischen auch verboten. Denn der gezielte Einsatz von Probiotika setzt voraus, dass man die richtigen Keime einnimmt. Lassen Sie sich hierzu unbedingt fachkundig beraten.

Mein Tipp

Halten Sie sich zunächst an natürliche probiotische Lebensmittel, wie z. B. Naturjoghurt, und essen Sie diese regelmäßig. Achten Sie beim Kauf auf eine längere Haltbarkeit und darauf, dass insbesondere Joghurt nach der Reifung nicht noch einmal erhitzt wurde. Kaufen Sie probiotische NEM in der Apotheke und lassen Sie sich vorab beraten.

Um von den Winzlingen zu profitieren, reicht es auch nicht aus, ab und an einen Joghurt zu essen. Alle, bis dato vorliegenden Untersuchungen zeigen, dass ein gesundheitlicher Effekt nur dann eintritt, wenn die Keime kontinuierlich, jeden Tag und in hoher Zahl zugeführt werden. Sobald die Probiotika abgesetzt werden, kehrt der Darm zu seiner ursprünglichen Bakterienbesiedelung zurück, die ganz offenbar genetisch bedingt ist.

Alle Bakterien in unserem Darm brauchen übrigens Futter. Und genau wie wir Menschen halten sich auch Bakterien am liebsten dort auf, wo es das leckerste Essen gibt. Die Lieblingsspeisen der guten Darmbakterien sind lösliche Ballaststoffe, die sogenannten ***Präbiotika***. Über Präbiotika kann man also quasi die Probiotika überzeugen, es sich im Darm gemütlich zu machen.

Präbiotika

Als Präbiotika (oder auch Prebiotika) werden lösliche, aber unverdauliche Nahrungsbestandteile bezeichnet, die von den nützlichen Dickdarmbakterien verwertet werden und deren Wachstum fördern. Präbiotika sind also keine Keime oder Mikroorganismen, sondern ganz einfach lösliche Ballaststoffe.

Essen wir insgesamt zu wenig Ballaststoffe, dann verwaist unsere Darmflora und die schlechten Keime gewinnen die Oberhand. Insbesondere die Bifidobakterien im Dickdarm leben von Präbiotika. Wenn sie sich vermehren, werden die krankmachenden Keime (wie z. B. Escherichia coli) von der Spielwiese verdrängt.

Lösliche Ballaststoffe sind allerdings etwas anderes als die klassischen unlöslichen Faserstoffe, die Ihnen bei dem Begriff „Ballaststoffe" wahrscheinlich zunächst in den Sinn kommen. Die faserigen, unlöslichen Ballaststoffe werden von den Darmbakterien kaum abgebaut, steigern aber das Darmvolumen und beugen so Verstopfungen vor.

Lösliche Ballaststoffe hingegen fungieren als Quellstoffe, das heißt, sie binden große Mengen an Wasser und werden von den Darmbakterien zu kurzkettigen Fettsäuren und Gasen abgebaut. Dadurch wird der Stuhl weicher. Lösliche Ballaststoffe finden sich vorwiegend in Gemüse und Obst, unlösliche Ballaststoffe eher in Getreide und Hülsenfrüchten.

Wenn Sie's genau wissen möchten

„Präbiotika sind nicht verdaubare Lebensmittelbestandteile, die ihren Wirt günstig beeinflussen, indem sie das Wachstum und/oder die Aktivität einer oder mehrerer Bakterienarten im Dickdarm gezielt anregen und somit die Gesundheit des Wirts verbessern." (Definition für Präbiotika der Stoffwechselexperten Gibson & Roberfroid, 1995).

Die bekanntesten präbiotischen (löslichen) Ballaststoffe sind Inulin, Oligofruktose, Laktulose und Maisdextrin. Lebensmittel, die diese Stoffe natürlicherweise enthalten, sind: Artischocken, Chicorée, Knoblauch, Lauch, Pastinaken, Schwarzwurzeln, Spargel, Topinambur und Zwiebeln. Auch die sogenannte ***resistente Stärke*** (die gebildet wird, wenn man Kartoffeln kocht und 12 Stunden abkühlen lässt) gilt als Präbiotikum.

FORE!

Inulin und Oligofruktose zählen zu den sogenannten *FODMAPs*. Das ist die Abkürzung für „fermentierbare Oligosaccharide, Disaccharide, Monosaccharide und Polyole". Bei empfindlichen Menschen lösen diese Stoffe Bauchschmerzen, Krämpfe und Blähungen aus.

Präbiotika werden vielen Lebensmitteln zugesetzt, eben weil sie so ein hohes Wasserbindevermögen haben. In der Apotheke kann man Präbiotika (in der Regel Inulin) als Kapseln oder Pulver kaufen. Werden Präbiotika mit Probiotika gemischt, heißen die Präparate *Symbiotika*.

Da viele Sportler während der Wettkämpfe nicht so richtig gut mit ballaststoffreichem Essen klarkommen, ist es wichtig, in den Regenerationszeiten eine gute Darmpflege zu betreiben und ausreichend ballaststoffhaltige Lebensmittel zu essen. Wer auch das nicht hinbekommt, der kann seine Verdauung und seine Darmflora mit präbiotischen NEM unterstützen. Der Vollständigkeit halber sei hinzugefügt: Weder für Probiotika noch für Präbiotika ist bislang ein offizieller Health Claim zugelassen.

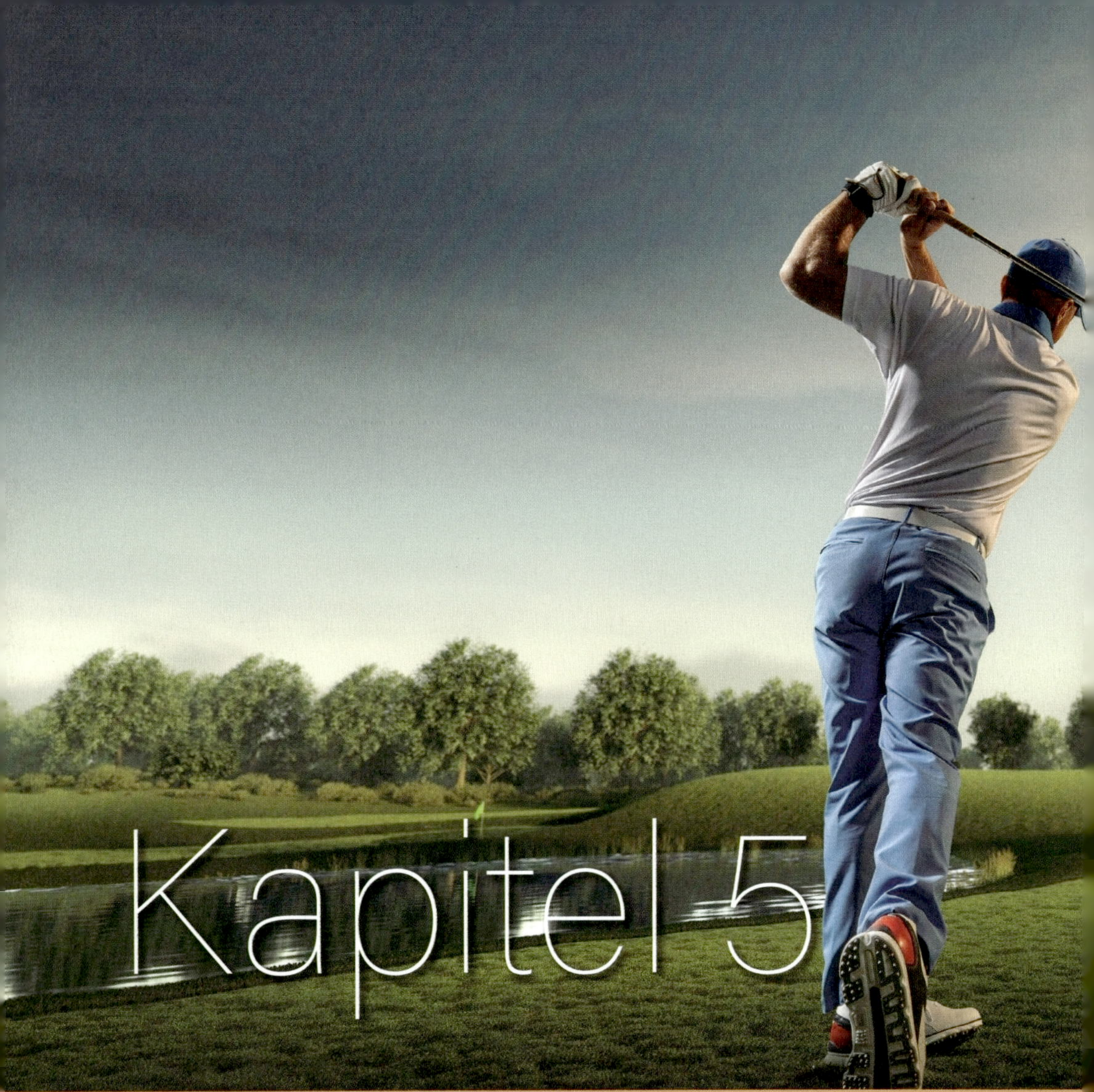

Kapitel 5

Golfen gegen die Pfunde

Dass regelmäßige Bewegung beim Kampf gegen Speckpölsterchen günstig und hilfreich ist – davon hat sicher jeder schon einmal gehört. Aber gilt das auch für Golf? Reicht die Anstrengung beim Golfspielen aus, um abzunehmen?

Auf diese Frage kann ich Ihnen keine pauschale Antwort geben. Denn natürlich hat das Ganze damit zu tun, mit welchem Ausgangsgewicht Sie starten und wie viel Energie Sie wirklich auf dem Course verbrauchen. Letzteres ist von Mensch zu Mensch unterschiedlich. Denn der individuelle Energieverbrauch hängt unter anderem vom Geschlecht, vom Alter, der Größe, dem Gewicht, der Muskelmasse und

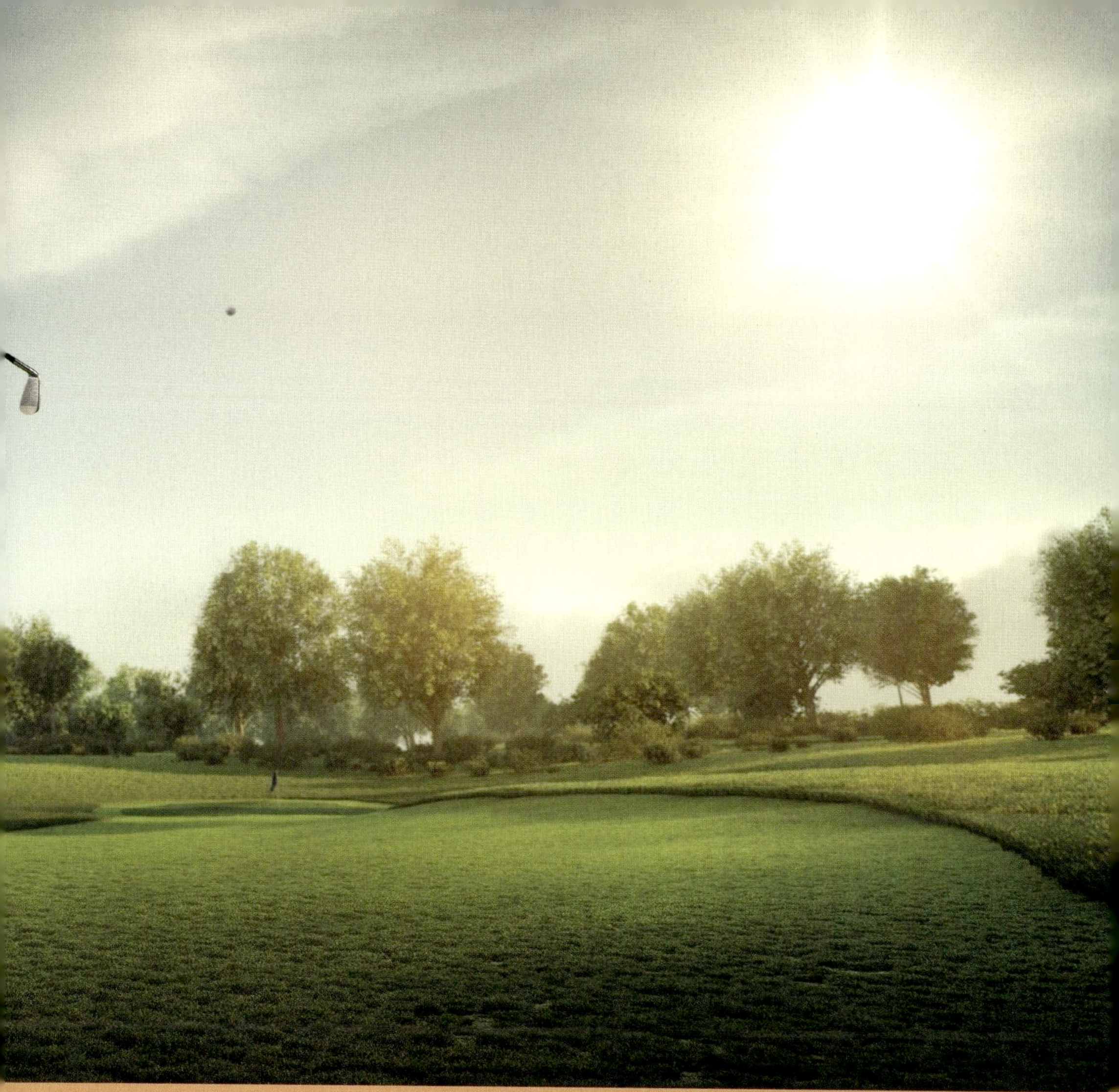

auch dem Trainingszustand einer Person ab. Deshalb sind allgemeingültige Angaben zum Kalorienverbrauch auf einer Golfrunde eher schwierig.

5.1 Wie anstrengend ist Golf?

Es gibt allerdings Methoden, mit denen kann man sich der Antwort auf obige Frage annähern. Zur Einschätzung des Energieverbrauchs bei sportlichen Aktivitäten wurden die sogenannten *MET-Werte* entwickelt (MET = metabolisches Äquivalent). MET-Werte sagen aus, wie kräftezehrend bzw. intensiv eine sportliche Betätigung ist. Je höher der MET-Wert, desto anstrengender ist die Sportart und desto mehr Energie wird dabei verbraucht.

Die nachfolgende Tabelle zeigt Ihnen die offiziellen, internationalen MET-Werte für Golf und einige andere Sportarten. Ist anstelle einer einzelnen Zahl ein Zahlenbereich von z. B. 7-10 MET angegeben, so beziehen sich die höheren Werte stets auf herausfordernde Wettkämpfe, während die niedrigeren Werte die Anstrengung im privaten (Spiel-)Sport widerspiegeln.

Tab. 34: Internationale MET-Werte für verschiedene Sportarten

Sportart	MET
Golf (Trolley ziehen/schieben)	5,3
Golf (Standbag tragen)	4,3
Golf (Elektrocart)	3,5
Joggen	7-12
Fußball	7-10
Tennis	7,3-8
Badminton	5,5-7
Squash	7,3-12
Basketball	6-8
Handball	8-12
Volleyball	6-8
Eishockey	8-10
Feldhockey	7,8
Aerobic	7,3
Reiten	5,8-7,3
Schwimmen	5,3-10

Quelle: https://sites.google.com/site/compendiumofphysicalactivities/Activity-Categories/sports

Mit den MET-Werten lässt sich der persönliche Energieverbrauch auf einer Golfrunde näherungsweise errechnen. Dafür wird der MET-Wert mit dem eigenen Körpergewicht sowie der Dauer der Runde (Stunden) multipliziert. **Der durchschnittliche MET-Wert für Golf wird mit 4,8 angegeben.** Wenn Sie also beispielsweise 65 oder 80 Kilogramm wiegen und auf eine durchschnittliche 18-Loch-Runde gehen, sieht die Rechnung so aus:

Beispiel Energieumsatz Golfrunde

65 kg x 4,8 MET x 4 Stunden = 1.248 kcal

80 kg x 4,8 MET x 4 Stunden = 1.536 kcal

Da Ihr persönliches Gewicht eingerechnet wird, sehen Sie jetzt: Je schwerer Sie sind, desto höher ist Ihr Kalorienverbrauch während einer Sporteinheit. Je leichter Sie sind, desto niedriger ist er. Allerdings sind auch MET-Werte nur Näherungswerte. Sie berücksichtigen den Unterschied zwischen Männlein und Weiblein nur über das Gewicht und rechnen auch den Trainingszustand und das Alter nicht mit ein.

Trainierte Menschen verbrauchen nämlich weniger Energie als Untrainierte, während ältere Menschen in der Regel etwas mehr verbrauchen. Insofern sollten Sie ehrlich mit sich selbst sein und für eine locker und bummelig gespielte Privatrunde einen niedrigeren MET-Wert in die Rechnung einsetzen als für eine zügig und konzentriert gespielte Turnierrunde. Auch flaches Gelände senkt den MET-Wert, während eine sehr hügelige Umgebung ihn erhöht.

FORE!

Es handelt sich bei dem oben errechneten Wert „nur" um den sogenannten *Leistungsumsatz* auf dem Golfplatz. Um Ihren Gesamtenergieverbrauch für den ganzen Tag zu ermitteln, müssen Sie noch den Grundumsatz und den Umsatz für Ihre restlichen Tagesaktivitäten hinzuaddieren.

5.2 Die Sache mit dem Grundumsatz

Der Grundumsatz scheint viele Menschen zu verwirren. Vor allem diejenigen, die abnehmen möchten. Denn die meisten haben schon einmal etwas vom Grundumsatz gehört, wissen aber oft nicht ganz genau, wie sie diesen Wert für sich persönlich ermitteln und ob sie die Kalorien, die sie einsparen möchten, davon abziehen sollen oder nicht. Dabei ist es eigentlich ganz einfach!

Jeder Mensch hat einen GESAMT-Tagesbedarf an Energie, den er braucht, um gesund, fit und leistungsfähig zu bleiben. Dieser Gesamtbedarf wird in Kilokalorien ausgedrückt und setzt sich aus mehreren Komponenten zusammen. Genauer gesagt aus dreien. Es gilt:

Gesamttagesbedarf kcal = (**Grundumsatz** + Leistungsumsatz) x Thermogenese

Der **Grundumsatz** (GU) ist das, was unser Körper an Energie braucht, um alle lebenswichtigen Funktionen aufrechtzuerhalten (Atmung, Herzschlag, Nierenfunktion etc.). Der Grundumsatz ist völlig unabhängig von jeglicher Bewegung. Den Grundumsatz verbraucht unser Körper, wenn wir liegen und nichts weiter tun – also quasi einfach nur „überleben".

Der Grundumsatz macht zwischen 50-70 Prozent des Gesamtbedarfs aus und ist abhängig von der Muskelmasse (je mehr Muskeln ein Mensch hat, desto höher ist sein Grundumsatz), dem Alter, Geschlecht, Gewicht sowie genetischen Faktoren.

Der **Leistungsumsatz** (LU) ist das, was wir an zusätzlicher Energie brauchen, wenn wir uns bewegen, arbeiten, Sport machen. Er ist die Kaloriensumme, die wir für alle unsere täglichen, körperlichen Aktivitäten brauchen – zusätzlich zum Grundumsatz! Der Leistungsumsatz ist umso höher, je aktiver Sie sind.

Die **Thermogenese** bezeichnet die Steigerung des Energieumsatzes nach der Nahrungsaufnahme. Dies ist spürbar durch eine Erhöhung der Körpertemperatur nach dem Essen. Ihr Körper verbraucht jetzt kurzfristig mehr Energie.

Die Thermogenese beträgt im Mittel sechs Prozent des Tagesgesamtbedarfs, weshalb man (GU + LU) x 1,06 rechnet. Der genaue Wert ist abhängig von der Zusammensetzung der Nahrung. Eiweiße erzeugen eine stärkere Thermogenese als Kohlenhydrate und Fett.

Um den Grundumsatz zu ermitteln, gibt es einige recht komplizierte Formeln. Alternativ können Sie in einem sportmedizinischen Institut eine spirometrische Untersuchung durchführen lassen. Beides möchte ich Ihnen ersparen. Für den Hausgebrauch haben sich folgende Faustformeln etabliert:

- „Normale" Frauen: 0,9 x Körpergewicht in kg x 24 Std. = GU in kcal
- Sportliche Frauen: 1,0 x Körpergewicht in kg x 24 Std. = GU in kcal
- „Normale Männer": 1,0 x Körpergewicht in kg x 24 Std. = GU in kcal
- Sportliche Männer: 1,1 x Körpergewicht in kg x 24 Std. = GU in kcal

Zur Veranschaulichung rechnen wir das Ganze einmal am Beispiel einer Frau durch. Frau Mustermann ist 1,68 Meter groß, nicht besonders sportlich und wiegt 78 Kilogramm (ist also etwas übergewichtig). Für sie sähe die Rechnung folgendermaßen aus:

Grundumsatz von Frau M.

0,9 x 78 kg x 24 Stunden = 1.685 kcal

Bei einem Gewicht von 78 Kilogramm beträgt Frau Mustermanns Grundumsatz also 1.685 kcal pro Tag. Wenn Frau Mustermann nun Golfspielerin wäre und auf eine durchschnittliche 18-Loch-Runde ginge, dann verbrauchte sie in dieser Zeit:

Leistungsumsatz „Golf" von Frau M.

78 kg x 4,8 MET x 4 Stunden = 1.498 kcal

Sie sehen: Hier kommt doch einiges zusammen. Denn selbst wenn wir die weiteren Tagesaktivitäten (Arbeiten, Einkaufen gehen, Wäsche waschen usw.) von Frau Mustermann unberücksichtigt lassen, liegt sie an diesem Tag bei einem Gesamt-Energieverbrauch von

Gesamtumsatz von Frau M.

(1.685 + 1.498) x 1,06 = 3.374 kcal.

Das ist eine Menge – und vor allem steckt da eine Menge Einsparpotenzial drin. Würde Frau Mustermann ihre Kalorienaufnahme nämlich an jenem Tag auf 2.674 Kilokalorien beschränken (womit sie easy satt werden kann), läge sie 700 Kilokalorien unter ihrem Verbrauch. Sie hätte also 700 Kilokalorien „eingespart". Rein rechnerisch müsste sie das 10-mal machen, um ein Kilo abzunehmen. Denn: Ein Kilogramm Fett entspricht 7.000 Kilokalorien.

Nun ist unser Körper aber kein Taschenrechner und reagiert nicht wie eine Maschine. Selbst bei kontinuierlicher Kalorieneinsparung sinkt das Körpergewicht nicht linear, denn mit sinkendem Gewicht sinkt auch der Grundumsatz. Es kommt dadurch immer wieder zu Plateauphasen, in denen sich eine Weile nichts mehr auf der Waage tut. Deshalb dienen solche Fettrechnungen mehr zur Veranschaulichung, als dass sie die Realität abbilden.

FORE!

Essen Sie während einer Abnehmphase bzw. Ernährungsumstellung niemals weniger als die Kalorienmenge, die Ihrem Grundumsatz bei Normalgewicht entspricht. Ansonsten droht der Jo-Jo-Effekt.

Beispiel Frau Mustermann: Ihr Normalgewicht bei einer Größe von 1,68 Meter läge bei etwa 65 Kilogramm. Mit Normalgewicht hätte sie einen Grundumsatz von rund 1.400 kcal (0,9 x 65 x 24 = 1.404).

Weniger als diese 1.400 Kilokalorien sollte sie auf keinen Fall zu sich nehmen. Ansonsten schaltet ihr Stoffwechsel auf Sparflamme und wird lernen, mit weniger Kalorien auszukommen. Sie würde sich ihren Grundumsatz also sozusagen „runteressen". Und das hätte zur Folge, dass sie im Anschluss bereits bei eingeschränkter Kalorienzufuhr wieder zunähme.

Wenn Sie's genau wissen möchten

Abnehmen funktioniert umso besser, je mehr Muskeln Sie während des Prozesses bilden. Denn Muskeln sind ein sehr stoffwechselaktives Gewebe und verbrauchen auch in Ruhe Energie. Deswegen haben muskulöse, sportliche Menschen einen höheren Grundumsatz als Couch-Potatoes – können dadurch auch mit niedrigem Körpergewicht viel essen, ohne zuzunehmen.

Golf ist eine wunderbare Möglichkeit, um seinen Kalorienverbrauch zu steigern und die ersten überflüssigen Pfunde abzubauen. Sie sollten jedoch parallel auch ein muskelaufbauendes Training starten (siehe Seite 38), denn sonst kommen Sie unweigerlich und eher früher als später an einen Punkt, an dem sich die Zahl auf der Waage nicht mehr weiter nach unten bewegt. Außerdem wird es schwieriger, das reduzierte Gewicht zu halten.

Was in diesem Kapitel hoffentlich deutlich geworden ist: Golf steigert Ihren Energieverbrauch. Und zwar mehr, als man im ersten Moment denken würde. Wenn Sie also nicht ganz so viel Energie in Form von Essen nachfüllen, wie Sie auf einer Golfrunde verbrauchen, dann kann Ihnen Golf durchaus eine Hilfe beim Abnehmen sein. Verstärken können Sie den Effekt, wenn Sie:

- vor jeder Runde ein sportliches Aufwärm- und Einschlagprogramm durchziehen;
- auf dem Platz stets zügigen Schrittes gehen und nicht „spazierengolfen";
- einen konventionellen Trolley nutzen (keinen Elektrotrolley);
- jeden Hügel auf der Strecke mitnehmen und nicht außen drumrumlaufen;
- Ihren Trolley eigenhändig die Hügel hochschieben (nicht vom Partner schieben lassen);
- Extrawege machen, z. B. Mitspielern stets bei der Ballsuche helfen;
- mit leeren Kohlenhydratspeichern auf die Runde gehen (s. Seite 226);
- und: häufiger Golfen (nicht nur einmal in der Woche).

Mein Tipp

Mit einem BMI-Rechner im Internet (s. Anhang) können Sie ganz einfach Ihr persönliches Normalgewicht ermitteln. Probieren Sie verschiedene Gewichtszahlen in Kombination mit Ihrer Körpergröße aus. Bei Normalgewicht liegt ihr BMI zwischen 18,5 und 24,9.

5.3 Kalorienzählen – ja oder nein?

Wer mich kennt, der weiß: Ich bin eigentlich kein Freund der Kalorienzählerei. Ich finde, dass Kalorien ein negatives Bewertungssystem für Lebensmittel sind. Weil immer noch in so vielen Köpfen der Mythos herumspukt, dass kalorienreiche Lebensmittel unweigerlich dick machen.

Dass dem nicht zwangsläufig so ist, habe ich weiter vorne in den Kapiteln über Kohlenhydrate und Fette erläutert. Deshalb betrachten Sie obige Ausführung zum Kalorienverbrauch auf einer Golfrunde bitte als Hintergrundwissen. Sie sollen ein Gefühl dafür bekommen, in welchen Bereichen Sie sich bewegen. Ich möchte Sie damit aber in keinster Weise dazu „verführen", tagtäglich Ihren Kalorienverbrauch zu ermitteln und jede Mahlzeit kalorisch zu tracken.

Grundsätzlich schadet es nicht, eine ungefähre Vorstellung davon zu haben, welche Lebensmittel viel und welche eher wenig Energie liefern. Und Sie sollten durchaus auch einmal für sich selbst ausrechnen, wie viel Energie Sie auf einer Golfrunde eigentlich verbrennen. (Wissend, dass es Durchschnittswerte sind!)

Aber wenn Sie von nun an ständig Rechenspielchen anstellen, dann machen Sie sich sehr schnell die Freude am Essen kaputt. Denn wie gesagt: Kalorien sind negativ behaftet.

Ich war zu diesem Thema vor einiger Zeit von einer Kölner Zeitung als Expertin zu einer großen abendlichen Publikumsveranstaltung eingeladen. Zu Beginn des Interviews sagte die Moderatorin zu mir: „Frau Dr. Iwan, Sie behaupten: Wer qualitativ besser isst, isst automatisch kalorienärmer. Das glaube ich Ihnen nicht!"

Aber genauso ist es. Und ich möchte Ihnen hier erklären, warum. Vorweg muss ich einfügen: Qualitativ gutes Essen ist für mich nicht die teuerste Sorte Nudeln im Vergleich zum No-Name-Produkt. Und auch nicht die Luxusschokolade im Vergleich zur Karnevals-Wurfmaterial-Schoki. Was ich mit „qualitativ gutem Essen" meine, sind

a) Lebensmittel, die natürlich, frisch und möglichst wenig behandelt/verarbeitet sind.
b) Lebensmittel mit einem hohen Nähr- und Vitalstoffgehalt.
c) Lebensmittel, die unter umweltverträglichen Bedingungen angebaut werden.
d) Lebensmittel, bei deren Produktion artgerechte Tierhaltung praktiziert wird.
e) Lebensmittel, die unter fairen Bedingungen gehandelt werden.

Bei a) ist es ganz einfach. Machen Sie einmal folgenden Vergleich: Naturjoghurt mit frischen Erdbeeren vs. aromatisiertem Vanillejoghurt mit Schokoperlen. Bei diesem Vergleichsduo muss ich Sie sicher nicht aufklären, welches das natürlichere und zufällig auch kalorienärmere Produkt ist.

Auch b) ist nicht schwierig zu beurteilen. Beispiel: Obstsalat und Tiramisu. Welches von beidem enthält mehr Vitalstoffe? Ganz klar der Obstsalat. Wenn Sie sich also häufiger mal für einen Obstsalat anstelle von Tiramisu entscheiden – also für mehr Vitamine –, dann entscheiden Sie sich automatisch für das kalorienärmere Produkt.

Die Punkte c), d) und e) laufen im Prinzip auf Bio- und Fair-Trade-Lebensmittel hinaus. Bio-Obst und Bio-Gemüse enthält nachweislich mehr gesunde Inhaltsstoffe als konventionell angebaute Ware. Und: Bio-Lebensmittel sind teurer als konventionelle Ware. Was bedeutet, dass man nicht einfach alles in den Einkaufswagen laden kann. Stattdessen muss man eine bewusste Entscheidung treffen. Und wahrscheinlich an anderer Stelle sparen.

Ich bin mir sicher, wenn Sie sich für Bio-Fleisch und Bio-Gemüse entscheiden, werden Sie die eine oder andere Packung Billig-Kekse oder Tüte Chips liegen lassen. Denn die sind verzichtbar, Sie brauchen sie nicht wirklich. Die Grundnahrungsmittel aber schon. Ergo: Kalorien gespart, weil mehr Vitalstoffe eingekauft.

Und wenn Sie statt der Schokolade aus dem Discounter fair gehandelte Bio-Schokolade kaufen, werden Sie höchstwahrscheinlich weniger davon essen. Eben weil sie teurer ist und Sie sie nicht in großen Mengen kaufen werden. Also wieder Kalorien gespart, weil Qualität gekauft.

Am Ende brauchen Sie sich auf diese Weise gar nicht weiter mit den Kaloriengehalten der verschiedenen Lebensmittel zu beschäftigen. Denn die sind in diesem Zusammenhang nicht wirklich relevant. Entscheiden Sie sich einfach öfter für das vitalstoffreichere, natürlichere, qualitativ hochwertigere Lebensmittel – dann können Sie sich die Kalorien aus dem Kopf schlagen.

Diese Herangehensweise wird Ihre generelle Einstellung zum Thema Essen verändern. Denn, wenn Sie aufhören, Lebensmittel ständig nur als potenzielle Dickmacher zu betrachten und in ihnen stattdessen potente Fitmacher sehen, dann werden Sie anfangen, Ihre Mahlzeiten anders zu gestalten.

Es wird Ihnen Genuss bereiten, mit gesunden Lebensmitteln zu kochen und frische, ausgewogene Mahlzeiten auf dem Teller zu haben. Und auf diese Weise werden sich Ihre Fitness sowie Ihre Figur ganz sicher positiv verändern.

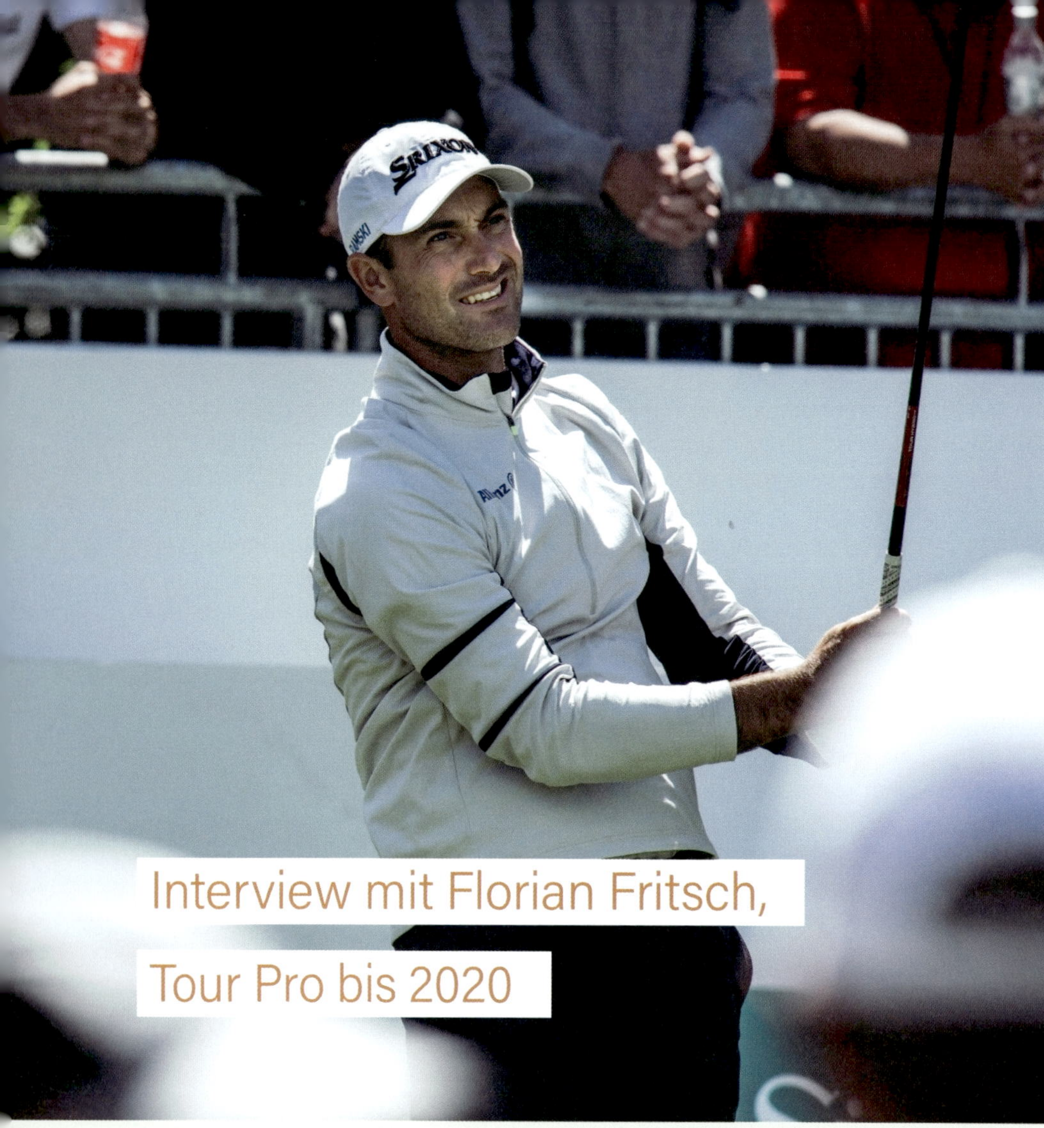

Interview mit Florian Fritsch, Tour Pro bis 2020

Florian Fritsch, Jahrgang 1985, ist eher zufällig beim Golf gelandet. Seine Eltern waren erfolgreiche Tennisspieler – die Mutter hat in der deutschen Nationalmannschaft gespielt, der Vater bildete als Chef des Tennislehrer-Berufsverbandes neue Trainer aus. Als die Eltern wegen Gelenkproblemen zum Golf wechseln, machen der damals 10-jährige Florian und sein Bruder spaßeshalber mit – nach dem Motto: „Wenn wir schon im Tennis keine Chance gegen unsere Eltern haben, schlagen wir sie ja vielleicht im Golf."

Schnell wird klar, dass Florian im Golfsport seine Bestimmung gefunden hat. Mit 12 Jahren beschließt er, Profi zu werden, spielt mit 16 für die deutsche Nationalmannschaft, wechselt 2008 ins Profilager. Zwei Jahre später ist er kurz davor, aufzuhören, weil er den Druck als zu groß empfindet, erspielt sich dann aber eine Startberechtigung für die European Tour 2011.

Die PGA of Germany wählt Florian Fritsch 2016 zum „Player of the Year". Mitte 2020 verkündet er in einem Instagram®-Post endgültig sein Karriereende. Als ich mit Florian telefoniere, sind wir innerhalb weniger Minuten mitten in einem Gespräch über Nutrigenetik (der Beziehung zwischen Ernährung und den Genen) und Nahrungsmittelunverträglichkeiten.

Florian, hast du dich schon immer so sehr für das Thema Ernährung interessiert?

Nein. Ich bin ja in einem sehr sportlichen Umfeld aufgewachsen und da durfte man einfach essen, was man wollte. Es galt immer die Devise: Der Sport wird das schon kompensieren. Meine Mutter hat zwar täglich frisch gekocht, aber der Nachtisch spielte dabei stets auch eine wichtige Rolle.

Und ich kann mich auch gut erinnern, dass wir abends öfter noch mal zur Tankstelle geradelt sind, um Schoko-Crossies und Spezi zu holen. Ich war dabei immer sehr „robust", was die Mengen anging: 300 Gramm Schokolade auf einmal waren kein Problem für mich.

Wann hat sich deine Wahrnehmung für das Thema geändert?

Als Teenager hatte ich eine Phase, in der ich an den Wochenenden viel Computer gezockt und mich wenig bewegt habe – und gleichzeitig viel Süßes gegessen habe. In dieser Zeit habe ich ordentlich zugenommen, war kurz vor den 100 Kilogramm. Das hat mich dann genervt. Ich fühlte mich nicht mehr wohl, weil ich immer dachte: Was denken wohl die anderen?

Meine Motivation für eine Veränderung meiner Ernährung hatte also zunächst nichts mit Sport zu tun, sondern mit dem Wunsch, abzunehmen und meiner Umwelt zu gefallen.

Was hast du in dieser Situation gemacht?

Ich wusste damals im Prinzip nicht viel über Ernährung. Das war die Zeit, als man noch gesagt bekam: Kohlenhydrate sind super und Fett ist ganz schlecht. Ich war auf dem College in den USA und das Essen dort war extrem kohlenhydratlastig.

Und es wurde überwiegend in der Kategorie „Kalorien" gedacht. Ich habe dann so Sachen gemacht, wie z. B. anstelle von frittiertem Hühnchen das gegrillte Hühnchen gegessen und anstelle von weißem Brot das dunkle Brot, aber ich habe überhaupt nicht abgenommen. Und das habe ich dann nicht verstanden, weil ich eigentlich das Gefühl hatte, alles richtig zu machen.

Hat sich das geändert, als du zurück nach Deutschland kamst?

Im deutschen Nationalkader wurde uns gesagt, dass wir essen könnten, was wir wollten – solange es keine Süßigkeiten sind. Nachmittags auf dem Golfplatz, zwischen Mittagessen und Abendessen, haben wir alle nicht so viel gegessen. Deshalb hatten wir abends immer ordentlich Hunger. Wenn wir unterwegs waren, sind wir dann meist zum Italiener gegangen. Tomate/Mozzarella oder Carpaccio, dann Pasta, Pizza und zum Abschluss eine geteilte Tiramisu. Das war das klassische Essen. Und wir haben uns alle gut gefühlt, denn das galt als gesund.

Das Thema wurde wirklich lange stiefmütterlich behandelt und, zumindest von mir, auch wenig selbst reflektiert. Wobei es auch nur schwer greifbar ist. Denn es ist ja nicht so, dass man nach ein paar gesunden Mahlzeiten sofort einen riesigen Unterschied in der körperlichen Verfassung spürt.

Irgendwann sickerte es aber immer mehr ins Golfen rein: Spätestens, als unsere Sportart 2012 olympisch wurde und wir viel mehr Austausch mit Athleten anderer Sportarten hatten, die zum Teil viel genauer auf ihre Ernährung achteten. Auch in Kombination mit dem Thema Fitness, das durch Tiger Woods einen großen Einfluss bekommen hat, wurde klar: Wenn ich aus meinem Körper eine V12-Maschine machen möchte, dann sollte ich kein Altöl einfüllen.

Worauf genau hast du denn in der Zeit, als du auf der Tour gespielt hast, geachtet?

Ich habe immer auf die Kalorien geachtet und ich wollte die Süßigkeiten reduzieren. Letzteres war schwierig, weil ich weiterhin das Verlangen danach hatte. Das war dann die Geburtsstunde meiner „Kaffeekarriere", denn, statt Süßes zu essen, habe ich dann jedes Mal einen Latte macchiato getrunken. Ich war phasenweise auch wirklich sehr radikal und habe nur noch Salat gegessen. Aber das hat mein Darm nicht mitgemacht. Also habe ich doch wieder ein paar Nudeln eingebaut.

Mein Problem war immer, dass ich den Effekt einer Ernährungsumstellung nicht spüren konnte. Es gab Spieler auf der Tour, die nach einer Woche, in der sie irgendwas weggelassen haben, gesagt haben: „Boah, ich fühl mich so viel besser!" Diese Erlebnisse hatte ich nie.

In den letzten 3-4 Jahren hatte ich einen Ernährungsberater an meiner Seite, mit dem zusammen es mir gelungen ist, meinen Körperfettanteil zu reduzieren und etliche Kilos abzunehmen. Durch eine bewusste Reduktion der Kohlenhydrate. Das hat mich natürlich gefreut. Aber ganz ehrlich: Ich fühlte mich deswegen nicht wacher oder leistungsfähiger in meinem Golfspiel.

Würdest du denn sagen, dass das Thema trotzdem seine Berechtigung im Golfsport hat?

Auf jeden Fall. Das Nationalteam holt sich ja inzwischen auch Ernährungsberater in die Trainingslager dazu. Nur weil ich selbst subjektiv die Effekte einer verbesserten Ernährung nicht spüre, bedeutet das ja nicht, dass sie nicht da sind.

Ich persönlich muss es halt über den Kopf steuern: Während ich früher auf einer Golfrunde Kekse gegessen habe, esse ich heute Nüsse. Weil ich weiß, dass die besser für meinen Körper sind.

Aber es gibt genügend Spieler, die diese positiven Effekte auch wirklich spüren. Deshalb würde ich jedem jungen Nachwuchsspieler empfehlen, sich eigenverantwortlich mit seiner Ernährung auseinanderzusetzen und auch Anpassungen vorzunehmen.

Wie sieht deine Ernährung heute konkret aus?

Ich orientiere mich an der mediterranen Kost. Viel Gemüse, Antipasti, Tapas, Olivenöl. Das schmeckt mir und ich habe das Gefühl, dass ich damit zwei Fliegen mit einer Klappe schlage: leckerer Geschmack und gesundheitlich wertvolle Mahlzeiten.

Ich bin grundsätzlich der Meinung, dass man mit seinem Essen auch glücklich sein muss. Es nützt ja nichts, Dinge zu essen, die dazu führen, dass alle Blutwerte top sind – man selbst mit dem Essen aber unglücklich ist. Hier muss eben jeder für sich selbst die richtige Balance finden.

Spannend finde ich in diesem Zusammenhang die Frage: Welche Rolle spielen die Gene? Ich denke, dieser Forschungsbereich wird uns in den kommenden Jahren noch einiges besser verstehen lassen.

Vielen Dank für deine offenen Worte, Florian!

Florian Fritsch ist dreifacher Vater und hat 2018 die Golflehrerausbildung zum Fully Qualified PGA Golfprofessional begonnen. Nach dem Abschluss möchte er, neben Golfunterricht, auch Laufbahnberatungen für Nachwuchsspieler anbieten und auf diese Weise jungen Talenten helfen, sich im Golfzirkus zurechtzufinden (Instagram® @florian_fritsch_golf).

5.4 Sleep low and train low

Als Letztes möchte ich Ihnen noch eine Möglichkeit verraten, wie Sie private Golfrunden ganz konkret zu Ihrem Figurvorteil ausnutzen können. Wohlgemerkt: Wenden Sie diese Methode nicht während eines Turniers an, denn wahrscheinlich werden Sie damit keine sensationellen Scores erzielen.

Auf den Seiten 40 und 118 hatte ich ja bereits kurz angerissen, dass es Langstreckenathleten gibt, die gezielt ihren Fettstoffwechsel trainieren, weil sich auf diese Weise die Ausdauerleistungsfähigkeit steigern lässt. Diese Sportler leeren ganz bewusst ihre Glykogenspeicher und nehmen vor dem Training auch keine weiteren Kohlenhydrate mehr zu sich. Auf diese Weise optimieren sie ihre Fettverbrennung und bringen ihrem Körper bei, Fette vorrangig als Energiequelle zu nutzen.

In den letzten drei Tagen vor einem Wettkampf essen sie dann vermehrt Kohlenhydrate, sodass die Muskelglykogenspeicher wieder randvoll sind und sie ihre maximale Leistung abrufen können. Das System nennt sich „train low – compete high". Es sorgt dafür, dass beispielsweise Marathonläufer auf der Strecke vermehrt Fett verbrennen und die Gykogenreserven für den Endspurt schonen.

Wenn Sie als Golfer abnehmen möchten, dann können Sie sich den ersten Teil dieser Methode – also „train low" – zunutze machen. Eine Golfrunde kann nämlich ein wunderbares Fettstoffwechseltraining sein, bei dem Ihr Körper überflüssige Fettreserven abbaut.

Ich muss allerdings fairerweise dazu sagen: Das Ganze ist anstrengend, senkt die Konzentrationsfähigkeit und trägt auch nicht immer zur guten Laune bei. Letzteres gleicht sich aber möglicherweise spätestens dann wieder aus, wenn Sie Erfolge auf der Waage sehen.

Wie funktioniert nun so ein Fettstoffwechseltraining im Detail? Ganz wichtig: Es muss langsam begonnen werden. Denn Ihr Körper ist es bislang gewöhnt, beim Sport vorrangig Kohlenhydrate zu verbrennen. Damit er wirklich den Fettpölsterchen an den Kragen geht, müssen sich erst ein paar enzymatische Prozesse umstellen und das braucht ein bisschen Zeit.

Während der Fettstoffwechselrunden dürfen Sie zudem ausschließlich Wasser oder Kaffee/Tee ohne Zucker und ohne Milch trinken – das heißt, kohlenhydrathaltige Getränke und Snacks sind tabu. Falls Sie zwischendrin starker Hunger plagt: Essen Sie ein paar Nüsse (aber keine Cashews).

1) Starten Sie damit, dass Sie entweder morgens nüchtern golfen oder in den sechs Stunden vor der Golfrunde keine Kohlenhydrate mehr zu sich nehmen. Essen Sie nach der Runde eine Low-Carb-Mahlzeit. Wenn Sie nach einigen Tagen bzw. Runden das Gefühl haben, Ihr Körper kommt mit der Situation klar, können Sie die zweite Stufe ausprobieren.

2) Essen Sie abends keine kohlenhydrathaltigen Beilagen (Brot, Nudeln, Reis, Kartoffeln, Getreide), sondern eine eiweiß- und fettbasierte Mahlzeit. Gehen Sie am nächsten Morgen nüchtern auf die Runde. Essen Sie nach der Runde eine Low-Carb-Mahlzeit. Klappt auch dies nach einer Weile ohne Schwierigkeiten, so können Sie für einzelne Runden zur Stufe 3 übergehen.

3) Diese Stufe nennt sich „sleep low". Dafür absolvieren Sie am späten Nachmittag ein wirklich erschöpfendes Muskeltraining, sodass Ihre Glykogenreserven in den Muskeln aufgebraucht sind. Essen Sie danach nur noch Gemüse und eiweißreiche Lebensmittel (Fleisch, Fisch, Soja). Trinken Sie vor dem Schlafengehen eine warme Milch oder einen Eiweißshake ohne Zuckerzusatz. Gehen Sie am nächsten Morgen nüchtern auf die Runde. Essen Sie nach der Runde eine Low-Carb-Mahlzeit.

Die Stufen 1 und 2 dieser Methode können Sie an mehreren Tagen hintereinander durchführen. Stufe 3 hingegen wird nur periodisch eingesetzt, also ein- oder maximal zweimal in der Woche.

Und nochmals, damit keine Missverständnisse aufkommen: Die Methode dient nicht dazu, Ihr Golfspiel zu verbessern. Golf ist eine zu konzentrations- und koordinationsintensive Sportart, als dass man hierbei mit entleerten Glykogenspeichern und ohne Zucker im Blut wirklich reüssieren könnte. Insbesondere nicht, wenn man sich nur zeitweise in diese Stoffwechselsituation bringt.

Was Sie mit „train low" tun, ist, Ihre privaten Golfrunden ausnutzen, um Körperfett zu verbrennen. Möglicherweise ist es deshalb eine gute Idee, auf solche Runden alleine, also ohne Flightpartner, zu gehen – damit ein eventuell unterdurchschnittlicher Score nicht zu unnötigem Frust und Erklärungsnot führt.

„Sleep low" können Sie übrigens auch im normalen Alltag durchführen. Verzichten Sie dazu einfach am nächsten Morgen auf das Frühstück und fangen Sie erst zur Mittagszeit an, zu essen. Dadurch verlängern Sie die nächtlichen Fastenstunden, ähnlich wie es das System des Intervallfastens vorsieht. Der Fettverbrennungseffekt wird nicht ganz so ausgeprägt sein, als wenn Sie zusätzlich Golf spielen, aber auch auf diese Weise können Sie abnehmen, ohne Kalorien zählen zu müssen.

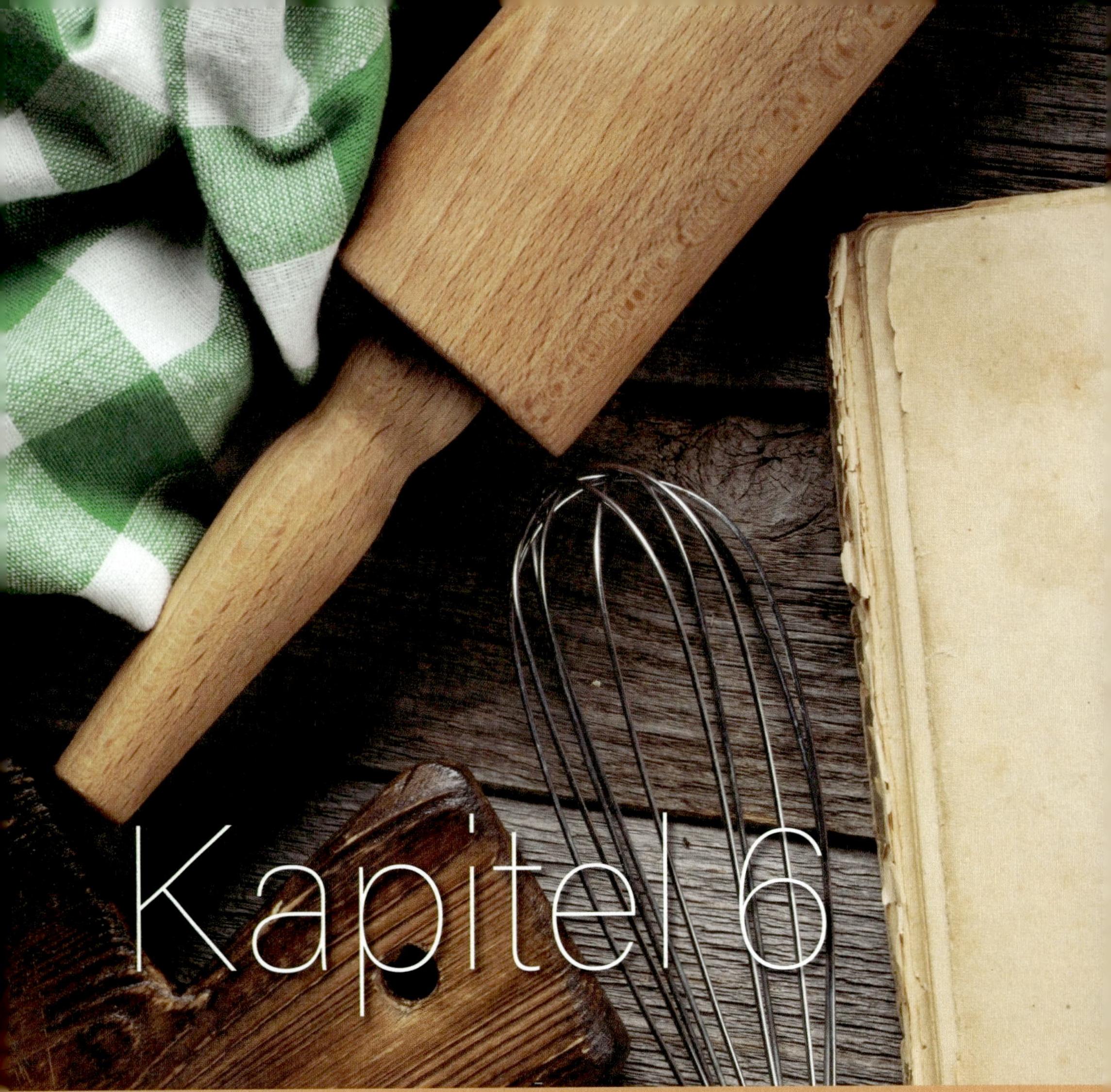

Kapitel 6

Rezepte

6.1 Frühstücksideen

Ein ausgewogenes Frühstück ist ein wichtiger Grundstein für einen erfolgreichen Tag. Für Sportler gilt, dass das Frühstück **mindestens 20 Gramm Eiweiß pro Portion** enthalten sollte. Toast mit Schokocreme oder Marmeladenbrote erfüllen diese Anforderung (leider ...) nicht! Neben dem Eiweiß sind komplexe Kohlenhydrate, die lange sättigen und Ballaststoffe mitbringen, wichtig, um die über Nacht abgebauten Glykogenspeicher in der Leber wieder aufzufüllen. Obst oder Gemüse liefern die antioxidativen Vitalstoffe.

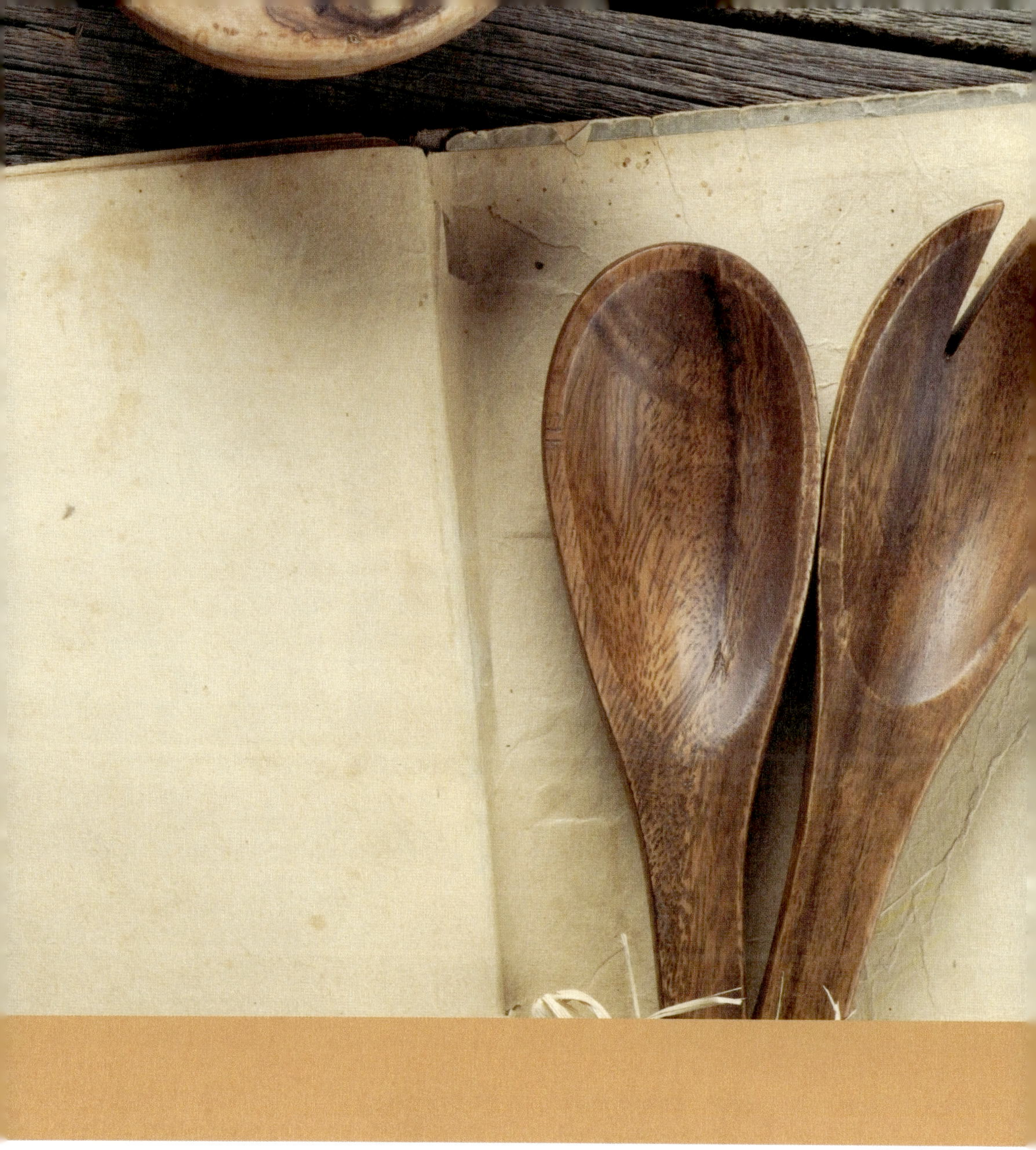

Ich habe in den Rezepten versucht, Ihnen ein bisschen Abwechslung zu bieten. Natürlich können Sie jedes Rezept auch mit nur einer Sorte Obst bzw. anderen Früchten oder Gemüse zubereiten – ganz nach Saison und Geschmack!

Die Milchprodukte lassen sich durch entsprechende Pflanzendrinks ersetzen, allerdings sinkt dadurch der Eiweißgehalt (Ausnahme: Sojaprodukte) und unter Umständen der Kalziumgehalt. Auch der basische Frühstücksbrei hat einen geringeren Eiweißgehalt.

Wenn Sie auf Omega-3-Fettsäuren Wert legen, können Sie alle Müslis und Frühstücksbreie mit einem TL Algenöl pro Portion anreichern (das Öl jedoch nicht mitkochen!).

Guten-Morgen-Vitaldrink

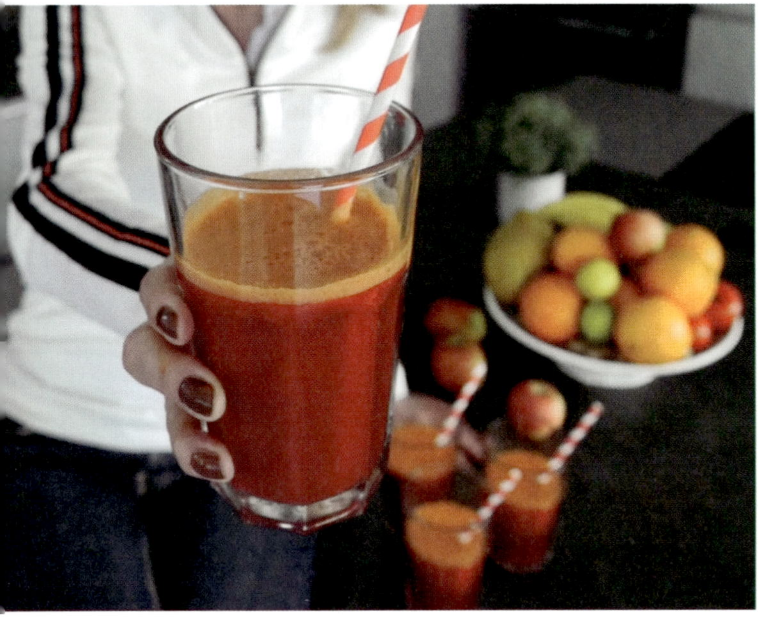

Portionen:
4
Schwierigkeitsgrad:
einfach
Zubereitungszeit:
10 Minuten

Nährwerte pro Portion:
Kcal | 145
KJ | 607
Eiweiß | 1 g
Fett | 5 g
Kohlenhydrate | 21 g

Zutaten

2 Äpfel
4 Orangen
2 Möhren
1 Stück Rote Beete
4 TL Leinöl

Zubereitung

1. Obst waschen.
2. Orangen schälen und vierteln.
3. Möhren waschen und die Enden entfernen.
4. Rote Beete schälen.
5. Die Obst- und Gemüsestücke nacheinander durch die Saftpresse/den Entsafter drücken.
6. Saft durchrühren, mit dem Öl mischen und sofort trinken.

Müsli für jeden Tag

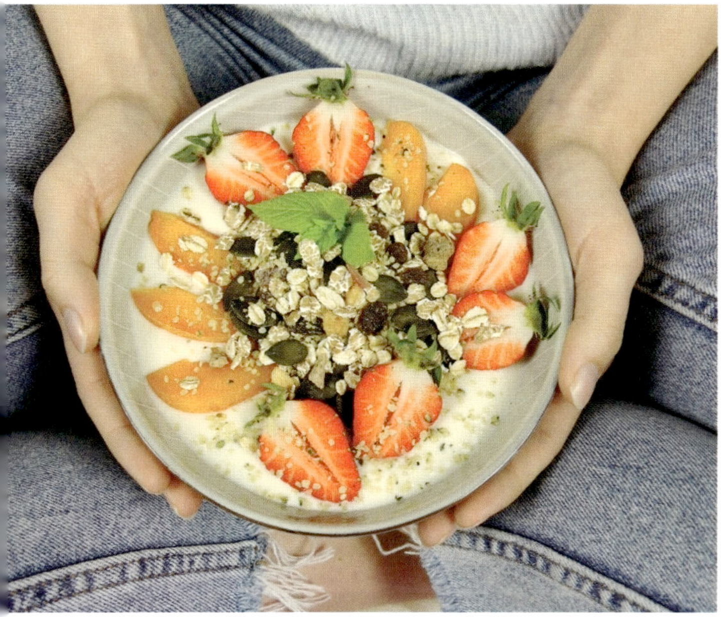

Portionen:
1
Schwierigkeitsgrad:
einfach
Zubereitungszeit:
10 Minuten

Nährwerte pro Portion:
Kcal | 531
KJ | 2220
Eiweiß | 22 g
Fett | 25 g
Kohlenhydrate | 44 g
Ballaststoffe | 13 g
Omega-3-FS (EPA & DHA) | 1770 mg

Zutaten

150-200 g frische Früchte nach Belieben (z. B. Orangen, Blaubeeren, Himbeeren, Kiwi, Aprikosen, Ananas)
175 g Naturjoghurt
1 TL Algenöl
3 EL Beerenmüsli/Basismüsli ohne Zuckerzusatz
1 EL geschälte Hanfsamen
1 EL Weizenkeime
2 EL Kürbiskerne

Zubereitung

1. Früchte schälen oder waschen, in mundgerechte Stücke schneiden und in eine Frühstücksschüssel geben.
2. Naturjoghurt und das Algenöl hinzugeben und alles miteinander vermischen.
3. Müsli, Hanfsamen, Weizenkeime und Kürbiskerne unterheben.

Für noch mehr Eiweiß einfach den Joghurt durch Magerquark ersetzen.

Hirse-Quark (glutenfrei)

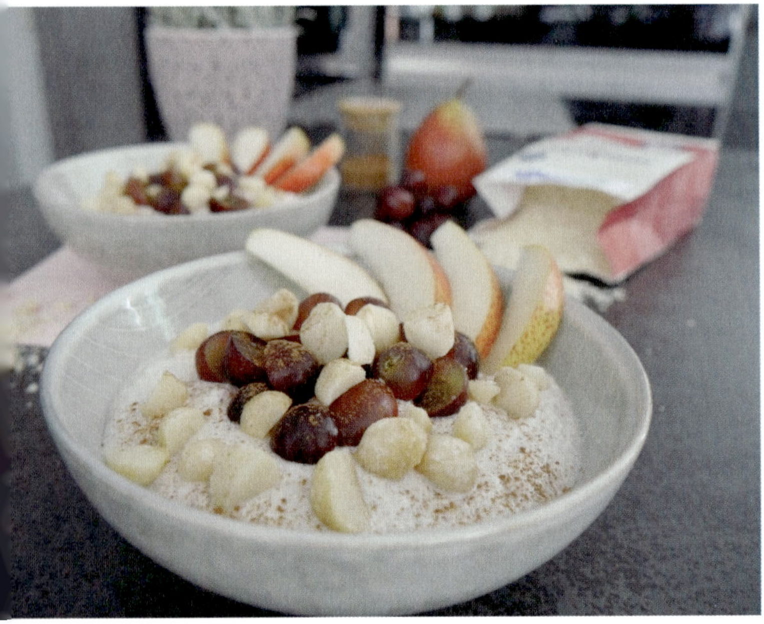

Portionen: 1
Schwierigkeitsgrad: einfach
Zubereitungszeit: 10 Minuten

Nährwerte pro Portion:
Kcal | 617
KJ | 2581
Eiweiß | 35 g
Fett | 18 g
Kohlenhydrate | 73 g
Ballaststoffe | 9 g

Zutaten

200 g Magerquark
1 kleine Birne
1 Handvoll rote Trauben ohne Kerne
1-2 TL flüssiger Honig
50 g Hirseflocken
20 g gehackte, gesalzene Macadamianüsse
1 Prise Zimt

Zubereitung

1. Obst waschen.
2. Die Birne vierteln und das Kerngehäuse entfernen.
3. Jeweils die Hälfte der Früchte pürieren und zusammen mit Hirseflocken, Honig und etwas Zimt unter den Quark rühren.
4. Die restliche Birne würfeln und die Trauben halbieren.
5. Quark in eine Schüssel geben und mit frischen Früchten und gehackten Nüsse toppen.

Basischer Frühstücksbrei

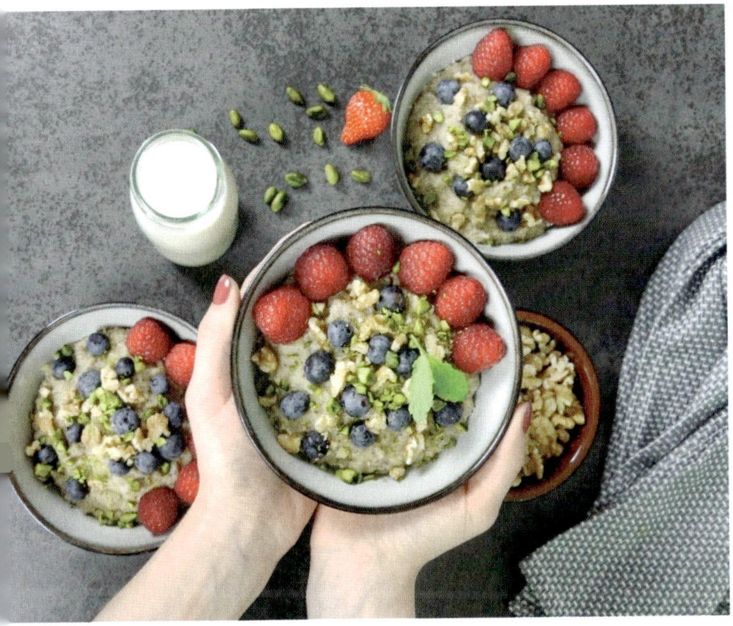

Portionen:
1
Schwierigkeitsgrad:
einfach
Zubereitungszeit:
10 Minuten

Nährwerte pro Portion:
Kcal | 545
KJ | 2281
Eiweiß | 12 g
Fett | 23 g
Kohlenhydrate | 54 g
Ballaststoffe | 14 g

Zutaten

2 EL Erdmandelflocken
2 EL Hirseflocken
2 EL Quinoaflocken
200 ml Mandelmilch mit Kalzium
2-3 Datteln, fein gehackt
1 EL Pistazien, gehackt
1 EL Walnüsse, gehackt
100 g Beeren

Zubereitung

1. In einem Topf die Flocken mit der Mandelmilch und den Dattelstückchen mischen und einmal ganz kurz aufkochen lassen.
2. Unter Rühren 2-3 Minuten auf kleiner Flamme weiterköcheln, bis die Flocken die Flüssigkeit andicken.
3. Den Brei in Frühstücksschalen füllen.
4. Beeren waschen.
5. Den Frühstücksbrei mit den frischen Beeren und den Nüssen toppen.

Overnight-Oats mit Möhre und Apfel

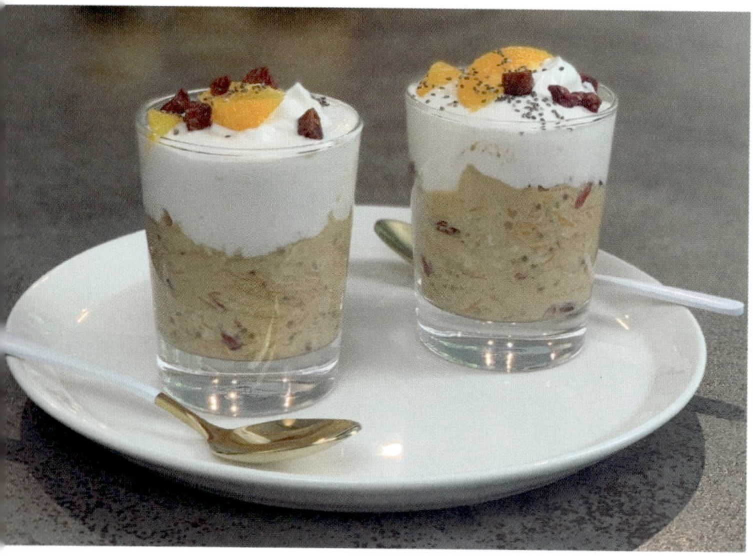

Portionen:
2
Schwierigkeitsgrad:
einfach
Zubereitungszeit:
15 Minuten

Nährwerte pro Portion:
Kcal | 353
KJ | 1475
Eiweiß | 20 g
Fett | 9 g
Kohlenhydrate | 43 g
Ballaststoffe | 8 g

Zutaten

1 kleiner Apfel
1 kleine Möhre
50 g kernige Haferflocken
1 EL Chiasamen oder geschrotete Leinsamen
150 ml fettarme Milch
1 EL Erdnussmus mit Stücken
1 TL flüssiger Honig
20 g getrocknete Cranberries/Rosinen
1 Orange
150 g Magerquark

Zubereitung

1. Apfel waschen und grob raspeln.
2. Möhre waschen und fein raspeln.
3. Apfel- und Möhrenraspeln mit Cranberries, Haferflocken, Chiasamen (oder Leinsamen), Honig und Erdnussmus verrühren. In ein Schraubglas füllen, mit Deckel verschließen und über Nacht in den Kühlschrank stellen.
4. Am nächsten Morgen die Orange schälen und filetieren, dabei den Saft auffangen. Saft und Filets mit dem Quark verrühren.
5. Overnight-Oat-Mischung in zwei Frühstücksschalen geben und mit dem Orangenquark toppen.

Dinkel-Grießbrei mit Blaubeeren

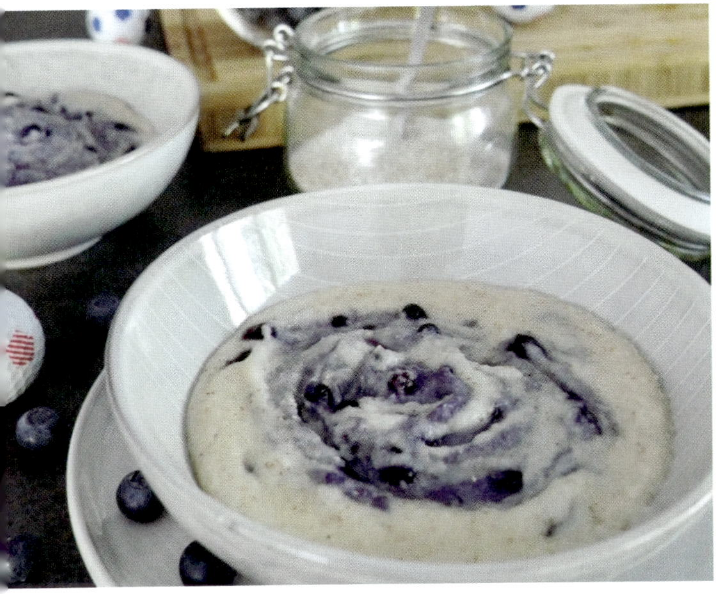

Portionen:
2
Schwierigkeitsgrad:
einfach
Zubereitungszeit:
10 Minuten

Nährwerte pro Portion:
Kcal | 395
KJ | 1655
Eiweiß | 15 g
Fett | 12 g
Kohlenhydrate | 53 g
Ballaststoffe | 5 g

Zutaten

600 ml Milch oder Pflanzendrink
80 g Dinkelvollkorngrieß
2-3 EL flüssiger Honig
125 g tiefgekühlte Blaubeeren

Zubereitung

1. Milch bzw. Pflanzendrink in einem Topf geben und aufkochen.
2. Sobald die Flüssigkeit kocht, die Hitze reduzieren und den Grieß unter Rühren einstreuen.
3. Grieß 2-3 Minuten unter Rühren ausquellen lassen.
4. Honig unterrühren.
5. Die tiefgekühlten Blaubeeren in zwei Schüsseln verteilen.
6. Den heißen Grießbrei über die Beeren geben und vermengen.

Auch lecker mit Himbeeren oder Brombeeren!

Golf-Omelette

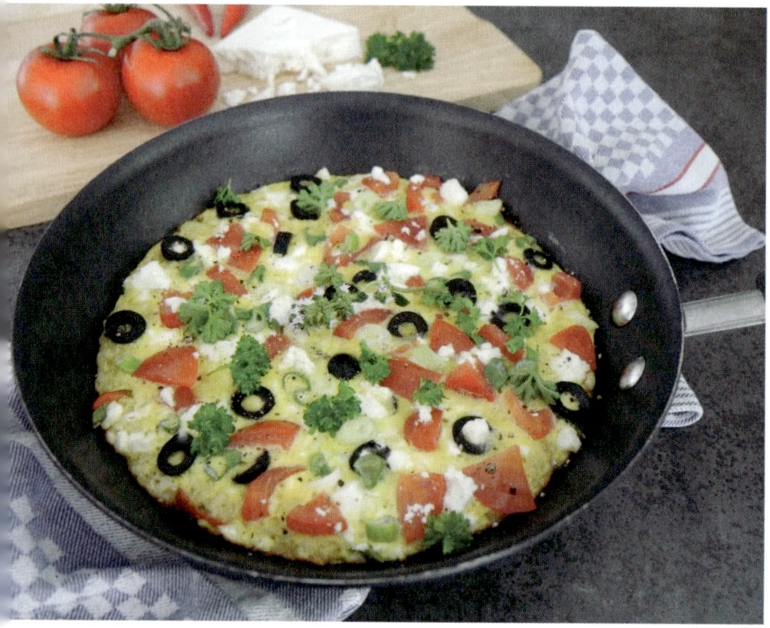

Portionen:
2
Schwierigkeitsgrad:
einfach
Zubereitungszeit:
20 Minuten

Nährwerte pro Portion:
Kcal | 540
KJ | 2259
Eiweiß | 26 g
Fett | 32 g
Kohlenhydrate | 33 g
Ballaststoffe | 4 g

Zutaten

200 g gekochter Vollkornreis vom Vortag (entspricht 100 g ungekochtem Reis)
4 Eier
2 Stangen Frühlingszwiebeln
2 Tomaten
1 kleine grüne Spitzpaprika
Einige entkernte, schwarze Kalamata-Oliven
100 g Fetakäse
Frische Petersilie
1 EL Olivenöl
Salz, Pfeffer

Zubereitung

1. Frühlingszwiebeln putzen und in Ringe schneiden.
2. Tomaten waschen, horizontal halbieren und die Kerne entfernen. Anschließend den Stielansatz entfernen, das Fruchtfleisch würfeln.
3. Paprika waschen, halbieren, das Kerngehäuse entfernen, das Fruchtfleisch in Streifen schneiden.
4. Petersilie waschen, trocken schütteln und hacken.
5. Eier in einer kleinen Schüssel verquirlen. Leicht salzen und die Hälfte der Petersilie sowie den Reis unterrühren.
6. Öl in einer beschichteten Pfanne erhitzen.
7. Zwiebelringe und Paprika zufügen und bei mittlerer Hitze zwei Minuten lang andünsten.
8. Die Eiermischung gleichmäßig über das Gemüse in die Pfanne geben.
9. Tomatenstücke, Oliven und den zerbröselten Fetakäse auf dem Omelette verteilen. Einen Deckel auf die Pfanne geben und das Omelette 5-6 Minuten durchgaren.
10. Salzen, pfeffern und mit der restlichen Petersilie bestreut servieren.

Golden Porridge mit Sesam

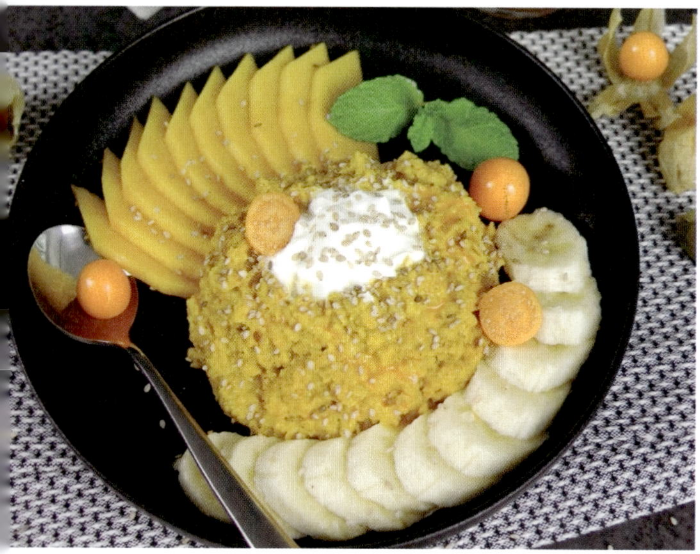

Portionen:
1
Schwierigkeitsgrad:
einfach
Zubereitungszeit:
15 Minuten

Nährwerte pro Portion:
Kcal | 587
KJ | 2458
Eiweiß | 21 g
Fett | 18 g
Kohlenhydrate | 77 g
Ballaststoffe | 11 g

Zutaten

250 ml Milch
45 g Kleinblatt-Haferflocken
1 EL Sesamsamen
1 TL Kurkuma
½ Mango
1 kleine Banane
1 EL Weizenkeime
1-2 TL süßer Sanddornsaft
(bei ungesüßtem Saft:
1-2 TL flüssigen Honig zugeben)
Einige Physalis
2 EL Kokosjoghurt

Zubereitung

1. Die Sesamsamen in einem Topf ohne Öl erhitzen, bis sie anfangen zu duften.
2. Milch, Haferflocken und Kurkuma zugeben und das Ganze circa drei Minuten lang leicht kochen. Dabei immer wieder umrühren.
3. Mango und die Banane schälen. Das Fruchtfleisch klein schneiden.
4. Den Porridge etwas abkühlen lassen, dann Weizenkeime und Sanddornsaft unterheben.
5. Die Hälfte der Früchte unterheben und den Porridge in eine Frühstücksschale geben.
6. Mit den restlichen Früchten und den Physalis garnieren und mit dem Kokosjoghurt toppen.

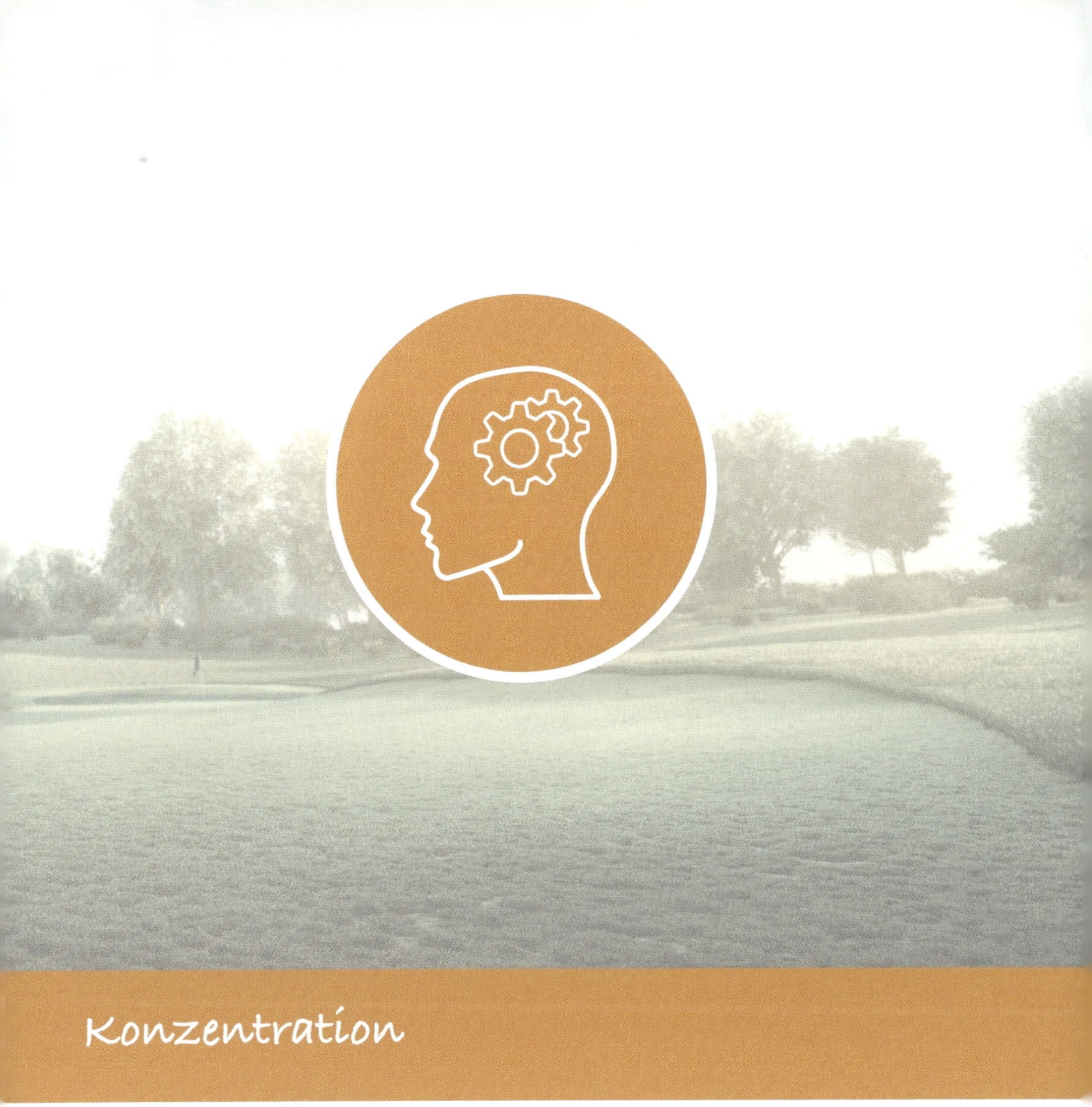

Konzentration

6.2 Brainfood oder „Light Lunch"

Das Mittagessen an einem Sporttag soll Ihre Konzentration und Aufmerksamkeit stärken sowie Energie liefern, ohne den Magen zu belasten. Wenn Sie empfindlich sind, essen Sie deshalb lieber gegartes Gemüse anstelle von Salat/Rohkost. In dem Bulgursalat auf der nächsten Seite können Sie das Gemüse ohne Probleme vorher dünsten. Vor einer Golfrunde würde ich zu den leichter verdaulichen Kohlenhydraten aus Nudeln, Kartoffeln oder Reis raten. Auch Bulgur, Couscous oder Quinoa sind gut verdaulich. Im Alltag liefert Vollgetreide wertvolle Begleitnährstoffe. Bei Nudeln können Sie auch helle Pasta mit Vollkornpasta mischen.

Sie brauchen nicht übertrieben sparsam mit Fett zu sein, sollten aber Frittiertes vermeiden. Packen Sie immer auch eine Portion Eiweiß ins Essen, denn reine Nudelgerichte sind wirklich nur etwas für Ausdauersportler.

Bulgur-Salat mit Granatapfelkernen und Minze

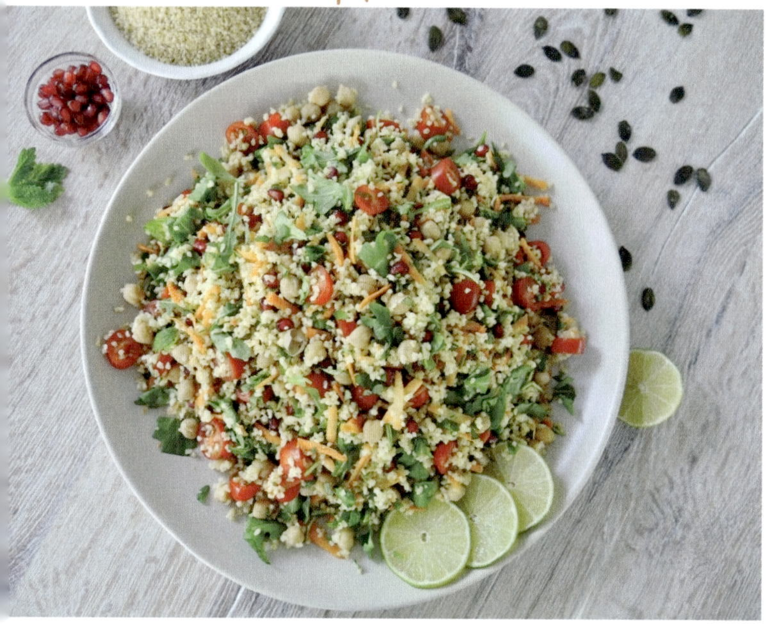

Portionen:
4
Schwierigkeitsgrad:
mittel
Zubereitungszeit:
45 Minuten

Nährwerte pro Portion:
Kcal | 497
KJ | 2079
Eiweiß | 16 g
Fett | 19 g
Kohlenhydrate | 58 g
Ballaststoffe | 14 g

Zutaten

200 g Bulgur oder Quinoa
400 ml Brühe
200 g Kichererbsen aus dem Glas
100 g Granatapfelkerne
150 g Kirschtomaten
200 g Zuckerschoten oder Knackerbsen
1 dicke Möhre
75 g Rucola
½ Bund frische Minze oder Zitronenmelisse
½ Bund frischer Koriander
50 g Kürbiskerne
4 EL Olivenöl
1 EL Zitronensaft
1 TL Senf
1 TL flüssiger Honig
1 TL Salz
1 TL Ras el-Hanout (orientalische Gewürzmischung)

Zubereitung

1. Bulgur in der Brühe kurz aufkochen, Topf vom Herd ziehen, mit Deckel verschließen und den Bulgur 10 Minuten ausquellen lassen.

2. Kichererbsen in ein Sieb geben und abspülen.

3. Tomaten waschen und halbieren.

4. Möhre schälen und grob raspeln.

5. Die Zuckerschoten waschen, gegebenenfalls entfädeln, rautenförmig zerkleinern und 3-4 Minuten lang in wenig Salzwasser dünsten.

6. Die Kräuter waschen, trocknen und fein hacken.

7. Rucola waschen, trocknen und kleinschneiden.

8. Kürbiskerne grob hacken.

9. Bulgur, Kichererbsen, Granatapfelkerne, Gemüse, Kräuter, Salat und Kürbiskerne in einer Schüssel mischen.

10. Für das Dressing Öl, Zitronensaft; Senf, Honig, Salz und Ras el-Hanout mit 4 EL Wasser zu einer Emulsion verschütteln und mit dem Salat mischen.

Zucchini-Haselnuss-Puffer mit Kräuterquark und Tomatensalat

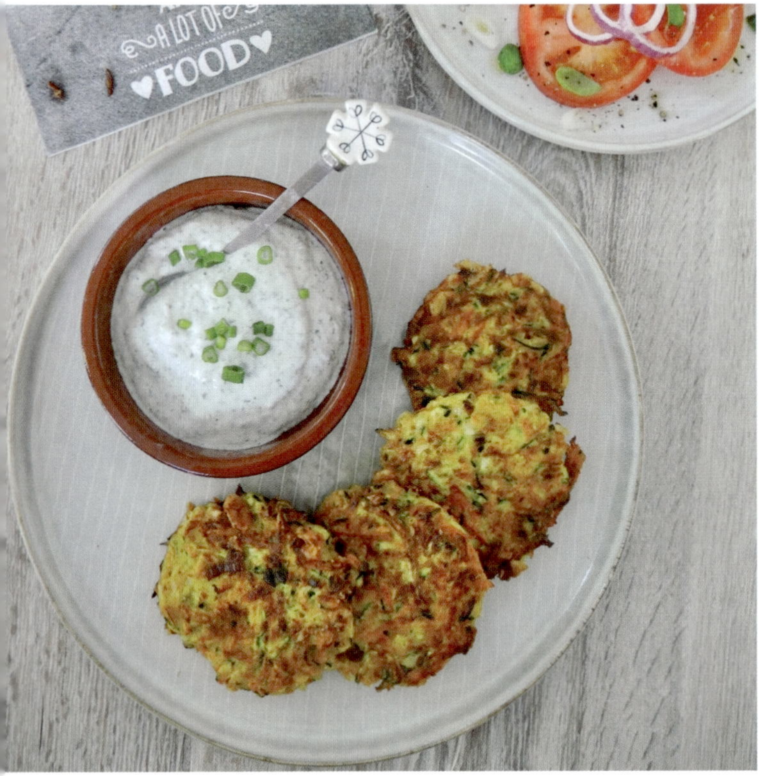

Portionen:
4
Schwierigkeitsgrad:
mittel
Zubereitungszeit:
45 Minuten

Nährwerte pro Portion:
Kcal | 567
KJ | 2373
Eiweiß | 32 g
Fett | 35 g
Kohlenhydrate | 28 g
Ballaststoffe | 6 g

Zutaten

Für die Puffer:
2 Zucchini
2 Möhren
2 Stangen Frühlingszwiebeln
2 Eier
100 g geriebener Käse
50 g gehobelte Haselnüsse
75 g Dinkelmehl Type 1050
Salz, Pfeffer, Öl zum Braten

Für den Salat:
5 Fleischtomaten
1-2 rote Zwiebeln
Eine Hand voll frische Basilikumblätter

Für das Salatdressing:
3 EL Olivenöl
1 EL Balsamicoessig
1 TL Senf
½ TL flüssiger Honig

Für den Kräuterquak:
400 g Magerquark
40 ml Mineralwasser mit Kohlensäure
Saft ½ Zitrone
Frische Kräuter nach Geschmack (Petersilie, Schnittlauch, Dill, Minze, Kerbel)
Kräutersalz

Zubereitung

1. Quark mit Mineralwasser und Zitronensaft glatt rühren.
2. Kräuter waschen, hacken und unter den Quark heben. Mit Kräutersalz abschmecken.
3. Olivenöl, Balsamicoessig, Senf, Honig und 3 EL Wasser zu einem Dressing verrühren. Mit Salz und Pfeffer abschmecken.
4. Tomaten waschen und den Stielansatz kegelförmig herausschneiden. Die Tomaten halbieren und in Scheiben schneiden.
5. Zwiebeln pellen, halbieren und in Ringe schneiden.
6. Basilikum waschen.
7. Tomaten, Zwiebeln und Basilikum mischen und mit dem Dressing übergießen.
8. Zucchini waschen, die Enden entfernen und grob reiben.
9. Die Raspeln in ein Baumwolltuch geben und das Wasser herausdrücken.
10. Möhren schälen und ebenfalls grob raspeln.
11. Frühlingszwiebeln waschen, welke Blätter entfernen und die Stangen in dünne Ringe schneiden.
12. In einer Schüssel die Zucchiniraspel, Möhrenraspel, Frühlingszwiebelringe, Eier, Käse, Nüsse und Mehl gründlich (am besten mit den Händen) vermischen.
13. Etwas Öl in einer beschichteten Pfanne erhitzen und bei mittlerer Hitze nacheinander 12 Puffer ausbacken. Die Bratzeit beträgt etwa drei Minuten von jeder Seite.
14. Mit Tomatensalat und Kräuterquark servieren.

Getreide-Fleisch-Patties mit Muskat-Kartoffeln

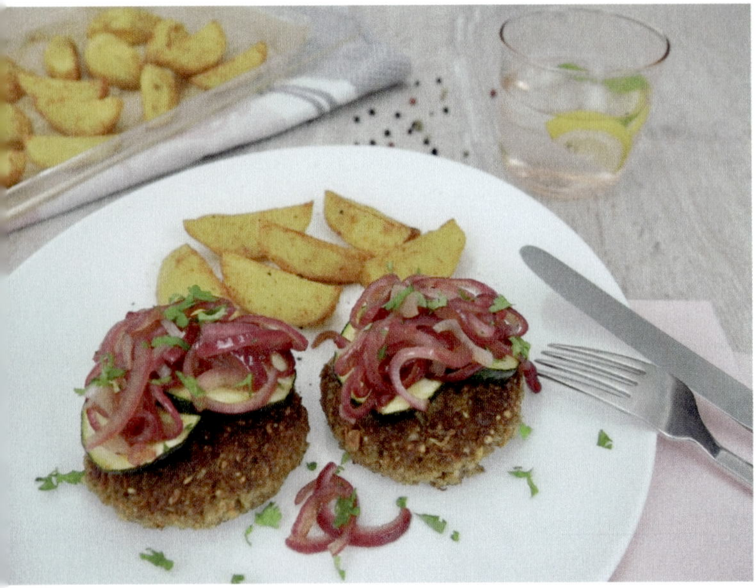

Portionen:
4
Schwierigkeitsgrad:
mittel
Zubereitungszeit:
50 Minuten

Nährwerte pro Portion:
Kcal | 602
KJ | 2518
Eiweiß | 27 g
Fett | 23 g
Kohlenhydrate | 65 g
Ballaststoffe | 8 g

Zutaten

1 kg Kartoffeln
6 EL Olivenöl
½ TL Paprikapulver
Geriebene Muskatnuss
1 Zucchino
2 rote Zwiebeln
2 EL Balsamicoessig
1 TL Honig
Salz, Pfeffer

Für die Patties:
1 weiße Zwiebel
1 Möhre
150 g grob geschroteter Grünkern
300 ml Gemüsebrühe
300 g Hackfleisch
1 Ei
3 TL getrockneter Majoran
3 EL Paniermehl

Zubereitung

1. Die weiße Zwiebel pellen und in kleine Würfel schneiden.
2. Möhre putzen und sehr fein raspeln.
3. Grünkern-Schrot in einer beschichteten Pfanne bei milder Hitze (ohne Öl) anschwitzen, bis er duftet (er darf nicht braun werden!) und mit Brühe ablöschen.

4. Zwiebelstücke und Möhrenraspeln zur Getreidemischung geben und die Masse auf der abgeschalteten Herdplatte 15 Minuten lang ausquellen lassen.
5. Den Backofen auf 180 Grad Celsius Umluft vorheizen.
6. Die roten Zwiebeln pellen, halbieren und in Ringe schneiden.
7. Zucchini waschen, die Enden abschneiden und in einen halben Zentimeter dicke Scheiben schneiden. Die Scheiben auf ein Küchenpapier legen und leicht salzen, sodass das Wasser rausgezogen wird.
8. Kartoffeln waschen (oder schälen) und in Spalten schneiden.
9. Kartoffelspalten in eine Schüssel geben, salzen, mit Paprika und Muskatnuss würzen und mit 2 EL Olivenöl mischen.
10. Die Kartoffelspalten auf ein mit Backpapier ausgelegtes Backblech geben und 20-30 Minuten lang (je nach Größe der Kartoffelstücke) backen.
11. Zucchinischeiben in die gleiche Schüssel geben und in den Ölresten schwenken. Auf ein zweites Backblech legen und nach 10 Minuten zu den Kartoffeln in den Ofen geben.
12. Während die Kartoffeln garen, das Fleisch, Ei, Gewürze und Paniermehl in eine Schüssel geben, die Grünkernmasse dazugeben und alles mit den Händen zu einem Frikadellenteig verkneten.
13. Daraus acht Kugeln formen und zu Patties flachdrücken.
14. 2 EL Öl in einer Pfanne erhitzen und vier Patties bei mittlerer Hitze von jeder Seite vier Minuten lang braten. Danach die zweiten vier Patties braten.
15. Gleichzeitig in einem Topf 1 EL Öl erhitzen und die roten Zwiebelringe andünsten. Balsamicoessig und Honig zugeben und die Zwiebeln bei kleiner Hitze circa fünf Minuten lang weich garen lassen. Dabei gelegentlich umrühren.
16. Je zwei Patties auf einen Teller geben und mit Zucchini und Zwiebeln toppen. Die Kartoffelspalten dazu servieren.

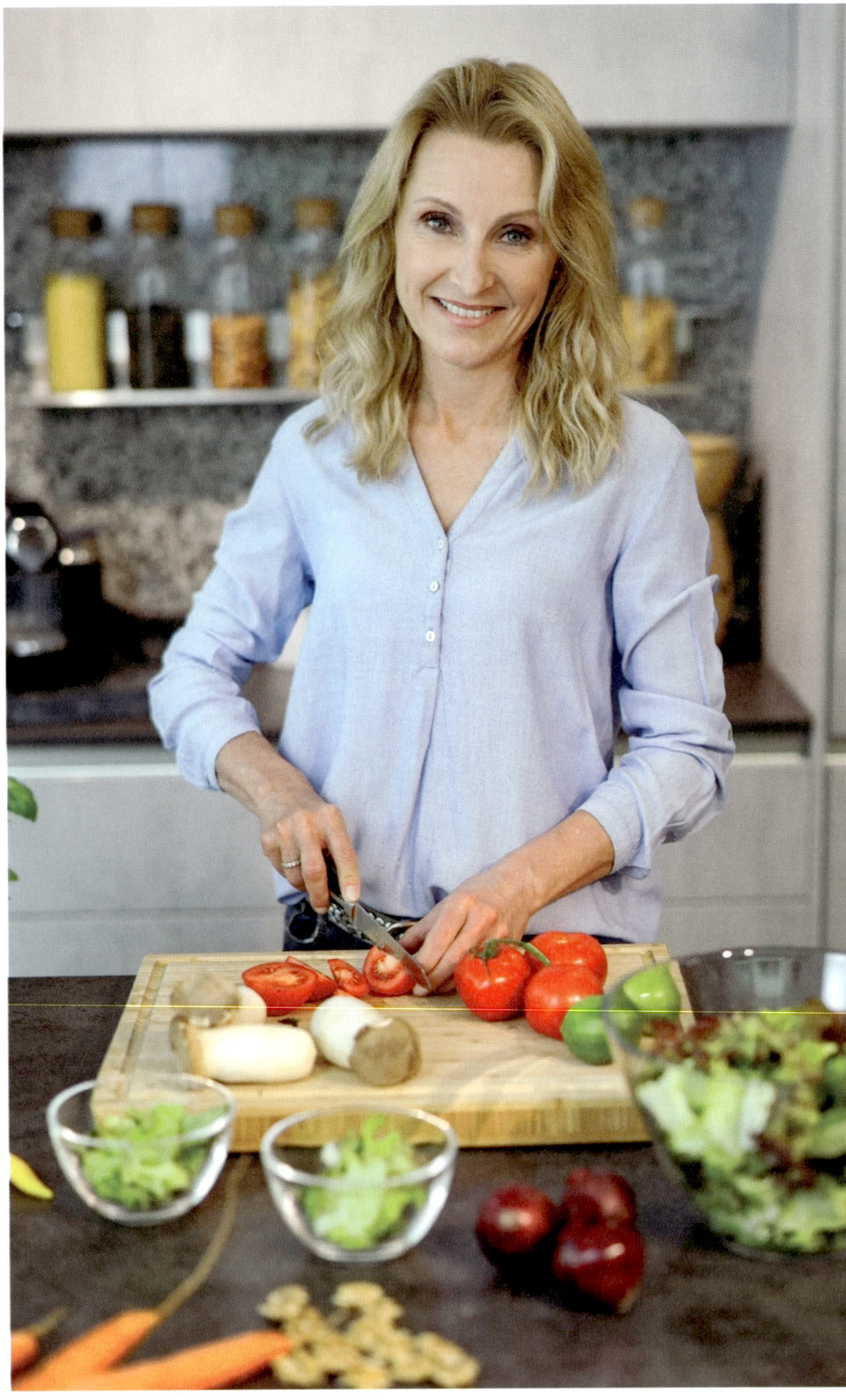

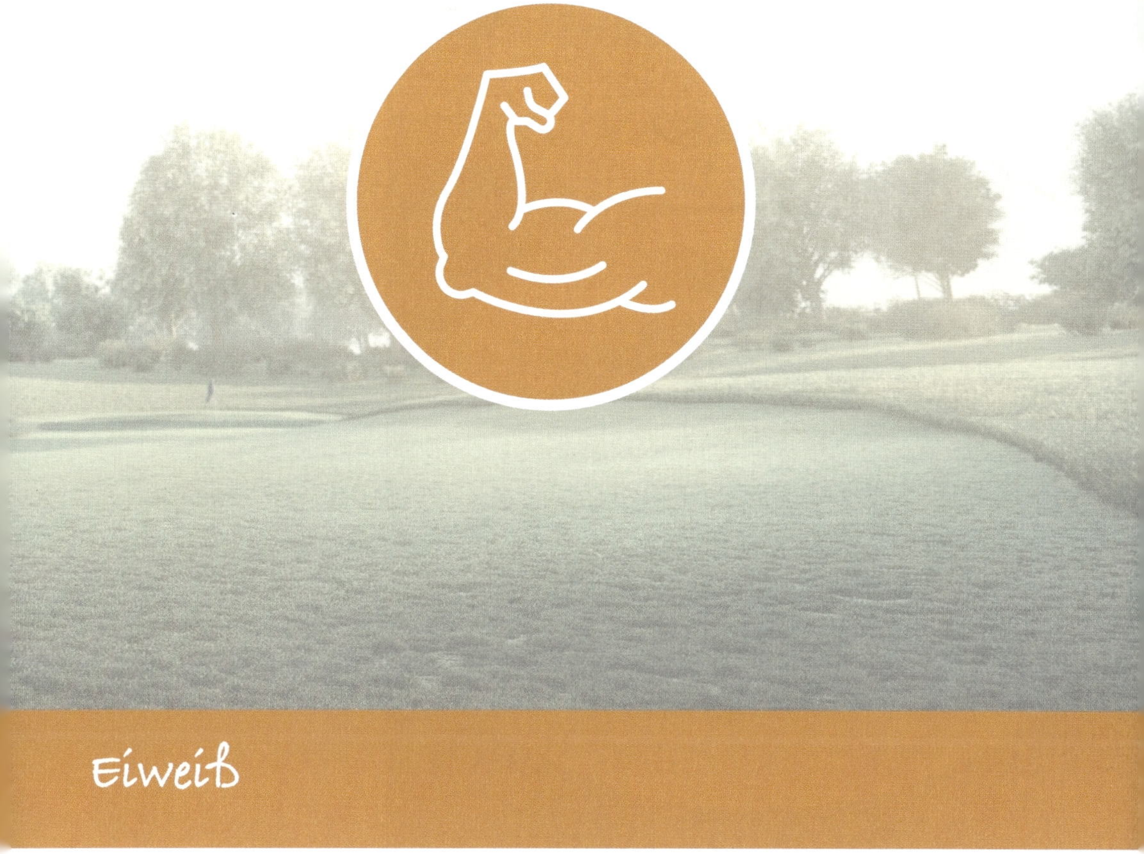

Eiweiß

6.3 Eiweißbasierte Hauptmahlzeiten

Anbei einige Rezeptideen für alle, die im Alltag ihren Kohlenhydratkonsum ein wenig herunterschrauben möchten. Diese Rezepte setzen rein auf eiweißreiche Komponenten und Gemüse. Sie sind auch als Abendessen vor einem Fettstoffwechseltraining (s. Kap. 1.2) geeignet.

Wenn Sie die Gerichte vor oder nach einem normalen Training oder einem sportlichen Wettkampf essen möchten, würde ich stets ein paar mehr Kohlenhydrate in Form von Reis, Kartoffeln oder Nudeln hinzugeben.

Zoodles mit Bolognese

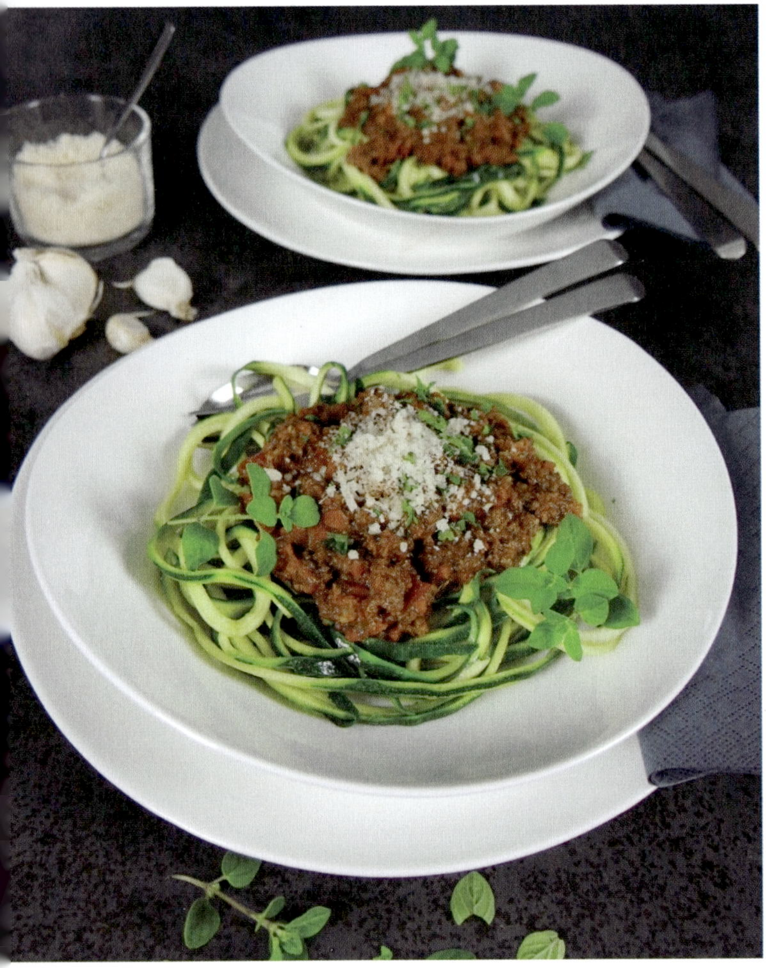

Portionen:
4
Schwierigkeitsgrad:
mittel
Zubereitungszeit:
45 Minuten

Nährwerte pro Portion:
Kcal | 451
KJ | 1889
Eiweiß | 31 g
Fett | 28 g
Kohlenhydrate | 9 g
Ballaststoffe | 5 g

Zutaten

400 g Zucchini
2 EL Olivenöl
400 g Rinderhack
1 Knoblauchzehe
1 Zwiebel
1 Stück Sellerie
3 Möhren
200 g Champignons
½ Bund italienische Kräuter (Thymian, Rosmarin, Oregano)
2 EL Tomatenmark
1 EL Gemüsebrühe
150 ml Rotwein
400 g gehackte Tomaten in Saft
100 ml Sojasahne
1 Bund Petersilie
Salz, Pfeffer, Paprika
60 g Parmesan

Zubereitung

1. Zwiebel, Knoblauch und Gemüse schälen/putzen und grob zerkleinern.
2. Die italienischen Kräuter waschen und trocken schütteln.
3. Zwiebeln, Knoblauch, Gemüse und Kräuter in einem Food Processor zerkleinern, sodass die Stückchen eine ähnliche Größe haben wie das Hackfleisch.
4. Eine beschichtete Pfanne erhitzen und das Hackfleisch darin anbraten.
5. Die Gemüsemischung unterheben und 2-3 Minuten mitbraten.
6. Tomatenmark und gekörnte Gemüsebrühe unterheben.
7. Mit Rotwein ablöschen, anschließend die Dosentomaten zugeben. Bolognese auf kleiner Flamme bei geschlossenem Topfdeckel 20 Minuten köcheln lassen.
8. In der Zwischenzeit die Zucchini waschen und mit einem Spiralschneider in Zoodles schneiden.
9. Parmesan reiben. Petersilie waschen und fein hacken.
10. Petersilie und Sojasahne zur Bolognese geben und mit Salz, Pfeffer und Paprika abschmecken. Sauce warmhalten.
11. Olivenöl in einer beschichteten Pfanne erhitzen. Die Zucchini-Nudeln darin 4-5 Minuten braten. Mit Salz und Pfeffer würzen.
12. Zoodles auf Teller verteilen. Die Bolognese darübergeben und mit Parmesan bestreuen.

Rotzungenfilet mit Avocado-Papaya-Salsa

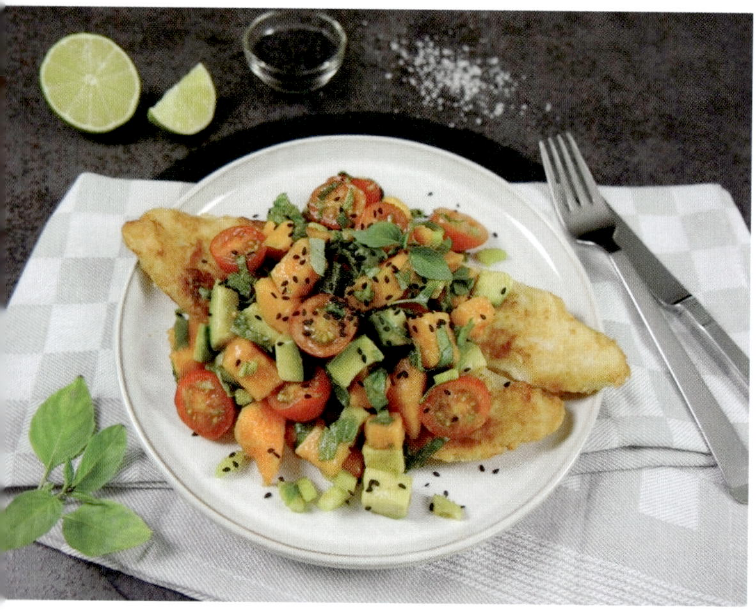

Portionen:
4
Schwierigkeitsgrad:
mittel
Zubereitungszeit:
45 Minuten

Nährwerte pro Portion:
Kcal | 484
KJ | 2028
Eiweiß | 36 g
Fett | 27 g
Kohlenhydrate | 20 g
Ballaststoffe | 7 g

Zutaten

4 Rotzungenfilets à 200 g
4 EL Mehl
3 EL Olivenöl
300 g Kirschtomaten
3 Stangen Staudensellerie
2 reife Avocados
1 reife Papaya
1 Bund Zitronenmelisse
1 Bund Thai-Basilikum
2 EL schwarzer Sesam

Für das Dressing:
2 Bio-Limetten
2 EL Sesamöl
2 EL helle Sojasauce
½ TL Senf
½ TL Chiliflocken (optional)

Zubereitung

1. Die Limetten heiß waschen. Von einer Limette die Schale abreiben und den Saft beider Früchte auspressen.

2. Sesamöl, Sojasauce, Limettenschale, die Hälfte des Limettensaftes, 2 EL Wasser und Senf zu einem Dressing verrühren. Gegebenenfalls mit Chili schärfen.

3. Kirschtomaten waschen und quer halbieren.

4. Selleriestangen waschen und in kleine Stücke schneiden.

5. Avocados halbieren, beide Kerne entfernen, schälen und das Fruchtfleisch würfeln.

6. Papaya schälen, die Frucht halbieren und die Kerne entfernen und das Fruchtfleisch würfeln.

7. Tomaten, Sellerie, Avocado und Papayawürfel in eine Schüssel geben und mit dem Dressing vermischen.

8. Kräuter waschen, trocken schütteln und die Blätter hacken.

9. Die Hälfte der gehackten Kräuter unter die Salsa geben.

10. Fischfilets waschen, mit restlichem Limettensaft säuern, trocken tupfen und leicht salzen. Mit Mehl bestäuben.

11. Olivenöl in einer beschichteten Pfanne erhitzen und die Fischfilets darin von jeder Seite 3-5 Minuten lang braten.

12. Die gebratenen Filets auf die Teller legen, die Salsa darübergeben, mit den restlichen Kräutern sowie mit dem schwarzen Sesam bestreuen.

Antipasti aus dem Ofen mit gebackenem Ziegenkäse

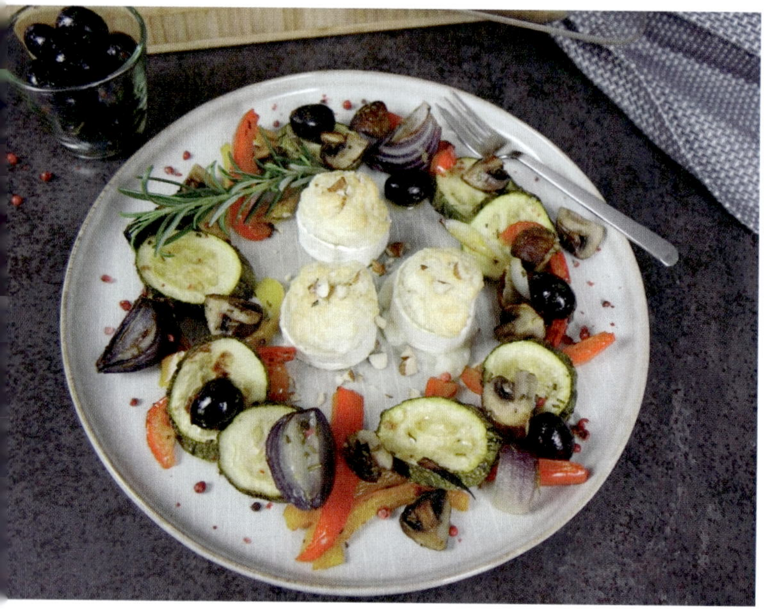

Portionen:
4
Schwierigkeitsgrad:
mittel
Zubereitungszeit:
50 Minuten

Nährwerte pro Portion:
Kcal | 567
KJ | 2373
Eiweiß | 28 g
Fett | 42 g
Kohlenhydrate | 16 g
Ballaststoffe | 8 g

Zutaten

2 Zucchini
400 g Champignons
2-3 bunte Paprika
3 rote Zwiebeln
1 Knoblauchzehe
50 ml Olivenöl
2 EL Rosmarin
100 g schwarze, gewürzte Kalamata-Oliven ohne Stein
400 g Ziegenkäserolle (2 Stück à 200 g)
2 Eiweiß
2 EL fein gehackte Mandeln
Salz, Pfeffer

Zubereitung

1. Den Backofen auf 200 Grad Celsius Unter-/Oberhitze vorheizen.
2. Zucchini waschen, die Enden abschneiden und in Scheiben schneiden.
3. Pilze putzen und vierteln.
4. Paprika waschen, halbieren, das Kerngehäuse entfernen und in Streifen schneiden.
5. Zwiebeln pellen, halbieren und in Ringe schneiden.
6. Knoblauchzehe pellen und pressen. Rosmarin waschen und hacken.
7. Das Gemüse mit dem Knoblauch sowie Öl und Rosmarin in einer Schüssel mischen. Salzen und pfeffern. Auf ein mit Backpapier ausgelegtes Backblech geben und 30 Minuten lang backen.
8. Ziegenkäserolle in je acht Taler schneiden. Auf ein zweites Backblech (mit Backpapier) setzen.
9. Das Eiweiß mit etwas Salz steif schlagen. Mandeln unterheben.
10. Je einen Löffel von der Masse auf die Käsetaler geben und diese in den letzten 10 Minuten der Backzeit des Gemüses mitbacken.
11. Ofen-Antipasti auf Teller verteilen, die Käsetaler hinzufügen und die Teller mit Oliven garnieren.

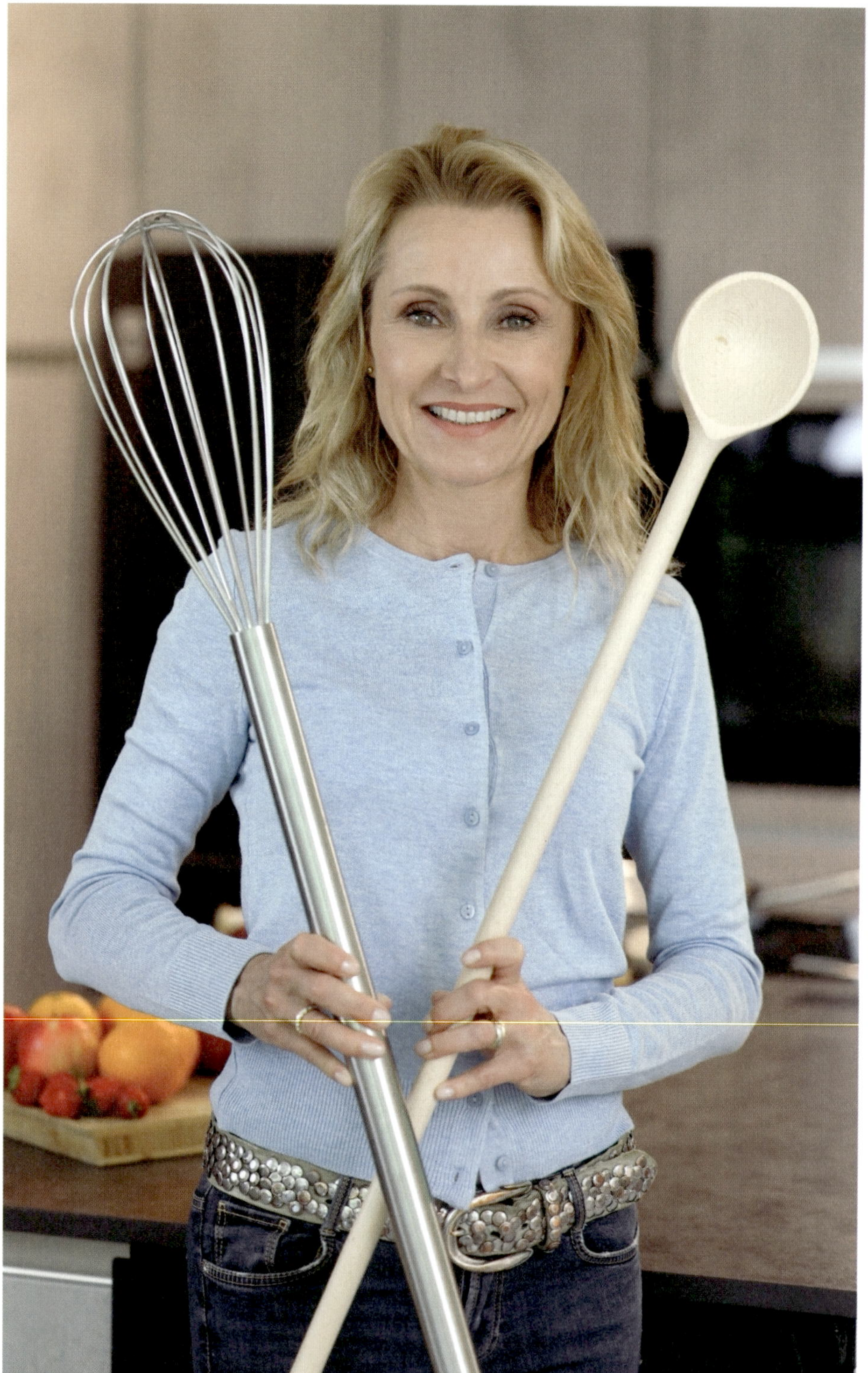

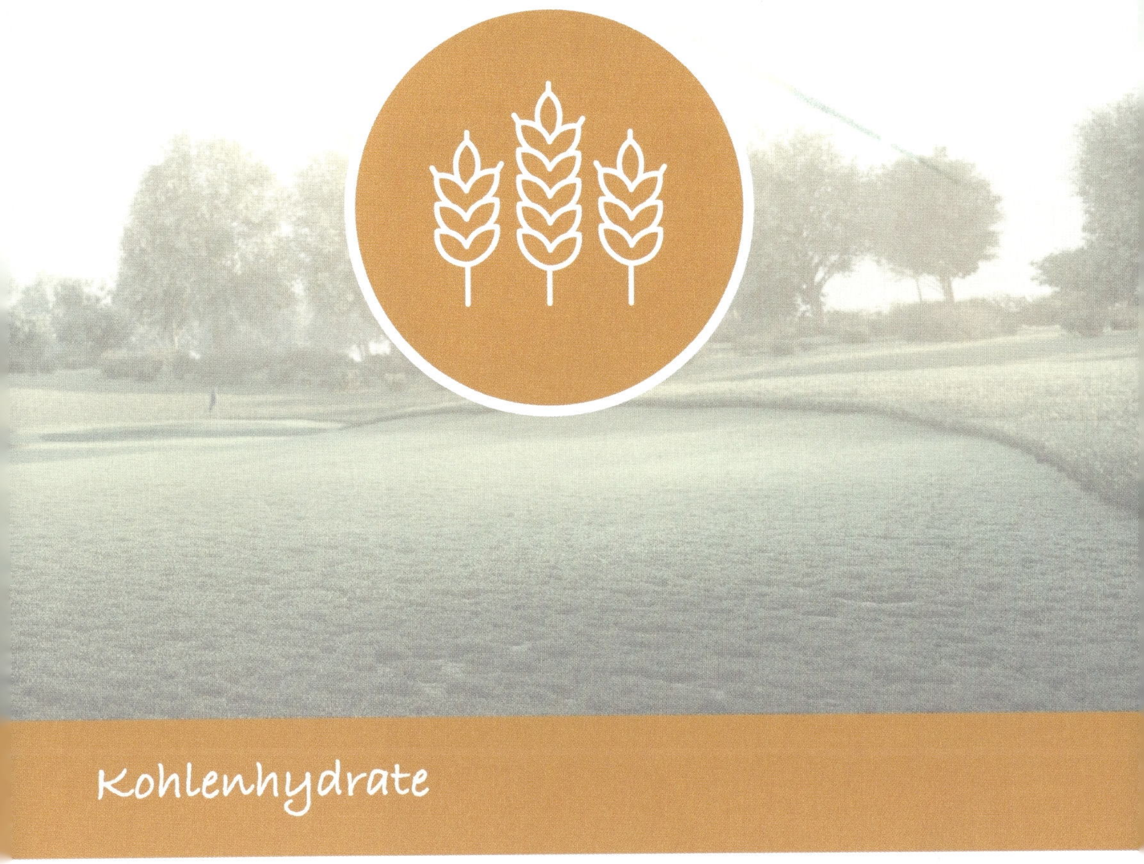

Kohlenhydrate

6.4 Kohlenhydratbasierte Hauptmahlzeiten

Bei diesen Rezepten liegt der Fokus auf guten Kohlenhydraten – für alle diejenigen, die am Abend oder auch am Mittag ihre Speicher noch einmal auffüllen möchten. Theoretisch könnte man, wenn es ausschließlich um ein einmaliges Carbo-Loading geht, auch einfach Weißbrot futtern – im Rahmen einer generell ausgewogenen Ernährungsstrategie macht das aber nicht so wahnsinnig viel Sinn.

Nudeln, Kartoffeln und Reis sind natürlich die „Top 3" der Kohlenhydratlieferanten. Aber auch Getreide lässt sich vielseitig einsetzen, wie zum Beispiel in Salat oder Frikadellen (siehe auch Rezepte in Kap. 6.2). Betrachten Sie die nachfolgenden Gerichte also als Beispiele, wie man sich als Golfer auf gesunde Art und Weise mit passablen Mengen an Kohlenhydraten versorgen kann, ohne ins Over-Loading zu geraten.

Spaghetti mit Gemüse-Bolognese

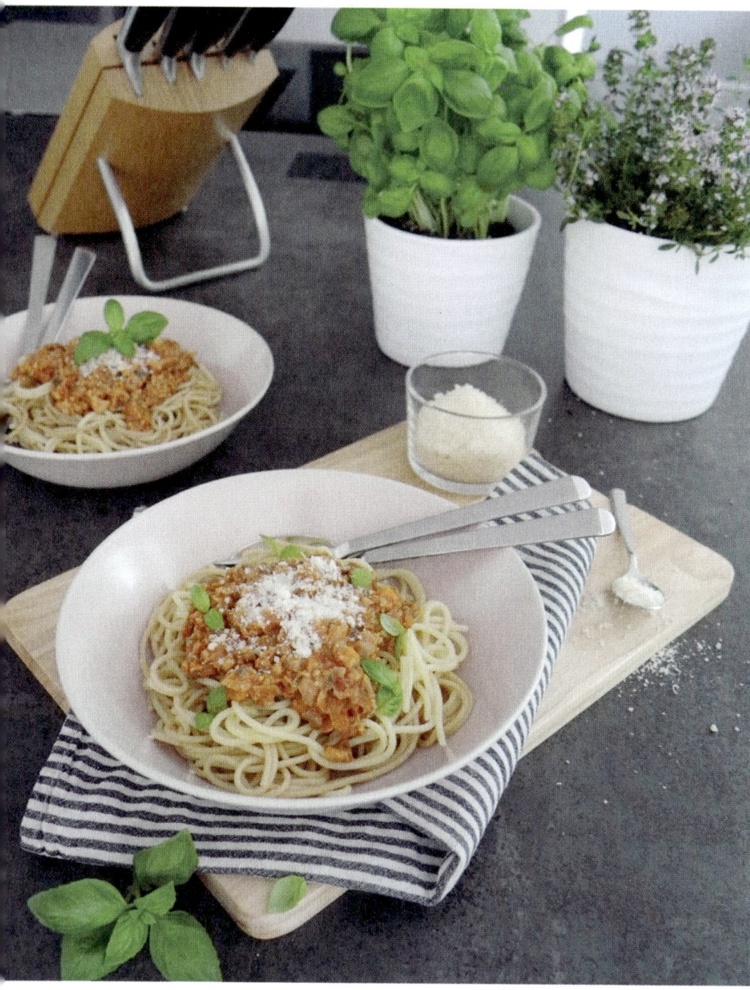

Portionen:
4
Schwierigkeitsgrad:
mittel
Zubereitungszeit:
45 Minuten

Nährwerte pro Portion:
Kcal | 637
KJ | 2669
Eiweiß | 24 g
Fett | 19 g
Kohlenhydrate | 83 g
Ballaststoffe | 16 g

Zutaten

200 g helle Spaghetti
200 g Vollkornspaghetti
350 g Blumenkohl
200 g Möhren
150 g Fenchel
1 Zwiebel
2 EL Olivenöl
2 EL Tomatenmark
650 g Passata natur (Tomatensauce)
50 ml Soja cuisine oder Sahne
1 TL gekörnte Gemüsebrühe
½ TL Paprikapulver
1-2 TL Kräuter der Provence
Salz, Pfeffer
60 g Parmesan
Einige Blätter frisches Basilikum

Zubereitung

1. Blumenkohl waschen und die Rosen vom Strunk trennen.
2. Möhren schälen.
3. Fenchel waschen, halbieren und den Strunk entfernen.
4. Zwiebel halbieren, die Wurzeln entfernen und schälen.
5. Das Gemüse grob zerkleinern und im Food Processor krümelig schreddern (Achtung: nicht zu fein hacken, sonst wird die Sauce pampig!) oder mit dem Messer fein hacken.
6. Olivenöl in einer beschichteten Pfanne erhitzen.
7. Die Gemüsekrümel darin 3-4 Minuten anbraten (das Braten geht nach einer Weile in Dünsten über).
8. Tomatenmark, gekörnte Brühe und Kräuter der Provence unterrühren und mit Passata aufgießen.
9. Einen Deckel auf die Pfanne geben und bei mittlerer Hitze rund 10 Minuten lang köcheln lassen.
10. Währenddessen die Spaghetti nach Packungsangabe garen.
11. Parmesan reiben.
12. Basilikum hacken.
13. Die Gemüse-Bolognese mit Paprika, Salz und Pfeffer abschmecken und die Sojasahne/Sahne unterrühren.
14. Spaghetti abgießen und auf tiefe Teller verteilen. Die Sauce darübergeben und mit Parmesan und frischem Basilikum bestreuen.

Ricotta-Tortellini mit Grünkohl-Pesto

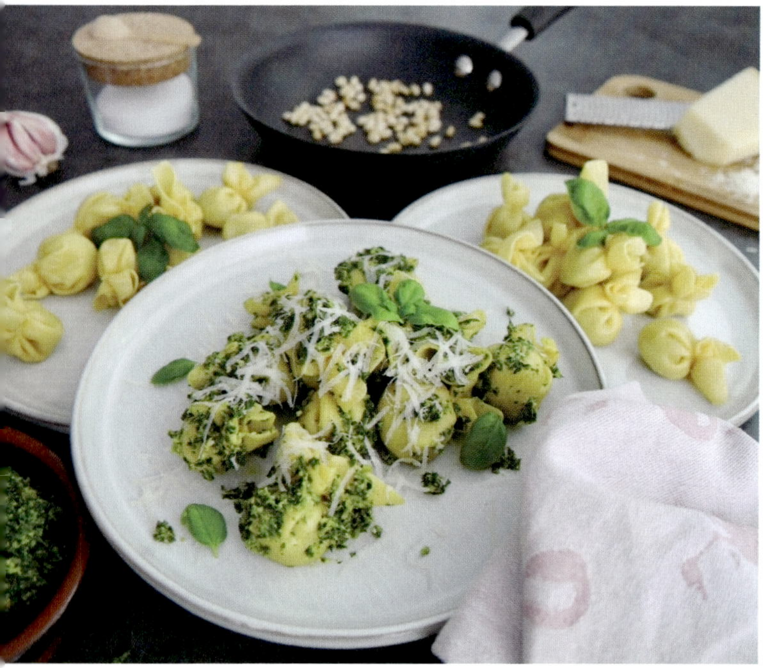

Portionen:
3
Schwierigkeitsgrad:
einfach
Zubereitungszeit:
30 Minuten

Nährwerte pro Portion:
Kcal | 547
KJ | 2293
Eiweiß | 25 g
Fett | 14 g
Kohlenhydrate | 77 g
Ballaststoffe | 3 g

Zutaten

500 g Tortellini Ricotta-Spinat (Fertigprodukt)
200 g frischer Grünkohl (alternativ: 400 g TK-Grünkohl)
1 Bund Basilikum
1 Knoblauchzehe
50 g Pinienkerne
50 g Parmesan
Saft einer Limette
100 ml Olivenöl
Salz, Pfeffer, Muskatnuss

Zubereitung

1. Frischen Grünkohl waschen, die grünen Teile der Blätter von den Stielen schneiden und grob zerkleinern.
2. Alternativ: TK-Grünkohl in einem Sieb auftauen lassen und das Wasser leicht ausdrücken.
3. Basilikum waschen und trocken schütteln.
4. Knoblauchzehe pellen und vierteln.
5. Pinienkerne in einer beschichteten Pfanne ohne Fettzugabe leicht anrösten.
6. Parmesan grob in Stücke schneiden.
7. Grünkohl, Basilikum, Knoblauch, Pinienkerne, Parmesan, Limettensaft und Olivenöl in ein hohes Gefäß geben und mit einem Pürierstab pürieren, bis eine sämige Konsistenz erreicht ist.
8. Pesto mit Salz, Pfeffer und Muskatnuss abschmecken.
9. Tortellini nach Packungsanweisung garen.
10. Heiße Tortellini mit dem Pesto mischen und servieren.

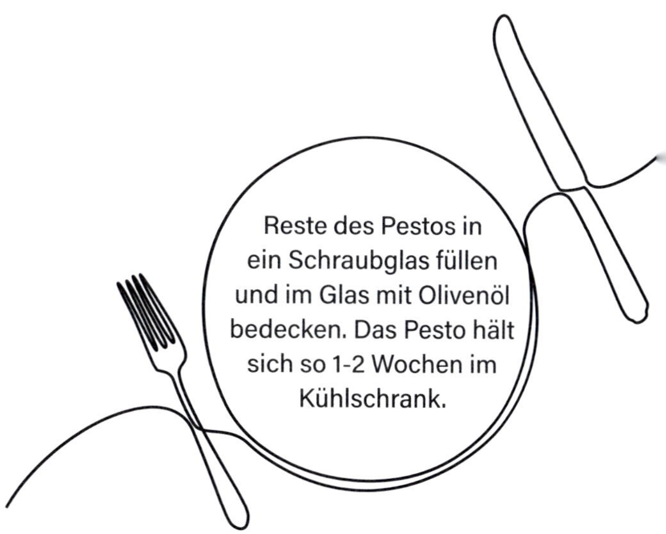
Reste des Pestos in
ein Schraubglas füllen
und im Glas mit Olivenöl
bedecken. Das Pesto hält
sich so 1-2 Wochen im
Kühlschrank.

Süßkartoffel-Curry mit knusprigem Tofu

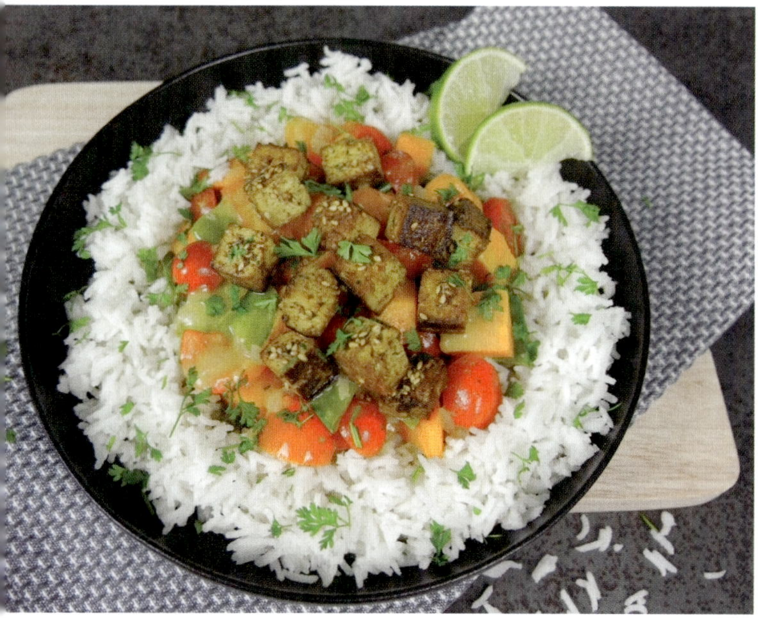

Portionen:
4
Schwierigkeitsgrad:
mittel
Zubereitungszeit:
50 Minuten

Nährwerte pro Portion:
Kcal | 567
KJ | 2373
Eiweiß | 21 g
Fett | 16 g
Kohlenhydrate | 80 g
Ballaststoffe | 10 g

Zutaten

Für die Tofu-Panade:
1 TL Currypulver
1 TL Thymian, getrocknet
½ TL scharfes Paprikapulver
½ TL Kreuzkümmel, gemahlen
½ TL Koriander, gemahlen
2 EL Sesamsamen
1 TL großes Meersalz
1 TL Mehl

Für das Curry:
200 g Basmati-Reis oder Quinoa
200 g Tofu
500 g Süßkartoffeln
1 große rote Zwiebel
1 kleines Stück Ingwer
1 rote Paprika
200 g Zuckerschoten
200 g Kirschtomaten
1 EL gelbe Currypaste
150 ml Gemüsebrühe
250 ml Kokosmilch
1 EL Speisestärke
1 Limette
50 g Cashews, gehackt
½ Bund frischer Koriander
3 EL Kokosöl
Salz, Pfeffer

Zubereitung

1. Die Gewürze und das Mehl für die Panade in einem Gefrierbeutel mischen.

2. Tofu würfeln.

3. Süßkartoffeln schälen und in mundgerechte Stücke schneiden.

4. Zwiebel pellen und fein hacken.

5. Ingwer reiben.

6. Paprika waschen, halbieren, das Kerngehäuse entfernen und das Fruchtfleisch in mundgerechte Stücke schneiden.

7. Zuckerschoten waschen und jeweils schräg dritteln.

8. Kirschtomaten waschen und quer halbieren.

9. Limette auspressen und den Saft auffangen.

10. Koriander waschen, trocken schütteln und hacken.

11. Reis in ein Sieb geben und gründlich waschen. 400 Milliliter gesalzenes Wasser zum Kochen bringen. Reis hineingeben und bei kleiner Hitze 10 Minuten lang abgedeckt köcheln lassen. Nach Ablauf der Garzeit den Topf vom Herd ziehen und den Reis im geschlossenen Topf einige Minuten ausquellen lassen.

12. In einem großen Topf 1 EL Öl erhitzen. Zwiebeln und Ingwer darin bei mittlerer Hitze zwei Minuten lang leicht anbraten.

13. Süßkartoffel- und Paprikastücke sowie Currypaste zugeben und zwei Minuten lang mitbraten.

14. Mit Gemüsebrühe ablöschen, den Topf mit einem Deckel verschließen und fünf Minuten lang leise köcheln lassen.

15. Währenddessen die Tofuwürfel in den Gefrierbeutel geben, Beutel geschlossen halten und schütteln, bis der Tofu gleichmäßig mit der Gewürzmischung benetzt ist.

16. Das restliche Öl in einer beschichteten Pfanne erhitzen.

17. Die Tofuwürfel darin knusprig braten.

18. Speisestärke in der Kokosmilch auflösen.

19. Zuckerschoten und Kokosmilch zum Curry geben und drei Minuten lang weiterköcheln lassen.

20. Das Curry mit Salz, Pfeffer und Limettensaft abschmecken, zum Schluss die Kirschtomaten unterheben.

21. Reis und Curry in tiefe Teller geben und die Tofuwürfel darüber verteilen.

22. Mit Koriander und Cashews bestreuen.

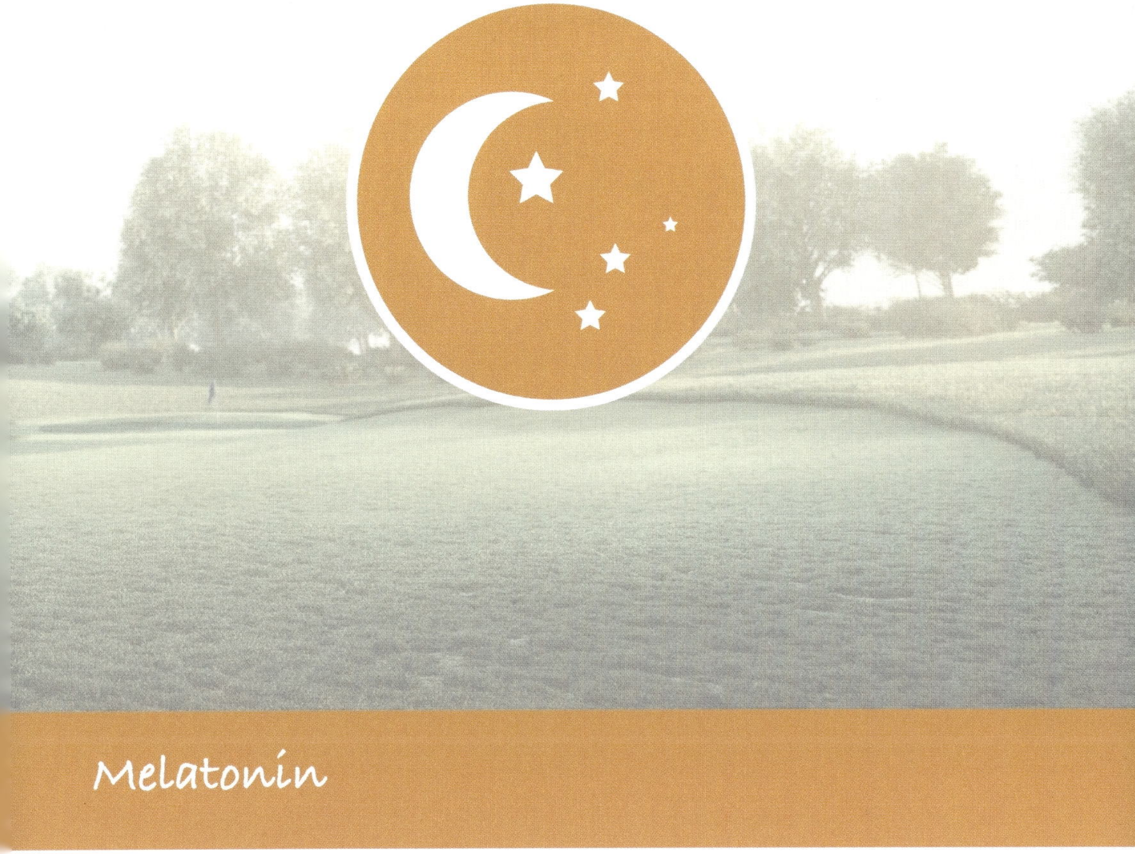

Melatonin

6.5 Schlummer-Mahlzeiten mit Melatonin

Schlafen ist ein wichtiger Teil des Trainings. Nur wer gut schläft und ausgeschlafen in den Tag startet, kann sein volles Potenzial entfalten.

In den nachfolgenden Rezepten sind Zutaten verarbeitet, die nachweislich Melatonin enthalten und den Schlaf fördern. Essen Sie dabei nicht zu spät am Abend. Aber auch nicht zu früh, sonst verpufft die Wirkung.

Eine Tasse Kräutertee mit Lavendel, Baldrianwurzel und Melissenblättern vor dem Zubettgehen kann zusätzlich helfen, in einen erholsamen Schlaf zu finden.

Hühnchen-Geschnetzeltes mit Reis

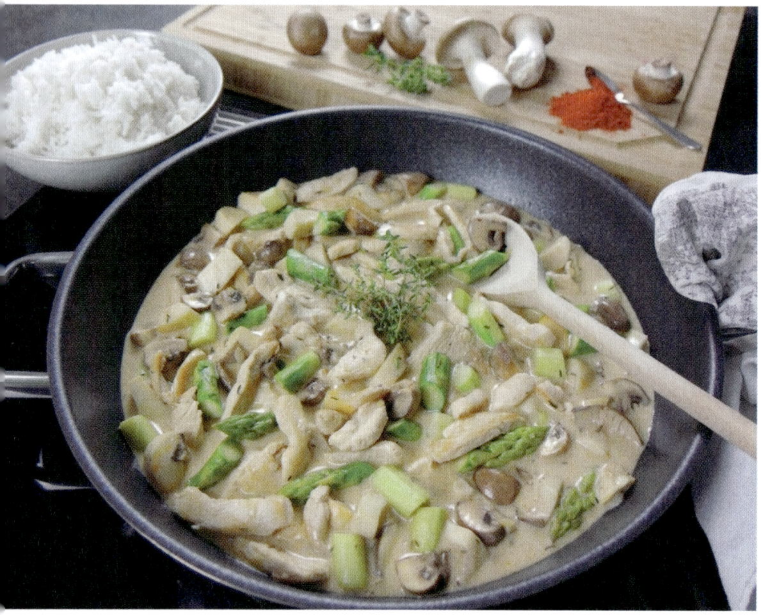

Portionen:
4
Schwierigkeitsgrad:
mittel
Zubereitungszeit:
45 Minuten

Nährwerte pro Portion:
Kcal | 557
KJ | 2333
Eiweiß | 33 g
Fett | 26 g
Kohlenhydrate | 42 g
Ballaststoffe | 5 g

Zutaten

200 g Basmati-Reis
350 g Hühnerbrustfilet
200 g Champignons
200 g Kräutersaitlinge
200 g grüner Spargel
1 Zwiebel
1 Knoblauchzehe
200 ml Hühnerfond oder Gemüsebrühe
250 ml Hafersahne
2 EL Rapsöl
Einige Zweige Thymian
1 TL mildes Paprikapulver
1 TL Kuzu (pflanzliches Bindemittel) oder Speisestärke
½ Bund frische Petersilie
Salz, Pfeffer

Zubereitung

1. Das Fleisch waschen, trocken tupfen und quer zur Faser in Streifen schneiden.

2. Pilze putzen und in gleichmäßige Stücke schneiden.

3. Spargelstangen am unteren Drittel schälen und in mundgerechte Stücke schneiden.

4. Zwiebel und den Knoblauch pellen und hacken.

5. Thymian waschen und Blätter abziehen.

6. Petersilie waschen, trocken schütteln und hacken.

7. Reis in ein Sieb geben und gründlich waschen. 400 Milliliter gesalzenes Wasser zum Kochen bringen. Reis hineingeben und bei kleiner Hitze 10 Minuten lang abgedeckt köcheln lassen. Nach Ablauf der Garzeit den Topf vom Herd ziehen und den Reis im geschlossenen Topf einige Minuten ausquellen lassen.

8. Währenddessen Öl in einer beschichteten Pfanne erhitzen.

9. Fleisch mit Paprikapulver bestäuben und vier Minuten lang von allen Seiten anbraten und aus der Pfanne nehmen.

10. Die Hitze etwas reduzieren. Zwiebel und Knoblauch in die Pfanne geben und glasig werden lassen.

11. Pilze, Spargelstücke und Thymian dazugeben und einige Minuten mitbraten.

12. Die Pilz-Spargel-Mischung mit Gemüsebrühe ablöschen. Aufkochen und das Fleisch hinzufügen.

13. Die Hafersahne zugeben.

14. Kuzu/Speisestärke in 2 EL kaltem Wasser auflösen und in die Sauce geben. Bei mittlerer Hitze einige Minuten lang köcheln lassen, bis das Gemüse gar ist. Mit Salz und Pfeffer abschmecken.

15. Geschnetzeltes mit Reis servieren und mit Petersilie bestreuen.

Tomaten-Tarte mit Ricotta

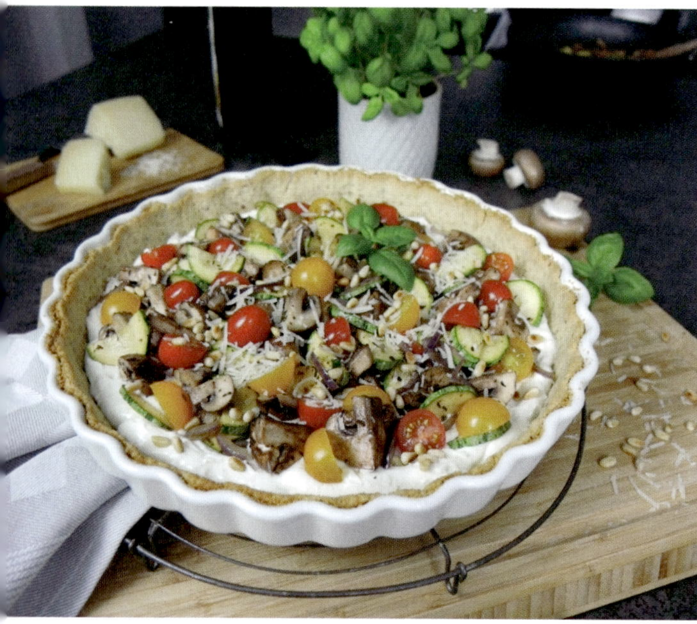

Portionen:
4-6
Schwierigkeitsgrad:
mittel
Zubereitungszeit:
45 Minuten
+ Backzeit
+ Abkühlzeit

Nährwerte pro Portion:
Kcal | 734 / 489
KJ | 3072 / 2048
Eiweiß | 31 g / 21 g
Fett | 47 g / 32 g
Kohlenhydrate | 42 g / 28 g
Ballaststoffe | 8 g / 5 g

Zutaten

Für den Teig:
50 g gemahlene Mandeln
200 g Dinkelmehl Type 1050
125 g kühle Butter in Stücken
1 Ei
Salz
Trockenerbsen zum Blindbacken

Für die Füllung:
300 g bunte Kirschtomaten
300 g Champignons
1 Zucchino
1 Zwiebel
250 g Ricotta
150 g Ziegenfrischkäse
30 g Peccorino, grob gerieben
3 EL Olivenöl
1 TL Balsamicoessig
1 Hand voll buntes Basilikum
1 EL Kräuter der Provence
Saft und Schale einer halben Zitrone
20 g Pinienkerne
Kräutersalz, Pfeffer

Zubereitung

1. Mandeln, Mehl, Ei, eine Prise Salz und kühle Butter zu einem Mürbeteig verkneten. Gegebenenfalls etwas Wasser hinzugeben.

2. Teig auf bemehlter Arbeitsfläche rund ausrollen. Eine eingefettete und bemehlte Tarteform mit dem Teig auskleiden und dabei einen Teigrand hochziehen.

3. Teigboden mit einer Gabel mehrfach einstechen und für eine Stunde in den Kühlschrank stellen.

4. Den Backofen auf 200 Grad Celsius Ober-/Unterhitze vorheizen.

5. Tomaten waschen und schräg halbieren.

6. Pilze putzen und vierteln.

7. Zucchino waschen, längs halbieren und in Scheiben schneiden.

8. Zwiebel pellen, halbieren und in Ringe schneiden.

9. Basilikum waschen, die Blätter von den Stielen zupfen.

10. Ein Backpapier rund ausschneiden und auf den Tarteboden legen. Die Form mit Trockenerbsen füllen. Den Tarteboden etwa 30 Minuten lang backen und auskühlen lassen.

11. Ricotta mit Ziegenfrischkäse und Zitronensaft vermischen. Mit Kräutersalz und Pfeffer abschmecken.

12. 2 EL Öl in einer beschichteten Pfanne erhitzen. Pilze, Zucchiniwürfel und Zwiebeln darin kurz anbraten, Kräuter der Provence zugeben und bei mittlerer Hitze 3-4 Minuten lang weitergaren.

13. Währenddessen die Käsecreme auf den Tarteboden streichen.

14. Gegartes Gemüse in eine Schüssel geben und mit Tomaten, Basilikum, Essig und Zitronenschale mischen und mit Salz und Pfeffer abschmecken (etwas Basilikum zum Garnieren zurückhalten).

15. Die Tomatenmischung auf der Tarte verteilen.

16. Pinienkerne in einer kleinen Pfanne ohne Fettzugabe anrösten. Zusammen mit dem restlichen Basilikum und 1 EL Öl über das Gemüse geben.

Apple-Crumble mit Cranberries und Pistazien

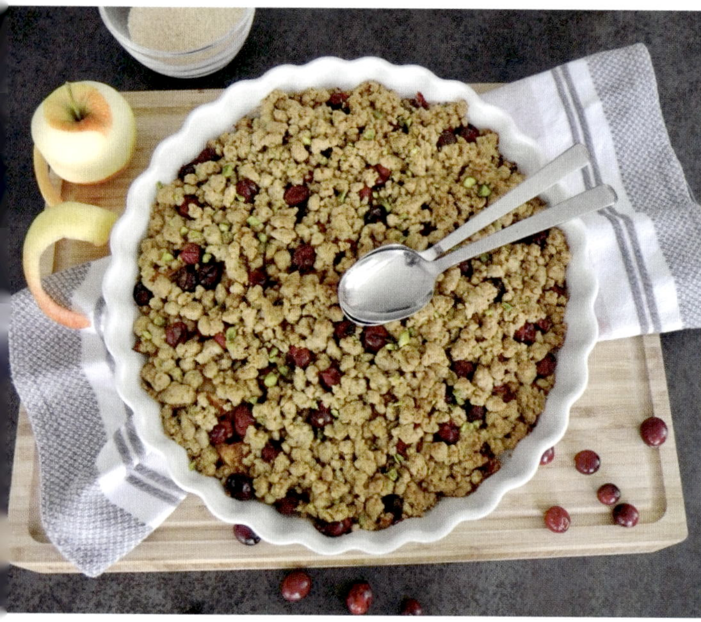

Portionen:
8
Schwierigkeitsgrad:
einfach
Zubereitungszeit:
30 Minuten
+ Backzeit

Nährwerte pro Portion:
Kcal | 311
KJ | 1301
Eiweiß | 4 g
Fett | 16 g
Kohlenhydrate | 37 g
Ballaststoffe | 4 g

Zutaten

5 mürbe, säuerliche Äpfel
120 g frische Cranberries oder TK-Cranberries ohne Zuckerzusatz
1 kleine Bio-Orange
2 EL Vollrohrzucker
½ TL Zimt
30 g gehackte Pistazien
100 g Dinkelvollkornmehl
80 g Dinkelmehl Type 630
70 g Rohrohrzucker
125 g kühle Butter in Stücken

Zubereitung

1. Frische Cranberries waschen, TK-Cranberries antauen lassen.
2. Äpfel schälen, vierteln, das Kerngehäuse entfernen und per Hand oder mit der Brotschneidemaschine in dünne Scheiben schneiden.
3. Orange heiß abwaschen, Schale abreiben, die Frucht halbieren und den Saft auspressen.
4. Apfelscheiben mit dem Orangensaft mischen (nur so viel, dass die Äpfel feucht sind, sie sollen nicht schwimmen!).
5. Den Backofen auf 180 Grad Celsius Umluft vorheizen.
6. Eine große Auflaufform mit Butter einfetten und die Apfelscheiben und Cranberries darin gleichmäßig verteilen.
7. Vollrohrzucker mit Zimt mischen und gleichmäßig über die Apfelscheiben verteilen.
8. Butter mit Mehl, Rohrohrzucker, Orangenschale und Pistazien zu Krümeln verkneten und über die Äpfel geben.
9. Etwa 25-30 Minuten lang backen.

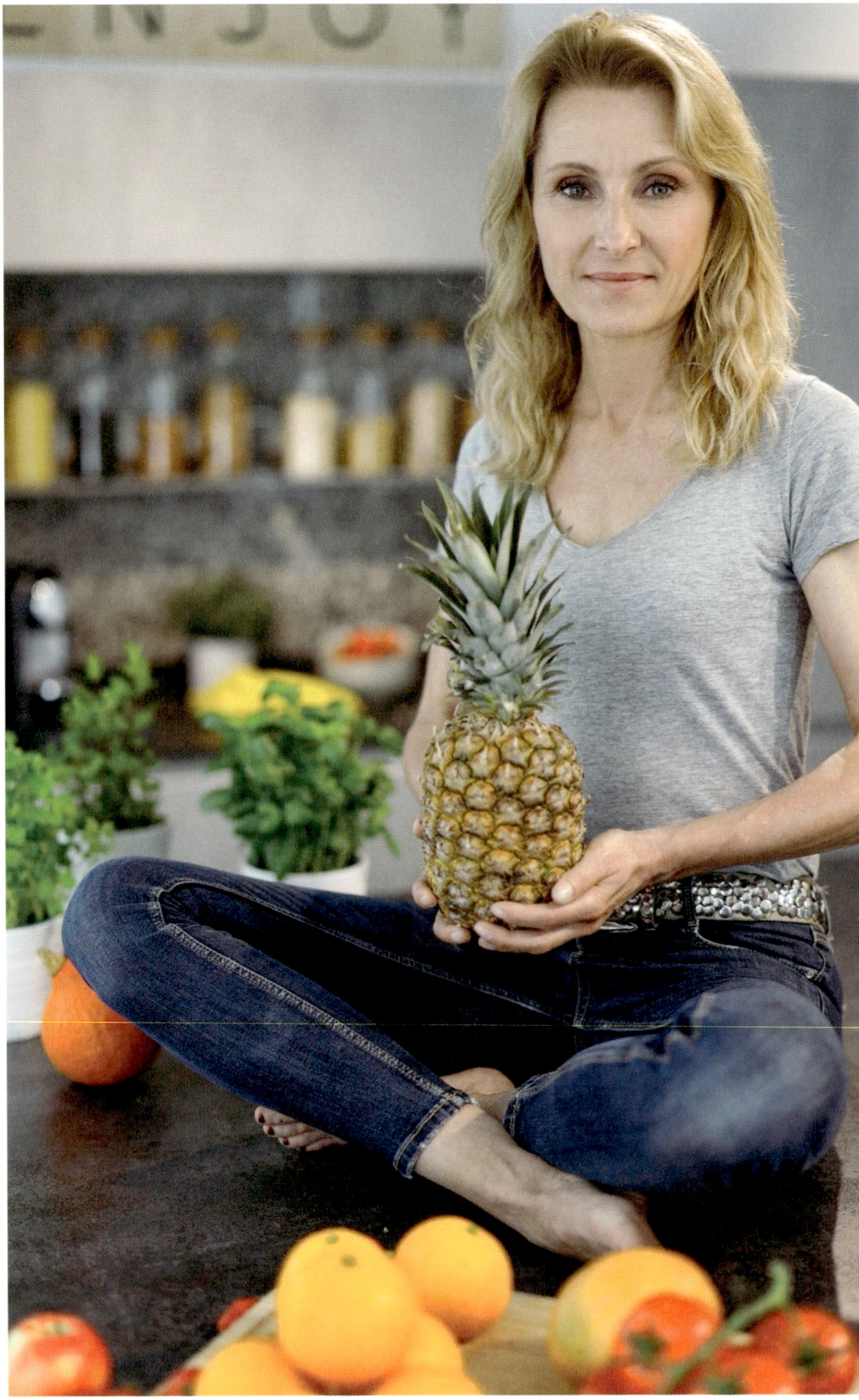

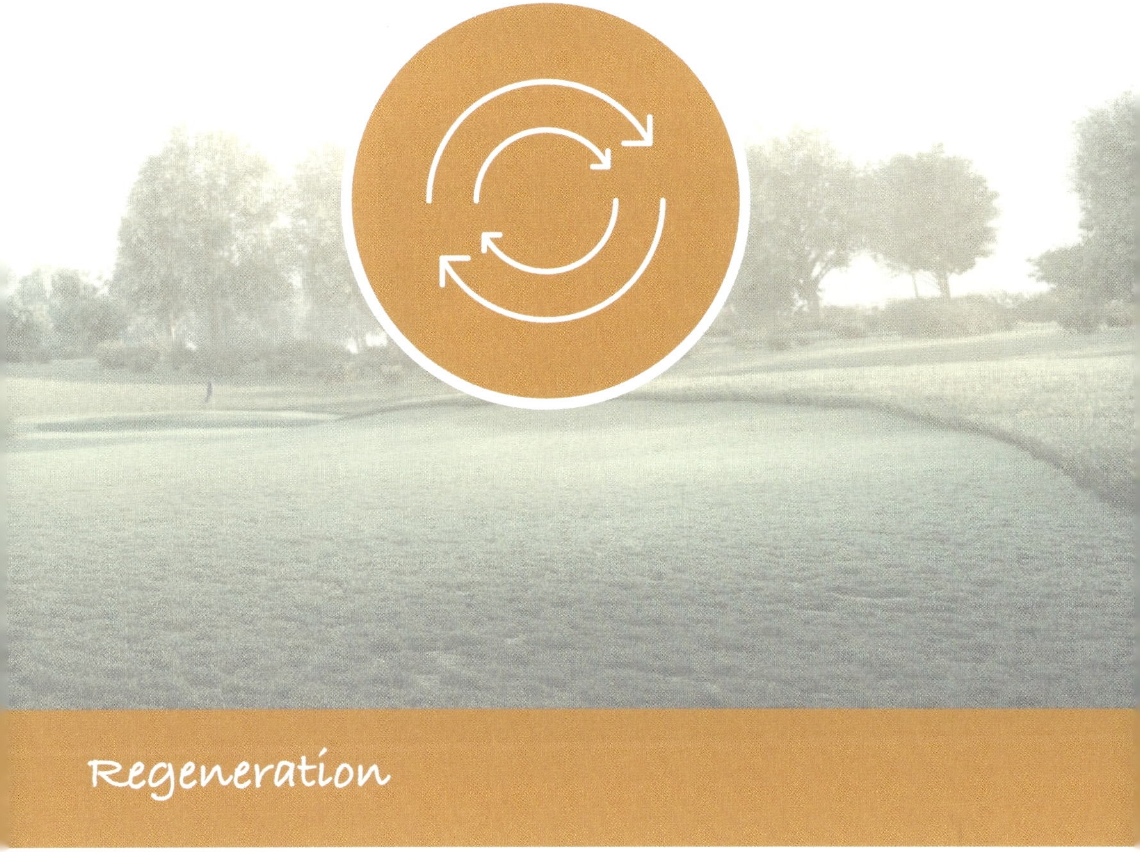

Regeneration

6.6 Mahlzeiten für eine optimale Regeneration

Nach dem Spiel ist vor dem Spiel. Je schneller Sie wieder fit sein müssen oder wollen, desto wichtiger ist es, dem Körper nach einer Belastung die Nährstoffe anzubieten, die er für einen optimale Regeneration braucht. Die nachfolgenden Rezepte liefern Kalium, Magnesium und Omega-3-Fettsäuren in Mengen, die sich sehen lassen können.

Falls Sie nach dem Spiel nicht selbst kochen, sondern im Clubhaus essen möchten, dann bestellen Sie: Lachs, Hering, Kartoffeln, Brokkoli, Spinat, Rosenkohl. Diese Komponenten enthalten, was Ihr Körper jetzt benötigt und man findet sie häufiger mal auf Speisekarten.

Ofen-Lachs mit lauwarmem Radieschen-Kartoffelsalat

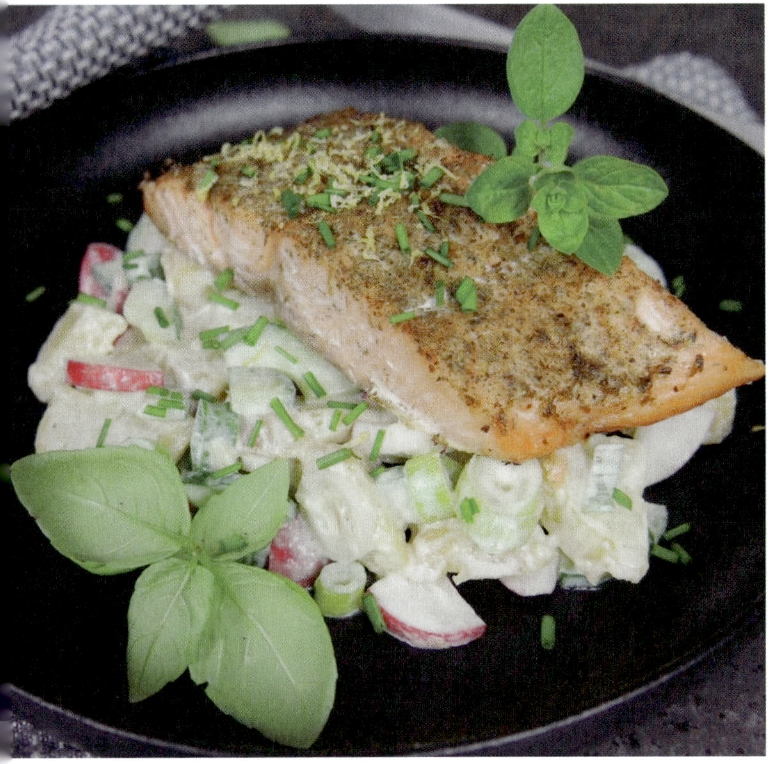

Portionen:
4
Schwierigkeitsgrad:
mittel
Zubereitungszeit:
eine knappe Stunde

Nährwerte pro Portion:
Kcal | 637
KJ | 2661
Eiweiß | 41 g
Fett | 32 g
Kohlenhydrate | 42 g
Ballaststoffe | 4 g

Kalium 1700 mg
Magnesium 100 mg
Omega-3-FS (EPA & DHA): 3800 mg

Zutaten

4 Lachsfilet auf der Haut (600-800 g)
2 Bio-Zitronen
2 EL Fischgewürzmischung nach Wahl
1 kg festkochende Kartoffeln
1 Bund Radieschen
1,5 Schlangengurken
3 Stangen Frühlingszwiebeln
1 Bund Schnittlauch
150 g Schmand
1-2 EL mittelscharfer Senf
2 EL Olivenöl
50 ml kräftige Gemüsebrühe
Salz, Kräutersalz, Pfeffer, Zucker

Zubereitung

1. Kartoffeln waschen und je nach Größe in wenig Salzwasser bei geschlossenem Topfdeckel 20-30 Minuten lang weichkochen.

2. Den Backofen auf 200 Grad Celsius Ober-/Unterhitze vorheizen.

3. Radieschen waschen, die Wurzeln und die Blätter entfernen. Radieschen achteln.

4. Gurken waschen, die Enden abschneiden. Die Gurken längs halbieren und mit einem Teelöffel das Kerngehäuse herausschaben. Gurkenhälften in Scheiben schneiden.

5. Die welken, äußeren Blätter der Frühlingszwiebeln entfernen und die Stangen waschen. Anschließend in feine Ringe schneiden.

6. Schnittlauch waschen und in Röllchen schneiden.

7. Eine Zitrone heiß abwaschen und die Schale abreiben.

8. Das Fischgewürz mit der Zitronenschale mischen.

9. Die restliche Zitrone halbieren und den Saft auspressen.

10. Kartoffeln abgießen und etwas abkühlen lassen.

11. Lachsfilet waschen und trocken tupfen. Auf ein mit Backpapier ausgelegtes Backblech legen und mit Zitronen-Gewürz-Mischung bestreuen.

12. In den vorgeheizten Ofen schieben und 20 Minuten lang garen.

13. Währenddessen die Kartoffeln pellen und in Scheiben schneiden.

14. In einer großen Schüssel Schmand mit Zitronensaft, Senf, Olivenöl, Gemüsebrühe, Kräutersalz, Pfeffer und einer Prise Zucker zu einem Dressing verrühren.

15. Kartoffelscheiben, Radieschen, Gurken, Frühlingszwiebeln und Schnittlauch unterheben.

16. Die zweite Zitrone vierteln.

17. Lachs aus dem Ofen nehmen und mit Kartoffelsalat und Zitronenvierteln servieren.

One-Pot-Fisch mit Brokkoli und Möhren

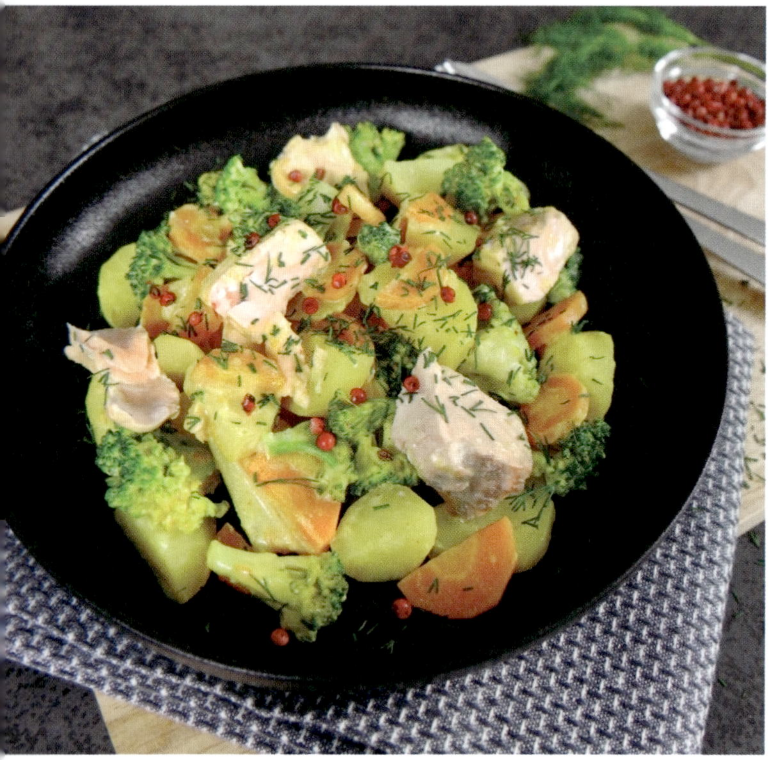

Portionen:
4
Schwierigkeitsgrad:
einfach
Zubereitungszeit:
40 Minuten

Nährwerte pro Portion:
Kcal | 536
KJ | 2242
Eiweiß | 41 g
Fett | 21 g
Kohlenhydrate | 39 g
Ballaststoffe | 9 g

Kalium 1.800 mg
Magnesium 100 mg
Omega-3-FS
(EPA & DHA): 900 mg
(bei Verwendung von Seelachs)

Zutaten

500 g Lachs, Seelachs, Kabeljau oder Rotbarschfilet ohne Haut
500 ml Fischfond oder Gemüsebrühe
1 kg Kartoffeln
400 g Möhren
400 g Brokkoli
250 ml Sojasahne
1 EL Kuzu (pflanzliches Bindemittel, Bioladen) oder alternativ: Speisestärke
1 gestr. TL Kurkuma
1 Bund frischer Dill
Salz, Pfeffer

Zubereitung

1. Fischfilets waschen, säubern, entgräten und in mundgerechte Stücke schneiden.

2. Kartoffeln schälen und in mundgerechte Stücke schneiden.

3. Möhren putzen bzw. schälen und in Scheiben schneiden.

4. Brokkoli waschen und in Röschen zerteilen.

5. Brühe in einer Schmorpfanne aufkochen. Kartoffeln und Möhren darin etwa sieben Minuten lang abgedeckt bei mittlerer Hitze kochen. Anschließend den Fisch und den Brokkoli dazugeben und das Ganze etwa vier Minuten lang weiter köcheln lassen, bis das Gemüse gar ist (nicht zu viel rühren, sonst zerfällt der Fisch zu sehr).

6. Kuzu/Stärke in der kalten Sojasahne auflösen. Sojasahne und Kurkuma in den Fischtopf geben und erhitzen, bis die Sauce bindet.

7. Dill waschen, trocknen und fein hacken. Kurz vor dem Servieren unterheben und das Gericht mit Salz und Pfeffer abschmecken.

Matjessalat auf Vollkornbrot

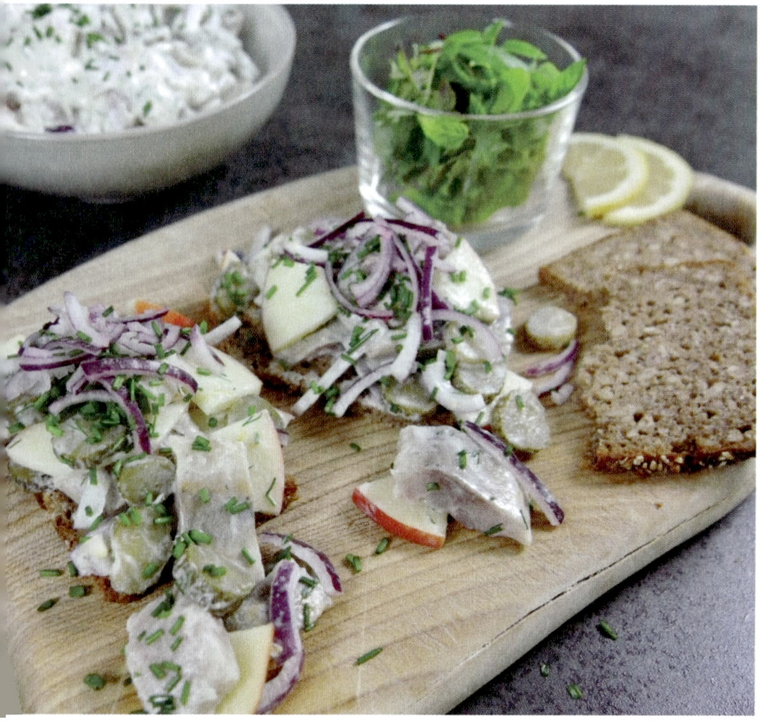

Portionen:
4
Schwierigkeitsgrad:
einfach
Zubereitungszeit:
30 Minuten

Nährwerte pro Portion:
Kcal | 707
KJ | 2959
Eiweiß | 31 g
Fett | 42 g
Kohlenhydrate | 42 g
Ballaststoffe | 7 g

Kalium 787 mg
Magnesium 65 mg
Omega-3-FS
(EPA & DHA)
3400 mg

Zutaten

8 Scheiben grobes Vollkornbrot
8 doppelte Matjesfilets
1 großer Apfel
2 rote Zwiebeln
1 Glas Gewürzgurken
(185 g Abtropfgewicht)
½ Bio-Zitrone
150 g Naturjoghurt (3,8 % Fett)
150 g Schmand
½ Bund Dill
½ Bund Schnittlauch
Salz, Pfeffer

Zubereitung

1. Matjesfilets in ein Zentimeter breite Stücke schneiden, den Schwanz verwerfen.
2. Apfel waschen, vierteln, das Kerngehäuse herausschneiden und das Fruchtfleisch würfeln.
3. Zwiebeln pellen, längs vierteln und in dünne Ringe schneiden.
4. Gewürzgurken abtropfen und in Scheiben schneiden.
5. Alle Zutaten in einer Schüssel mischen.
6. Zitrone heiß waschen, die Schale abreiben und den Saft auspressen.
7. Dill waschen und fein hacken. Schnittlauch waschen und in Röllchen schneiden.
8. Naturjoghurt mit Schmand mischen. Zitronenschale, Zitronensaft, 1-2 EL kaltes Wasser, Dill und etwas Pfeffer unterrühren.
9. Das Dressing über die Matjesmischung geben und alles miteinander vermengen.
10. Mit Salz abschmecken.
11. Auf Vollkornbrot servieren und mit Schnittlauch bestreuen.

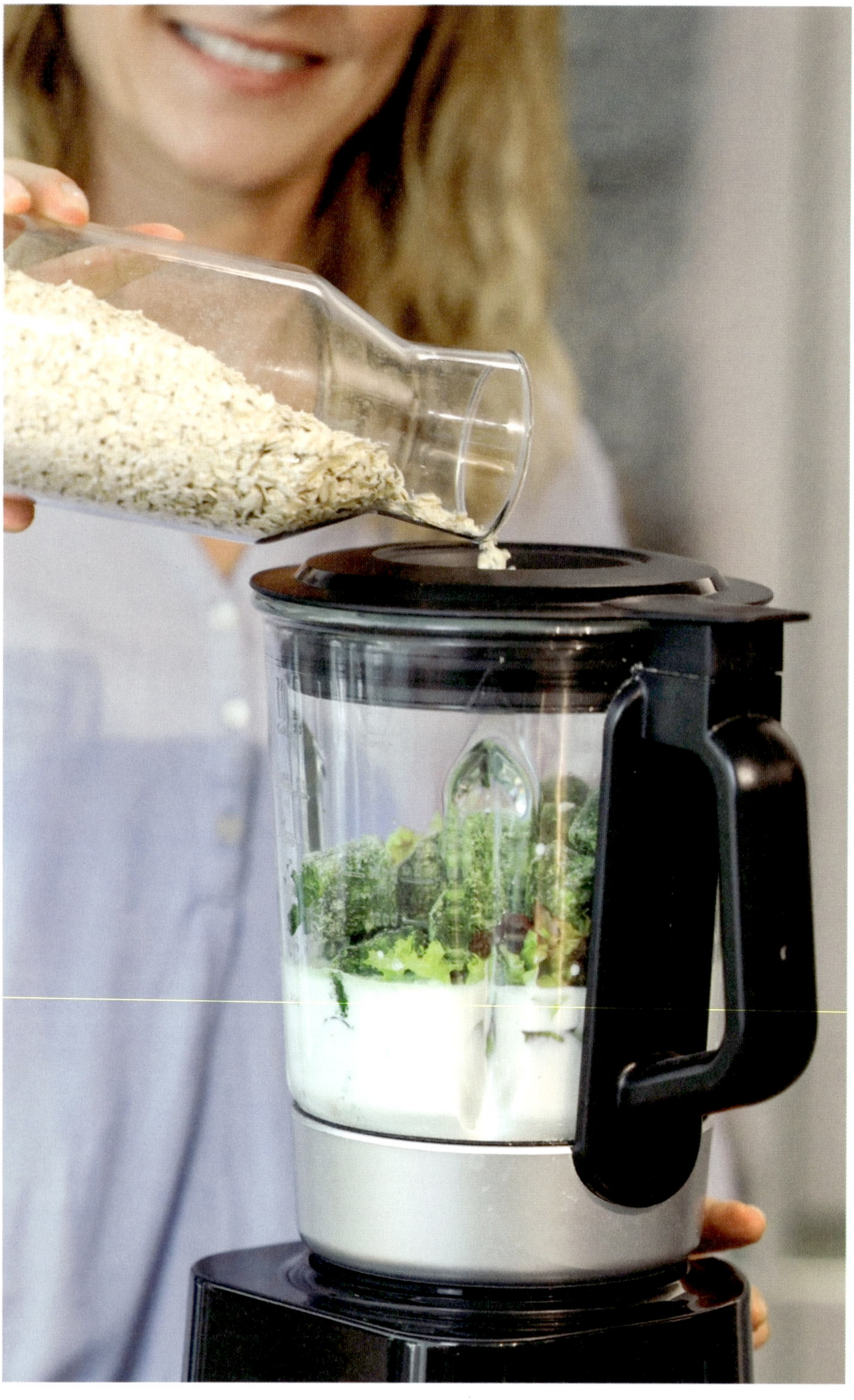

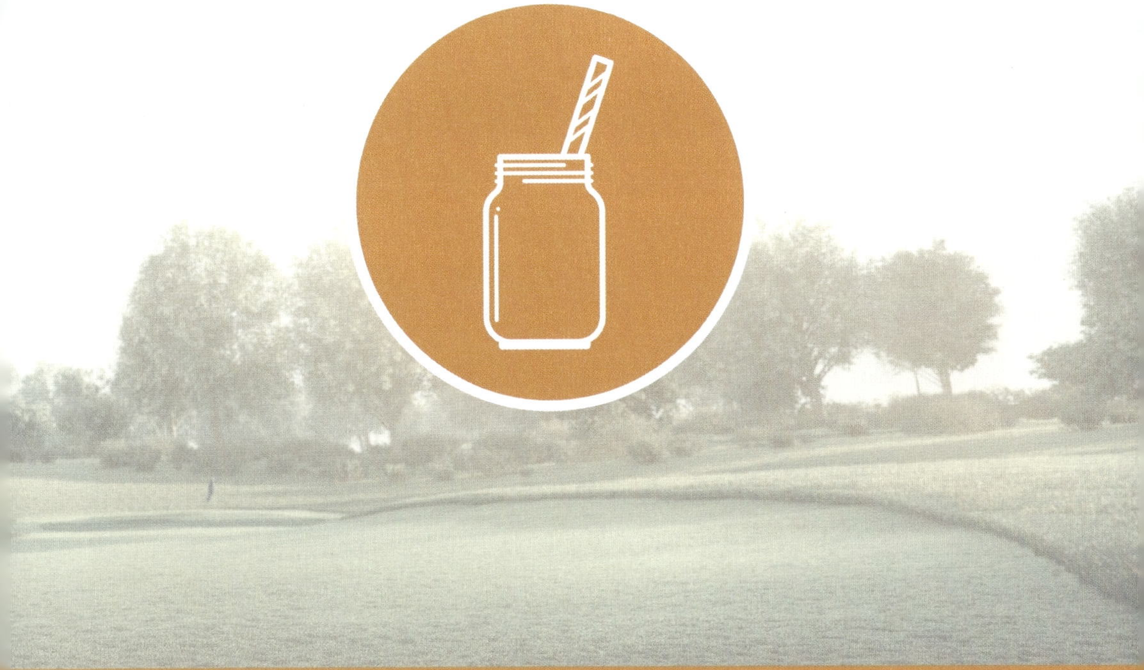

Powerdrinks

6.7 Powerdrinks

Diese Powerdrinks sind meine bevorzugte Rundenverpflegung. Hier setze ich bewusst Pflanzendrinks anstelle von Milchprodukten ein. Zum einen machen sie die Drinks leichter und schneller verdaulich, da sie weniger Eiweiß enthalten als Kuhmilch, und zum anderen reduzieren sie die Gefahr des Verderbens bei warmen Außentemperaturen. Wenn Ihnen die Drinks zu dickflüssig sind, verdünnen Sie sie einfach mit Wasser oder Eiswürfeln.

Das Obst können Sie natürlich nach Geschmack austauschen, wobei Bananen schon eine sehr gute Grundlage sind. Jederzeit können Sie Salat oder auch Greens in Pulverform zugeben.

Wenn Sie die Nüsse bzw. das Nussmus weglassen, werden die Drinks kalorienärmer, allerdings fluten die Kohlenhydrate dann nochmals schneller im Blut an, was auf einer Golfrunde eigentlich nur in Notfällen Sinn macht.

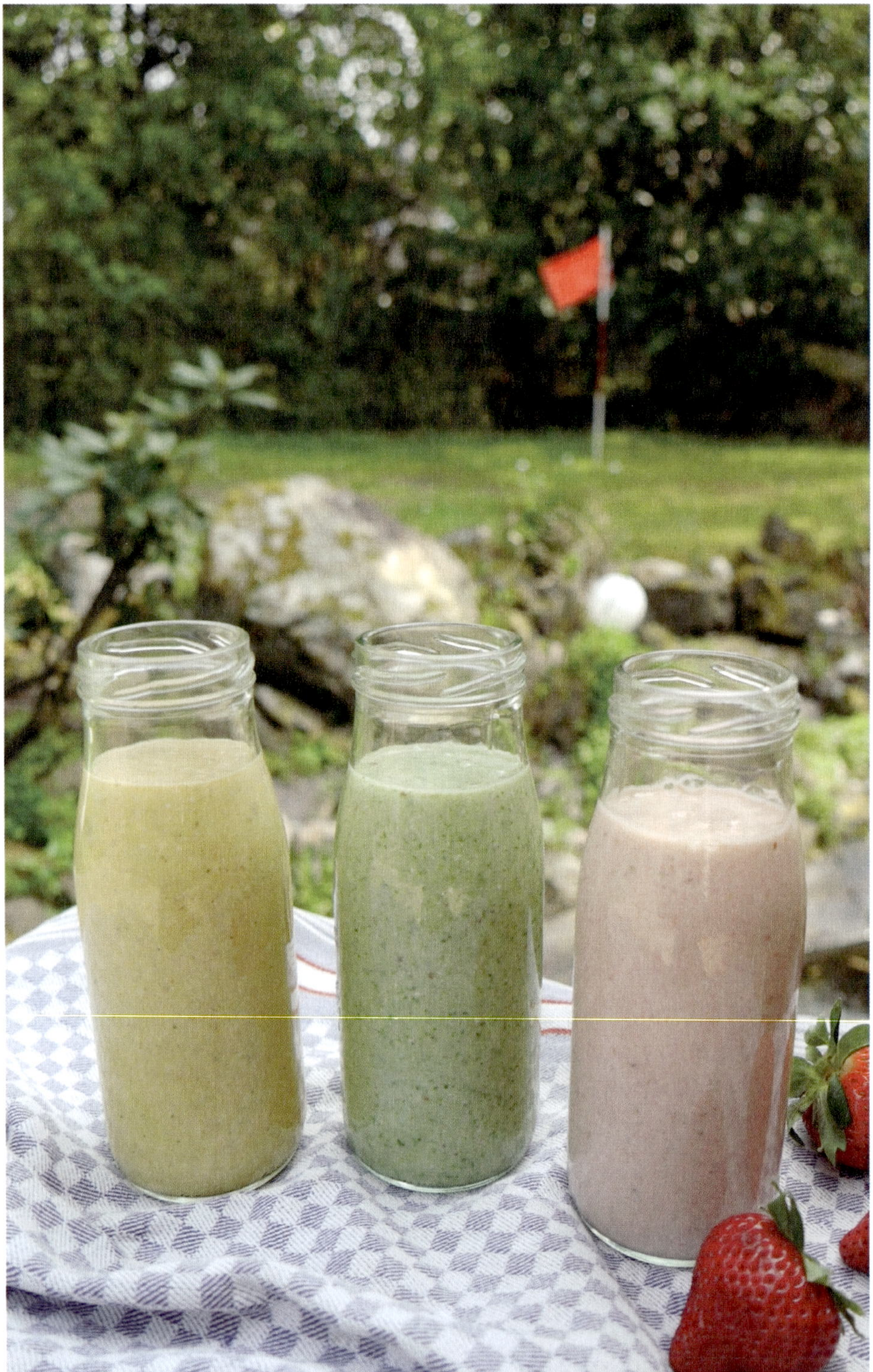

Powerdrink „Püriertes Fairway"

Portionen: 1
Schwierigkeitsgrad: leicht
Zubereitungszeit: 10 Minuten

Nährwerte pro Portion:
Kcal | 538
KJ | 2254
Eiweiß | 13 g
Fett | 17 g
Kohlenhydrate | 65 g
davon Zucker: 35 g
Ballaststoffe | 13 g

Zutaten

2-3 Bällchen TK-Grünkohl
1 Banane
1 Apfel
40 g Haferflocken
250 ml Hafermilch mit Kalzium
1 EL Cashewmus

Zubereitung

1. Banane schälen und zerkleinern.
2. Apfel waschen, vierteln, das Kerngehäuse entfernen und das Fruchtfleisch in Stücke schneiden.
3. Alle Zutaten in einen leistungsstarken Mixer geben und zu einem Smoothie pürieren (gegebenenfalls etwas Wasser zufügen).

Powerdrink „Longest Drive"

Portionen: 1
Schwierigkeitsgrad: leicht
Zubereitungszeit: 10 Minuten

Nährwerte pro Portion:
Kcal | 562
KJ | 2353
Eiweiß | 23 g
Fett | 25 g
Kohlenhydrate | 55 g
davon Zucker: 32 g
Ballaststoffe | 11 g

Zutaten

1 Banane
2 Pfirsiche
30 g Quinoaflocken
15 g Hanfsamen
250 ml Sojamilch mit Kalzium
20 g Walnüsse oder Erdnussmus
1 gestrichener TL Kurkuma

Zubereitung

1. Banane schälen und zerkleinern.
2. Pfirsiche waschen, halbieren, entkernen.
3. Alle Zutaten in einen leistungsstarken Mixer geben und zu einem Smoothie pürieren (ggebenenfalls etwas Wasser zufügen).

Powerdrink „Hole-in-One“

Portionen: 1
Schwierigkeitsgrad: leicht
Zubereitungszeit: 10 Minuten

Nährwerte pro Portion:
Kcal | 530
KJ | 2222
Eiweiß | 14 g
Fett | 20 g
Kohlenhydrate | 53 g
davon Zucker: 26 g
Ballaststoffe | 10 g

Zutaten

½ Mango
150 g Erdbeeren
35 g Hirseflocken
15 g Weizenkeime
1 TL rotes Beerenpulver
250 ml Mandelmilch mit Kalzium
1 EL weißes Mandelmus

Zubereitung

1. Mango schälen und das Fruchtfleisch von Stein schneiden.
2. Erdbeeren waschen, das Grün entfernen.
3. Alle Zutaten in einen leistungsstarken Mixer geben und zu einem Smoothie pürieren (gegebenenfalls etwas Wasser zufügen).

Wenn Sie's genau wissen möchten

Greens

Als „Greens" bezeichnet man dehydriertes, getrocknetes Gemüsepulver. Unter gesundheitsbewussten Menschen ist diese Art von Superfood sehr beliebt, weil man sich mit 1-2 Esslöffeln Pulver eine Fülle an Mikronährstoffen und sekundären Pflanzenstoffen zuführen kann. Die meisten Greens sind Mischungen aus diversen Zutaten:

- grünes Blattgemüse (z. B. Spinat, Grünkohl, Brennnessel),
- grünes Gemüse (z. B. Brokkoli),
- Algen (z. B. Chlorella, Spirulina),
- Kräuter (z. B. Rosmarin, Petersilie, Pfefferminze),
- Gräser (z. B. Weizengras, Gerstengras),
- Blätter (z. B. Grüntee, Moringa, Gingko),
- Wurzeln (z. B. Ingwer, Karotten, bunte Beete),
- Pilze (z. B. Shiitake).

Oft werden auch probiotische Milchsäurebakterien und Enzyme zugegeben. Greens lösen sich in der Regel gut in Flüssigkeit und können Smoothies und Powerdrinks aufpeppen. Wer mag, kann sie auch einfach in Wasser gelöst trinken.

Doch so verlockend die Produkte auch sind: Greens sind kein Ersatz für frisches Gemüse, sondern allenfalls eine sinnvolle Ergänzung. Verwenden Sie möglichst Pulver aus Zutaten, die im Ganzen gefriergetrocknet wurden. Pulver, für die die Zutaten zunächst entsaftet und dann als Saft getrocknet wurden, sind weniger nährstoffhaltig. Und achten Sie auf den Zusatz und die Menge an Süßungsmitteln.

Greens schmecken tendenziell bitter und würden pur wahrscheinlich von den wenigsten Verbrauchern geschmacklich akzeptiert werden, weshalb manche Hersteller nachsüßen (unter anderem mit Xylit, Stevia, Apfelfruchtsaftpulver).

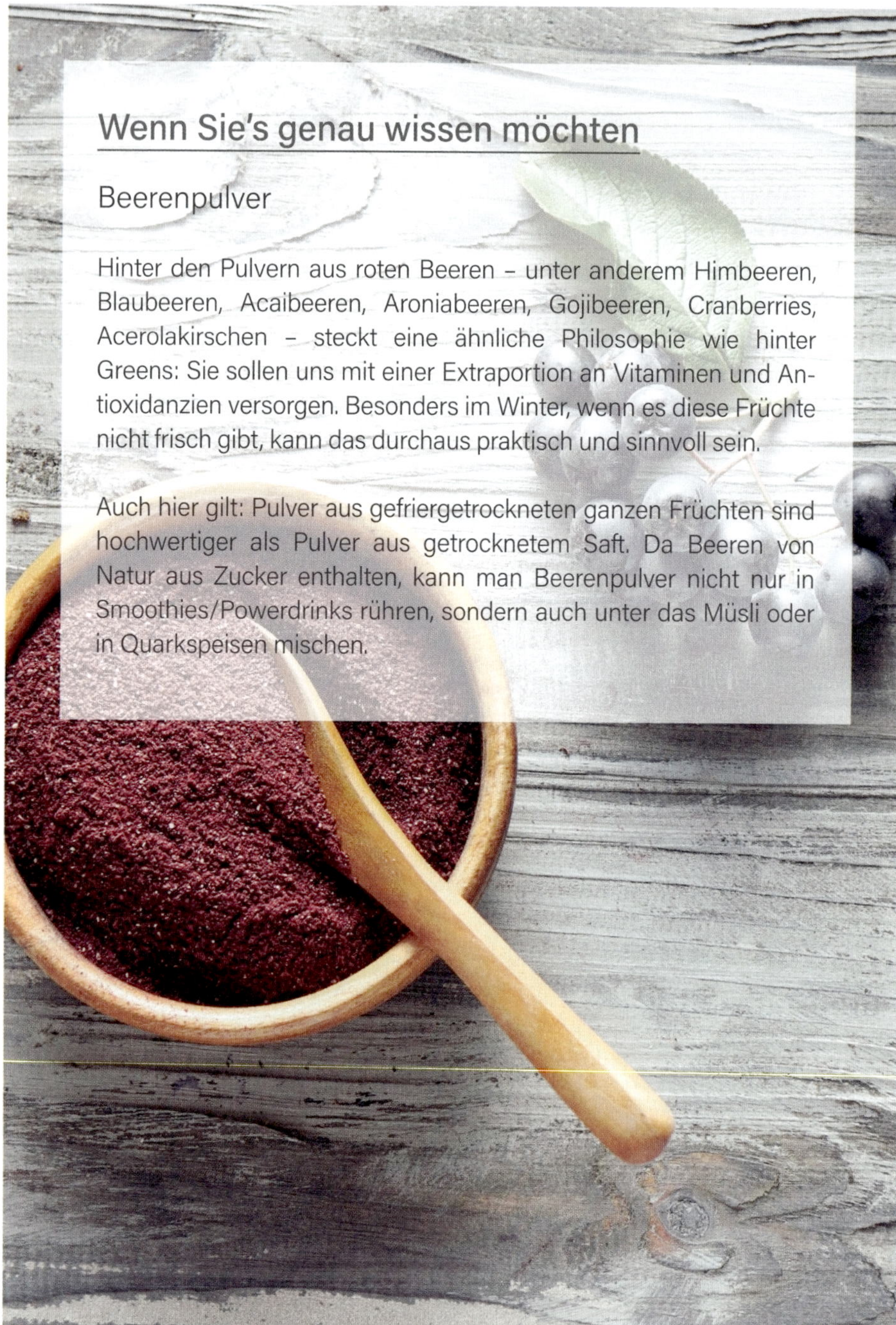

Wenn Sie's genau wissen möchten

Beerenpulver

Hinter den Pulvern aus roten Beeren – unter anderem Himbeeren, Blaubeeren, Acaibeeren, Aroniabeeren, Gojibeeren, Cranberries, Acerolakirschen – steckt eine ähnliche Philosophie wie hinter Greens: Sie sollen uns mit einer Extraportion an Vitaminen und Antioxidanzien versorgen. Besonders im Winter, wenn es diese Früchte nicht frisch gibt, kann das durchaus praktisch und sinnvoll sein.

Auch hier gilt: Pulver aus gefriergetrockneten ganzen Früchten sind hochwertiger als Pulver aus getrocknetem Saft. Da Beeren von Natur aus Zucker enthalten, kann man Beerenpulver nicht nur in Smoothies/Powerdrinks rühren, sondern auch unter das Müsli oder in Quarkspeisen mischen.

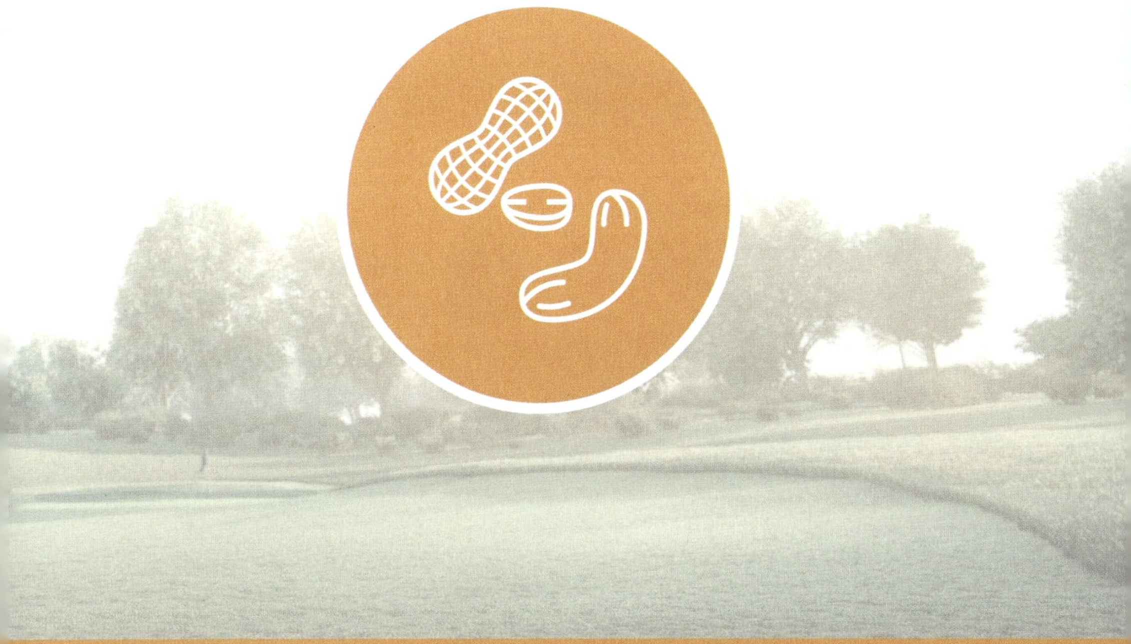

Runden-Snacks

6.8 Runden-Snacks

Nachfolgend ein paar Ideen, was Sie auf einer Golfrunde essen können, wenn Powerdrinks nicht so Ihr Ding sind, Sie sich aber trotzdem nicht auf das kommerzielle Industriefutter verlassen möchten. Mir ist dabei schon klar, dass sich wahrscheinlich niemand vor einem Golfturnier hinstellt und extra Pfannkuchen backt ... aber wenn Sie vielleicht am Samstag mit den Kids sowieso Pfannkuchen oder Muffins backen, dann probieren Sie doch einfach mal die nachfolgenden Rezepte und sichern Sie sich ein paar Stücke für das sonntägliche Turnier.

Den Nussmix können Sie gut auf Vorrat mischen, er hält sich in einer Weihnachtsdose, Schraubgläsern oder Ähnlichem eine ganze Weile. Das Gleiche gilt für die Müsliriegel. Die Energy Balls bewahre ich hingegen im Kühlschrank auf.

Und für alle, die überhaupt keine Lust auf Kochen & Backen haben: auch ein einfaches Käsebrot (aus feingemahlenem Vollkornbrot) ist ein hervorragender Runden-Snack!

Alexas Fairway-Nuss-Mix

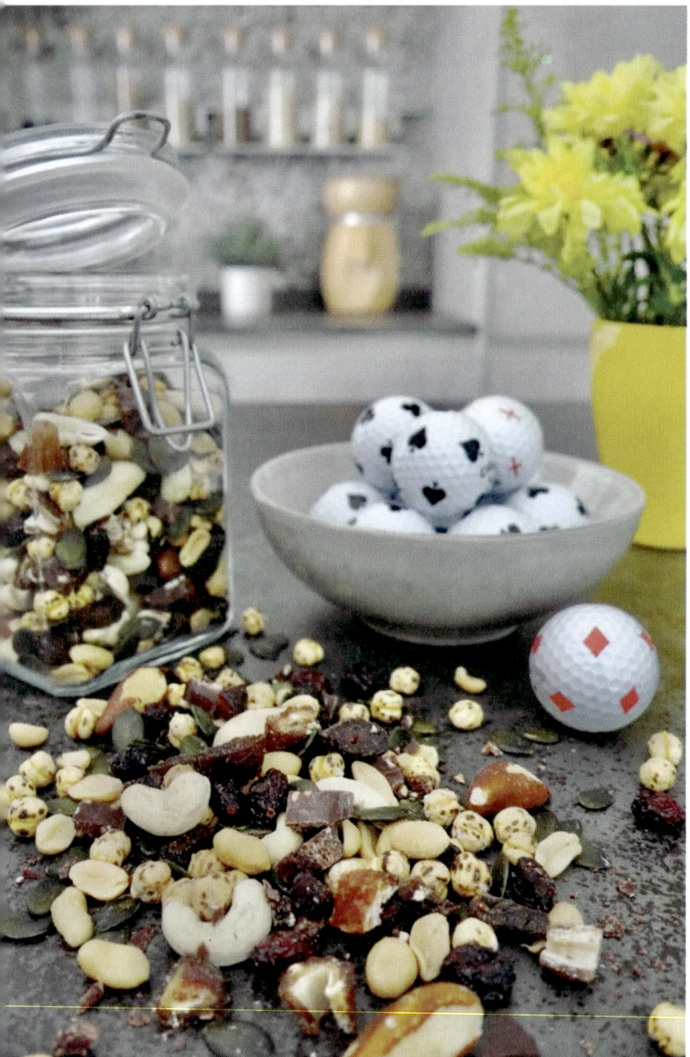

Portionen:
1o
Schwierigkeitsgrad:
einfach
Zubereitungszeit:
15 Minuten

Nährwerte pro Portion:
Kcal | 350
KJ | 1467
Eiweiß | 14 g
Fett | 23 g
Kohlenhydrate | 20 g
davon Zucker: 13 g
Ballaststoffe | 6 g

Zutaten

100 g Cashewkerne
100 g Kürbiskerne
100 g gesalzene Erdnüsse
100 g Paranüsse
100 g geröstete, gesalzene Kichererbsen
50 g getrocknete Cranberries
50 g getrocknete Aprikosen
50 g Rosinen oder Dattelstücke
50 g dunkle Schokolade mit 70 % Kakao (optional)

Zubereitung

1. Aprikosen und Dattelstücke in Stücke schneiden.
2. Schokolade mit einem großen Messer in kleinere Stücke hacken.
3. Alle Zutaten miteinander mischen und in ein luftdichtes Gefäß füllen.

Energy Balls mit Koffein

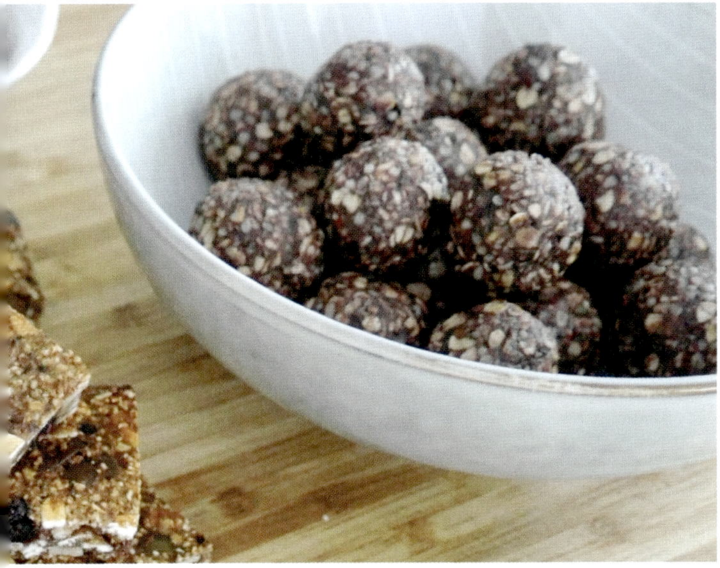

Portionen:
25 Stück
Schwierigkeitsgrad:
einfach
Zubereitungszeit:
25 Minuten

Nährwerte pro Stück:
Kcal | 56
KJ | 234
Eiweiß | 2 g
Fett | 3 g
Kohlenhydrate | 4,5 g
davon Zucker: 1,7 g
Ballaststoffe | 0,5 g

Zutaten

100 g Haferflocken
60 g geschälte Hanfsamen
2 EL koffeinhaltiges Kakaopulver mit Vanille
50 g Rosinen oder getrocknete Soft-Datteln
Eine kleine Prise Salz
50 g weißes Cashewmus
2 EL flüssiges Kokosöl
2 EL Wasser

Zubereitung

1. Rosinen/Datteln fein hacken.
2. Alle trockenen Zutaten in einer Schüssel gut miteinander vermischen.
3. Cashewmus, Kokosöl und Wasser zugeben und alles mit einem Löffel zu einer krümeligen Masse verarbeiten.
4. Mit einem Teelöffel 25 Portionen abstechen und diese mit öligen Händen zu kleinen Bällchen formen. Energy Balls im Kühlschrank fest werden lassen.

Selbstgemachte Müsli-Fruchtriegel

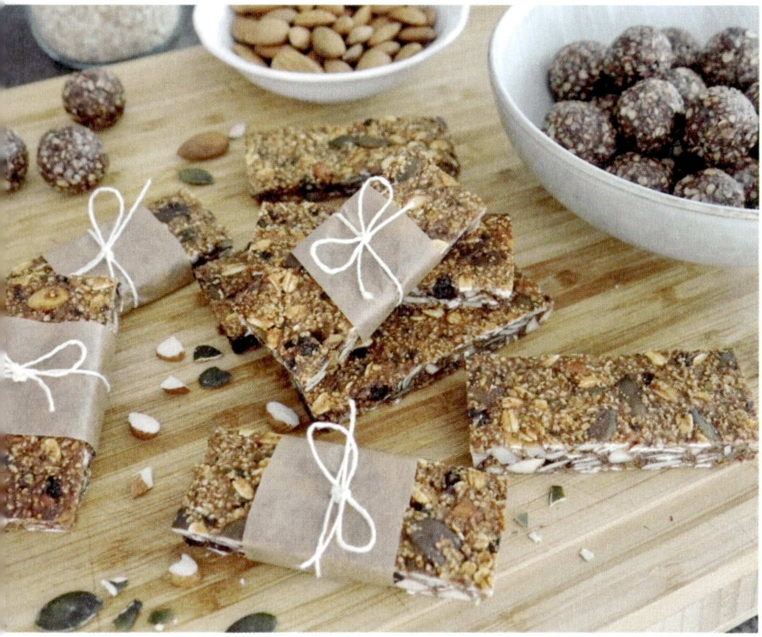

Portionen:
15
Schwierigkeitsgrad:
einfach
Zubereitungszeit:
25 Minuten
+ Backzeit

Nährwerte pro Stück:
Kcal | 125
KJ | 523
Eiweiß | 4 g
Fett | 4 g
Kohlenhydrate | 15 g
davon Zucker: 6 g
Ballaststoffe | 3 g

Zutaten

1 Apfel
1 Banane
100 g getrocknete Softpflaumen
50 g gehackte Mandeln
50 g gepoppter Amaranth, ungesüßt
50 g Kürbiskerne
50 g getrocknete Aroniabeeren
75 g Haferflocken
75 g Hafervollkornmehl
(oder anderes Vollkornmehl)
½ TL Zimt
1 Prise Salz

Zubereitung

1. Den Backofen auf 180 Grad Celsius Umluft vorheizen.
2. Apfel schälen, vierteln, entkernen.
3. Banane schälen.
4. Apfel, Banane und Pflaumen pürieren.
5. Alle restlichen Zutaten in eine Schüssel geben und mischen.
6. Die Fruchtmasse unterrühren.
7. Die Masse gut einen Zentimeter dick auf ein mit Backpapier belegtes Backblech streichen (ergibt etwa ein halbes Blech voll) und 25-30 Minuten lang backen.
8. Auskühlen lassen und anschließend mit einem scharfen Brotmesser in Riegel schneiden.

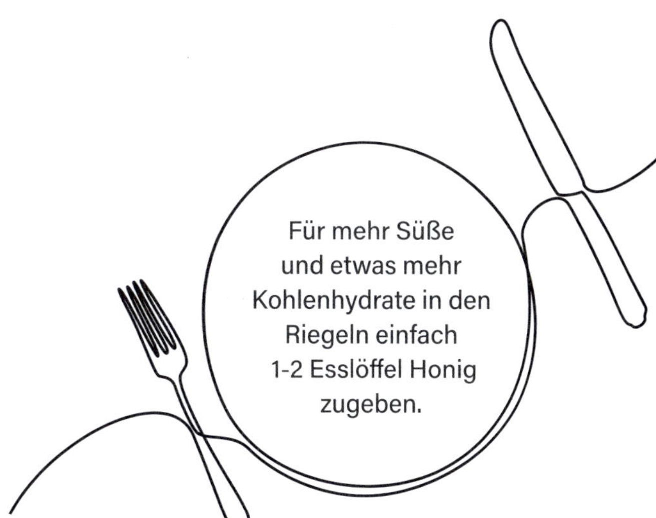
Für mehr Süße
und etwas mehr
Kohlenhydrate in den
Riegeln einfach
1-2 Esslöffel Honig
zugeben.

Bananen-Kokos-Muffins

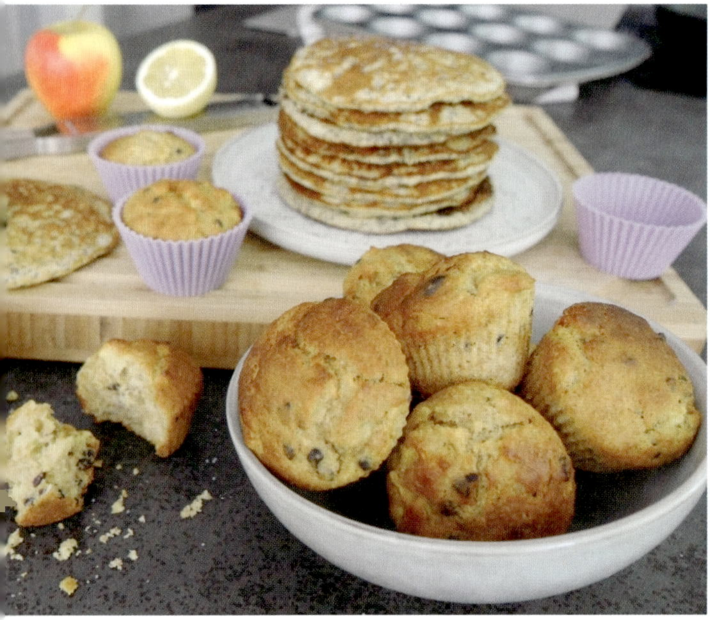

Portionen:
12
Schwierigkeitsgrad:
einfach
Zubereitungszeit:
20 Minuten
+ Backzeit

Nährwerte pro Portion:
Kcal | 181
KJ | 744
Eiweiß | 4 g
Fett | 9 g
Kohlenhydrate | 20 g
davon Zucker: 9 g
Ballaststoffe | 2 g

Zutaten

125 g Vollkornmehl
75 g helles Mehl
60 g Rohrohrzucker
2 gehäufte EL Kokosflocken
2 TL Backpulver
½ TL Natron
1 Prise Salz

3 EL Kakaonibs
1 Banane
1 Apfel
125 g Naturjoghurt
60 ml Rapsöl
Saft einer Zitrone
2 Eier

Zubereitung

1. Mehl, Zucker, Kokosflocken, Backpulver, Natron, Salz und Kakaonibs in einer großen Schüssel mischen.
2. In einer zweiten Schüssel eine Banane zerdrücken und mit Joghurt, Öl, Zitronensaft und Eiern zu einem Brei verrühren.
3. Den Backofen auf 180 Grad Celsius vorheizen.
4. Ein Muffinblech einfetten oder mit Förmchen auslegen.
5. Den Apfel schälen, vierteln, Kerngehäuse entfernen und das Fruchtfleisch in kleine Würfel schneiden.
6. Apfelstücke unter die Mehlmischung heben.
7. Die Bananenmischung auf die Mehlmischung geben und das Ganze mit einem Kochlöffel miteinander vermengen. Zügig arbeiten und nicht zu lange rühren.
8. Die Muffinförmchen zu zwei Dritteln mit dem Teig füllen.
9. 20-25 Minuten lang backen.

Hafer-Pancakes mit Mohn

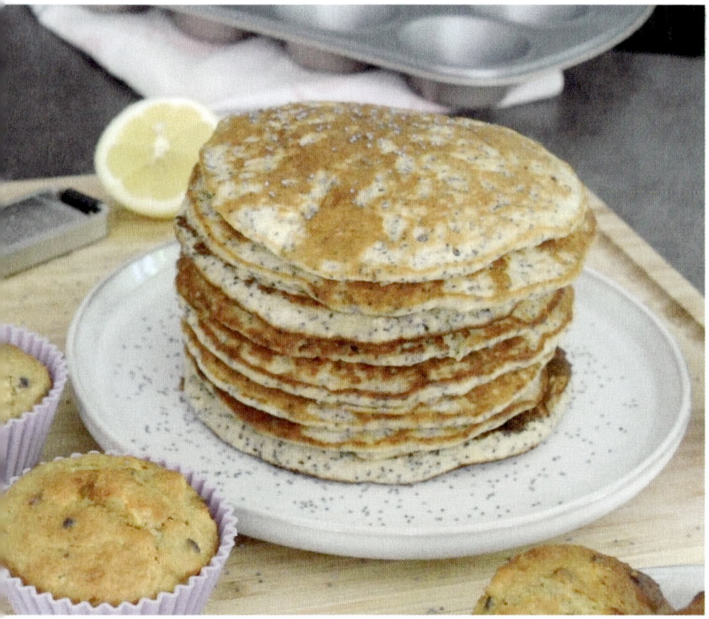

Portionen:
10
Schwierigkeitsgrad:
mittel
Zubereitungszeit:
15 Minuten
+ Ausbackzeit

Nährwerte pro Portion:
Kcal | 194
KJ | 811
Eiweiß | 6 g
Fett | 8 g
Kohlenhydrate | 20 g
davon Zucker: 4,5 g
Ballaststoffe | 3 g

Zutaten

2 Eier
125 g Feinblatt-Haferflocken
125 g Dinkelmehl Type 1050
60 g Ahornsirup
300 ml Haferdrink mit Kalzium
2 TL Backpulver
2 EL Mohn
2 EL Hanfsamen
1 Vanilleschote
1 Bio-Zitrone
1 Prise Salz
3 EL Kokosöl zum Ausbacken

Zubereitung

1. Vanilleschote längs halbieren und das Mark mit einem Messerrücken herauskratzen.

2. Zitrone waschen und die Schale abreiben.

3. Eier trennen.

4. Eigelb mit Haferflocken, Mehl, Hafermilch, Ahornsirup, Backpulver, Mohn, Hanfsamen, Vanillemark und Zitronenabrieb zu einem Teig verrühren.

5. Den Teig einige Minuten stehen lassen, damit die Haferflocken und das Mehl quellen können.

6. Eiweiße mit dem Salz steif schlagen und den Eischnee vorsichtig unter den Teig heben.

7. Öl in einer kleinen, beschichteten Pfanne erhitzen und nacheinander 10 kleine Pfannkuchen ausbacken.

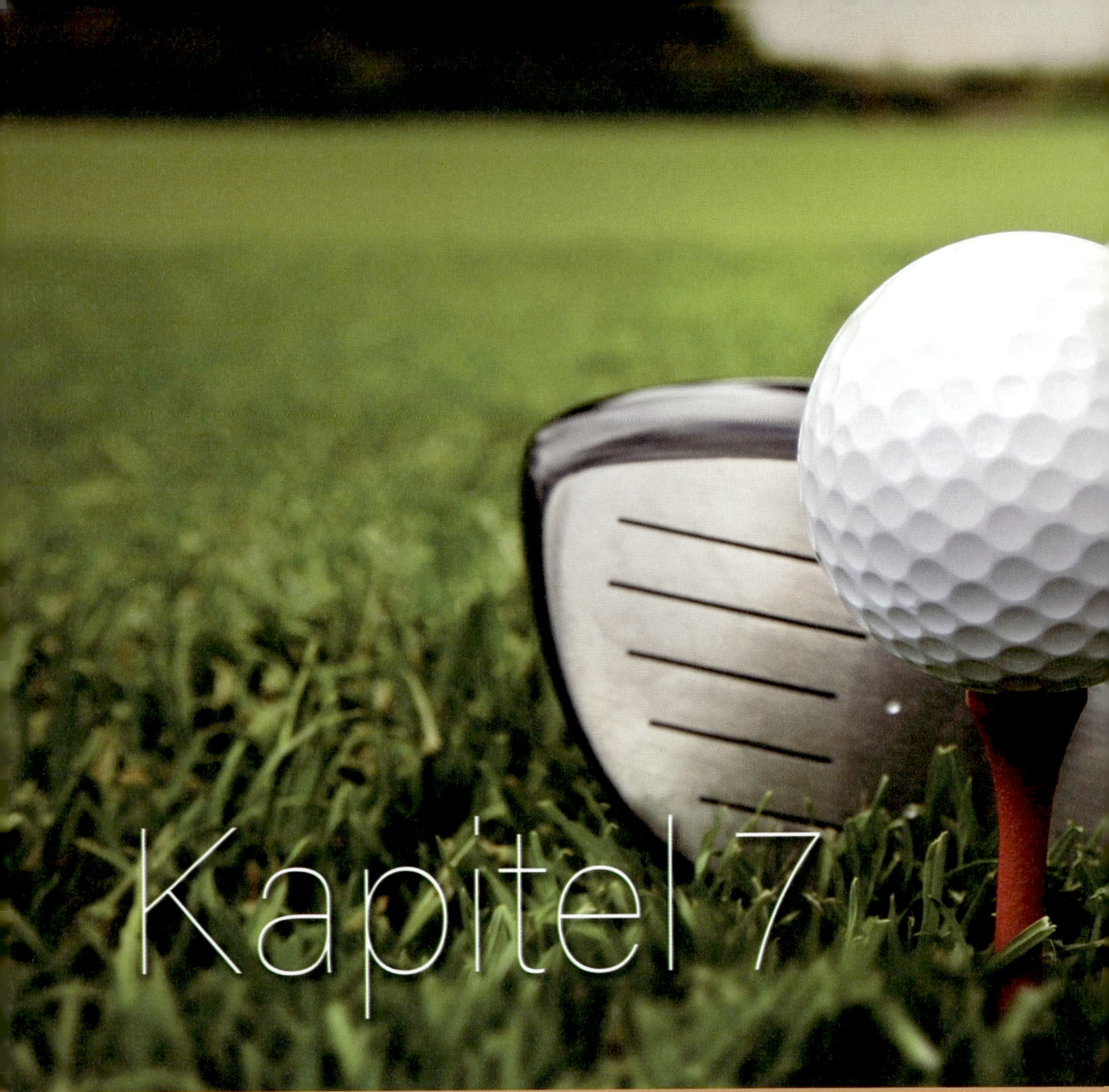

Kapitel 7

Die 10 ultimativen Ernährungs-Quick-Tipps für Golfer

★ Sie sind vor dem ersten Abschlag sehr nervös, die Nerven flattern, die Hände zittern.

Helfen Sie Ihrem Gehirn, mehr Serotonin und Gamma-Aminobuttersäure (GABA) zu bilden. Diese beiden Neurotransmitter wirken entspannend und beruhigend, sind sozusagen körpereigene Anti-Stress-Mittel. Der Ausgangsstoff für die Bildung von Serotonin ist die Aminosäure Tryptophan. Ist genug Serotonin vorhanden, wird wiederum die Bildung von GABA angeregt. Essen Sie deshalb in den Tagen und am Morgen vor dem Wettkampf vermehrt tryptophanreiche Lebens-

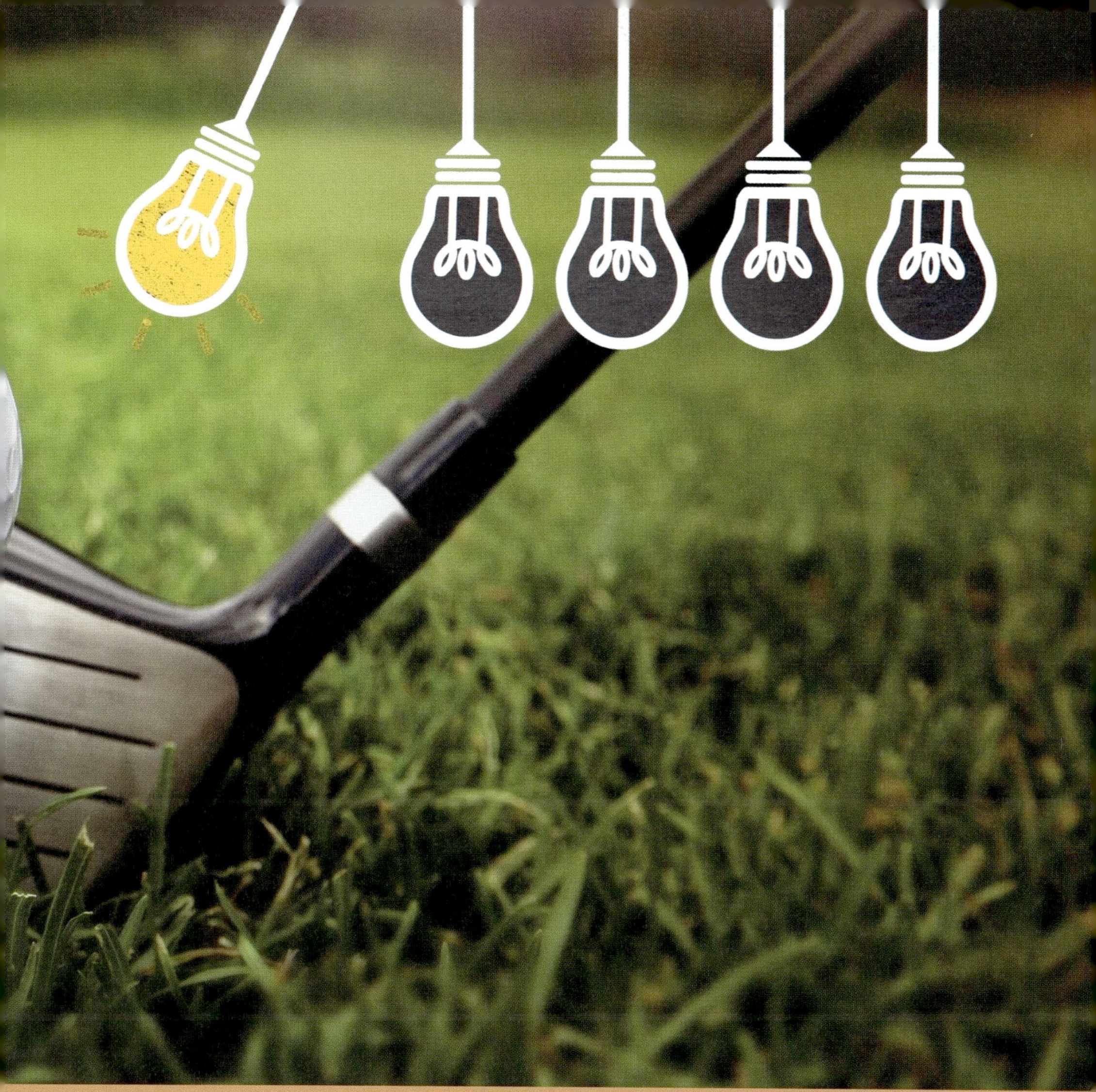

mittel wie Lachs, Makrele, Heilbutt, Forelle, Pute, Eier, Edamer, Brie, Quark, Erdnüsse, Cashews, dunkle Schokolade. Kombinieren Sie diese Lebensmittel mit Reis, Brot, Getreideflocken, Nudeln oder Kartoffeln. Denn Kohlenhydrate erhöhen die Aufnahme von Tryptophan ins Gehirn. Halten Sie sich vor dem Start mit Kaffee zurück und trinken Sie stattdessen magnesiumreiches Mineralwasser. Mögliche Nahrungsergänzung: CBD-Hanföl-Extrakt.

★ Sie starten in eine richtig frühe Early-Bird-Runde, können aber so früh morgens noch nichts essen.

Vermeiden Sie es, nüchtern zu starten. Sport in nüchternem Zustand bedeutet Stress für unseren Körper. Und Stresshormone sind keine guten Partner beim Golf. Mixen Sie sich deshalb einen flüssigen Powerdrink aus Haferflocken, Banane, Hafermilch und Nussmus, den Sie auf dem Weg zum Golfplatz und auch noch auf den ersten Löchern in kleinen Schlucken zu sich nehmen können (Rezepte ab Seite 281). So werden Ihre Muskeln und auch Ihr Gehirn mit ausreichend Glukose versorgt, um bereits am frühen Morgen leistungsfähig zu sein – ohne dass Sie viel kauen oder eine richtige Mahlzeit zu sich nehmen müssen. Packen Sie außerdem eine gute Rundenverpflegung ein, damit Sie während des Spiels keinen Hunger bekommen.

★ Sie kommen vor dem Spiel nur schwer in die Gänge.

Stellen Sie Ihrem Körper die Bausteine zu Verfügung, die er für die Bildung von aufmerksamkeitssteigernden Neurotransmittern braucht – allen voran Noradrenalin. Noradrenalin wird aus den Aminosäuren Phenylalanin bzw. Tyrosin gebildet. Diese finden sich in Milchprodukten, Käse, Hühnchen, Rindfleisch, Fisch, Soja, Walnüssen und Kürbiskernen. Bevorzugen Sie vor dem Spiel deshalb leicht verdauliche, eiweißhaltige Kost (Joghurt, Quark, Soja-Skyr, Huhn, Fisch) in Kombination mit ballaststoffarmen, komplexen Kohlenhydraten (Schmelzflocken, Reis, Kartoffelbrei). Auf diese Weise belasten Sie Ihr Verdauungssystem nicht unnötig. Sorgen Sie außerdem für eine ausreichende Zufuhr an Koffein in Form von Kaffee oder schwarzem/grünem Tee. Essen Sie direkt vor dem Start keine stark gezuckerten Lebensmittel, denn der Kick, den Sie dadurch im ersten Moment spüren, kann zu einer reaktiven Unterzuckerung führen, die Sie noch mehr lähmt. Mögliche Nahrungsergänzung: Koffein-Gele oder Koffein-Kaugummis.

★ Ihr Schwung fühlt sich nicht rhythmisch an, die Bewegungen sind nicht richtig rund.

Achten Sie auf eine ausreichende Kalzium- und Magnesiumaufnahme. Diese beiden Mineralstoffe sind die Impulsgeber für unseren Muskelapparat und das Nervensystem. Kalzium bekommen Sie über Milchprodukte, mit Kalzium angereicherte Pflanzendrinks sowie kalziumreiches Mineralwasser. Magnesium über Vollkornmehle, Haferflocken, Sojabohnen, Paranüsse und magnesiumreiches Mineralwasser. Kontrollieren Sie außerdem Ihre Eiweißzufuhr. Führen Sie einige Tage ein Ernährungstagebuch und schauen Sie, ob Sie auf 1,2 Gramm Eiweiß pro Kilogramm

Körpergewicht kommen. Denn nur mit einer ausreichend hohen Eiweißzufuhr halten Sie Ihre Muskelmasse stabil sowie die Neurotransmitterproduktion aufrecht. Mögliche Nahrungsergänzung: Magnesium, Kalzium.

★ Wenn's nicht läuft, werden Sie unleidlich, schlecht gelaunt und schimpfen innerlich ständig mit sich selbst.

Ihnen fehlt Dopamin. Denn Dopamin sorgt für positive Gefühlserlebnisse. Es ist derjenige Neurotransmitter, der Stimmung und Selbstbewusstsein steigen lässt und die allgemeine Motivation fördert. Dopamin ist extrem hilfreich für ein ausgeglichenes Gemüt auf dem Golfplatz und wird (wie auch Noradrenalin, s. o.) aus den Aminosäuren Tyrosin und/oder Phenylalanin gebildet. Essen Sie deshalb am Vorabend ein Rindergeschnetzeltes mit Erbsen und Dinkelnudeln. Frühstücken Sie Quark mit Haferflocken und Beeren. Oder Dinkelbrot mit Frischkäse und Lachs. Essen Sie zwischendrin Walnüsse, Erdnüsse, Kürbiskerne und ggf. ein paar Käsewürfel. Und: Atmen Sie beim Gehen ganz bewusst tief und gleichmäßig ein und aus. Mögliche Nahrungsergänzung: Vitamin D.

★ Ihre Muskulatur fühlt sich versteift und ungeschmeidig an. Mitunter plagen Sie auch Gelenkschmerzen.

Sie sind möglicherweise übersäuert. Versuchen Sie, den Anteil tierischer Lebensmittel in Ihrem Speiseplan zu reduzieren. Essen Sie vor allem weniger Schweinefleisch. Erhöhen Sie stattdessen den Gemüseanteil und den Anteil basisch wirkender Lebensmittel: Salat, Sprossen, Kräuter, Kartoffeln, Hirse, Quinoa, Nüsse, Mandeln etc. (siehe Seite 131/132). Eine zu hohe Säurelast, verbunden mit einem hohen Anteil an entzündungsfördernden Nahrungsbestandteilen aus Schweinefleisch, fördert Gelenkbeschwerden und Muskelverspannungen. Dem können Sie mit pflanzenbasierter, basischer Kost entgegenwirken. Mögliche Nahrungsergänzung: Vitamin D, Natron, Omega-3-Öl.

★ Ihnen geht in sehr zügig spielenden Flights die Puste aus. Sie treffen die Bälle unsauber, weil Sie vor den Schlägen noch vom Laufen außer Atem sind.

Abgesehen davon, dass Sie unter Umständen an Ihrer Kondition arbeiten sollten: Lassen Sie Ihren Eisenstatus checken. Eine Unterversorgung mit Eisen führt dazu, dass das Blut nicht ausreichend Sauerstoff binden kann. Rotes Fleisch, Amaranth, Hirse, Haferflocken und Kürbiskerne liefern Eisen auf natürliche Weise. Kombinieren Sie dazu dunkelgrünes Gemüse, um die Folsäureaufnahme zu erhöhen.

Folsäure wird für die Bildung der roten Blutkörperchen gebraucht. Wenn Sie Ihre Ausdauer für einen besonderen Wettkampf erhöhen möchten, trinken Sie eine Woche vorher täglich einen halben Liter Rote-Beete-Saft (oder Shots) mit 300-500 Milligramm Nitrat. Mögliche Nahrungsergänzung: Eisen, Folsäure, Nitrat.

★ Ab Loch 12 knickt Ihre Konzentration ein, Sie verschlagen deutlich mehr Bälle als am Anfang der Runde.

Sorgen Sie für ein cleveres Verpflegungsmanagement im Vorfeld. Nüsse, gemischt mit Trockenfrüchten, eine Banane und Fruchtriegel sollten Sie immer in Ihrem Bag haben. Gewöhnen Sie sich außerdem an, vor jedem Abschlag einen kräftigen Schluck zu trinken. Denn nur gut hydrierte (Gehirn-)Zellen können Informationen rasch und fehlerfrei verarbeiten. Wenn Sie ausschließlich Wasser trinken, dann sollten Sie zusätzlich etwa 30 Gramm Kohlenhydrate (entspricht z. B. einer Banane) pro Stunde zu sich nehmen. Falls Sie auf der Runde lieber nichts essen möchten, dann sollten Sie Ihr Getränk mit etwas Zucker anreichern: mischen Sie Mineralwasser mit Apfelsaft, Traubensaft oder Fassbrause (Mischungsverhältnisse s. Seite XY). Mögliche Nahrungsergänzung: Koffein.

★ Am letzten Loch geht es für Sie um alles, aber Kräfte und Konzentration lassen spürbar nach.

Vergessen Sie alle gesunden Ernährungsratschläge. Jetzt helfen Ihnen nur zwei Dinge: Koffein und (Trauben-)Zucker. Nehmen Sie einen Koffein-Kaugummi – über die Schleimhäute gelangt das Koffein am schnellsten ins Blut. Essen Sie einen Fruchtriegel, Traubenzucker, Gummibärchen oder lutschen Sie Bonbons. Oder trinken Sie direkt 200 Milliliter Cola oder Apfelsaft pur. 10-20 Gramm Glukose werden jetzt ad hoc gebraucht. Versuchen Sie, vor dem letzten Abschlag etwas Zeit zu schinden, um sowohl dem Koffein als auch dem Zucker Zeit zu geben im Blut bzw. im Gehirn anzukommen. Koffein aus Kaugummis braucht etwa fünf Minuten, bis es im Blut ist. Traubenzucker ein paar Minuten länger. Idealerweise „dopen" Sie sich auf diese Weise also schon an Loch 17.

★ Sie spielen ein großes Turnier über mehrere Tage – müssen also in weniger als 24 Stunden fit für die nächste Runde sein.

Nach dem Spiel ist für Sie jetzt quasi direkt wieder vor dem Spiel. Was Sie in dieser Situation vorrangig brauchen, ist:

- Eiweiß zur Regeneration und Reparatur der Muskelfasern,
- Kohlenhydrate zur Wiederauffüllung der Glykogenspeicher,
- Kalium zur Bildung von Muskelglykogen sowie
- Omega-3-Fettsäuren und Polyphenole zur Entzündungshemmung und allgemeinen Regeneration.

Ein alkoholfreies Hefeweizenbier nach der Runde ist hier ideal (Polyphenole und Kalium). Essen Sie Lachs (Eiweiß & Omega-3-Fettsäuren) mit Kartoffeln (Kohlenhydrate und Kalium) und frischem Gemüse (Polyphenole). Trinken Sie ausreichend hydrogencarbonatreiches Mineralwasser und verwenden Sie ruhig etwas mehr Salz (Natrium) als normalerweise. Mögliche Nahrungsergänzung: Omega-3-Öl.

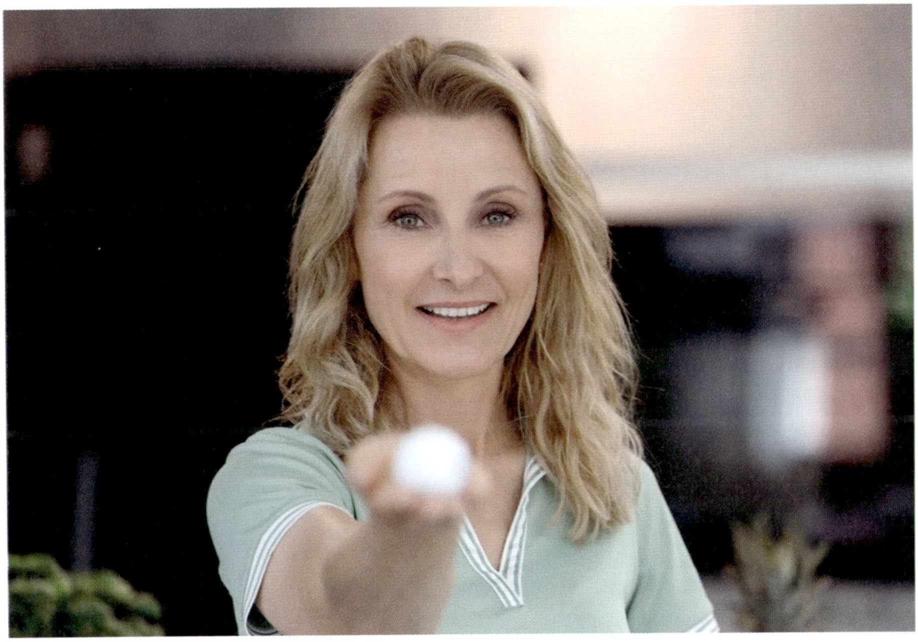

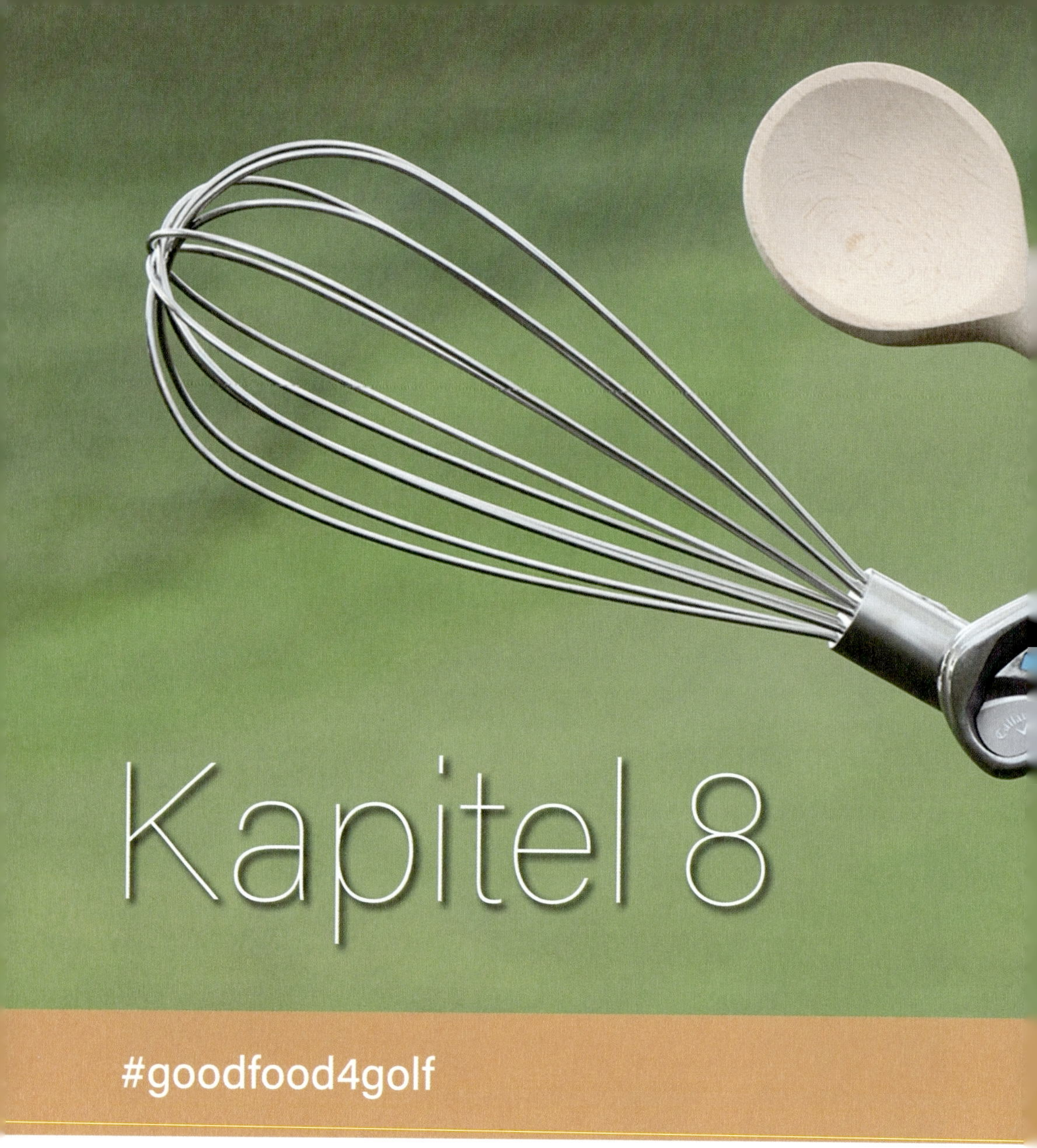

Kapitel 8

#goodfood4golf

Hätten Sie gedacht, dass das Thema „Ernährung im Golfsport" so viel hergibt? Wahrscheinlich nicht, oder? Die Ernährungswissenschaft ist eine faszinierende Sache. Aber die Stoffwechselvorgänge in unserem Körper zu verstehen, kann auch ziemlich mühsam sein. Denn das Ganze ist manchmal schon ein bisschen tricky – um nicht zu sagen: kompliziert –, weil so viele Dinge ineinandergreifen und sich gegenseitig beeinflussen. Und so hoffe ich sehr, dass ich mit diesem Buch Ihre Neugierde befriedigen konnte, ohne Sie dabei zu überfordern.

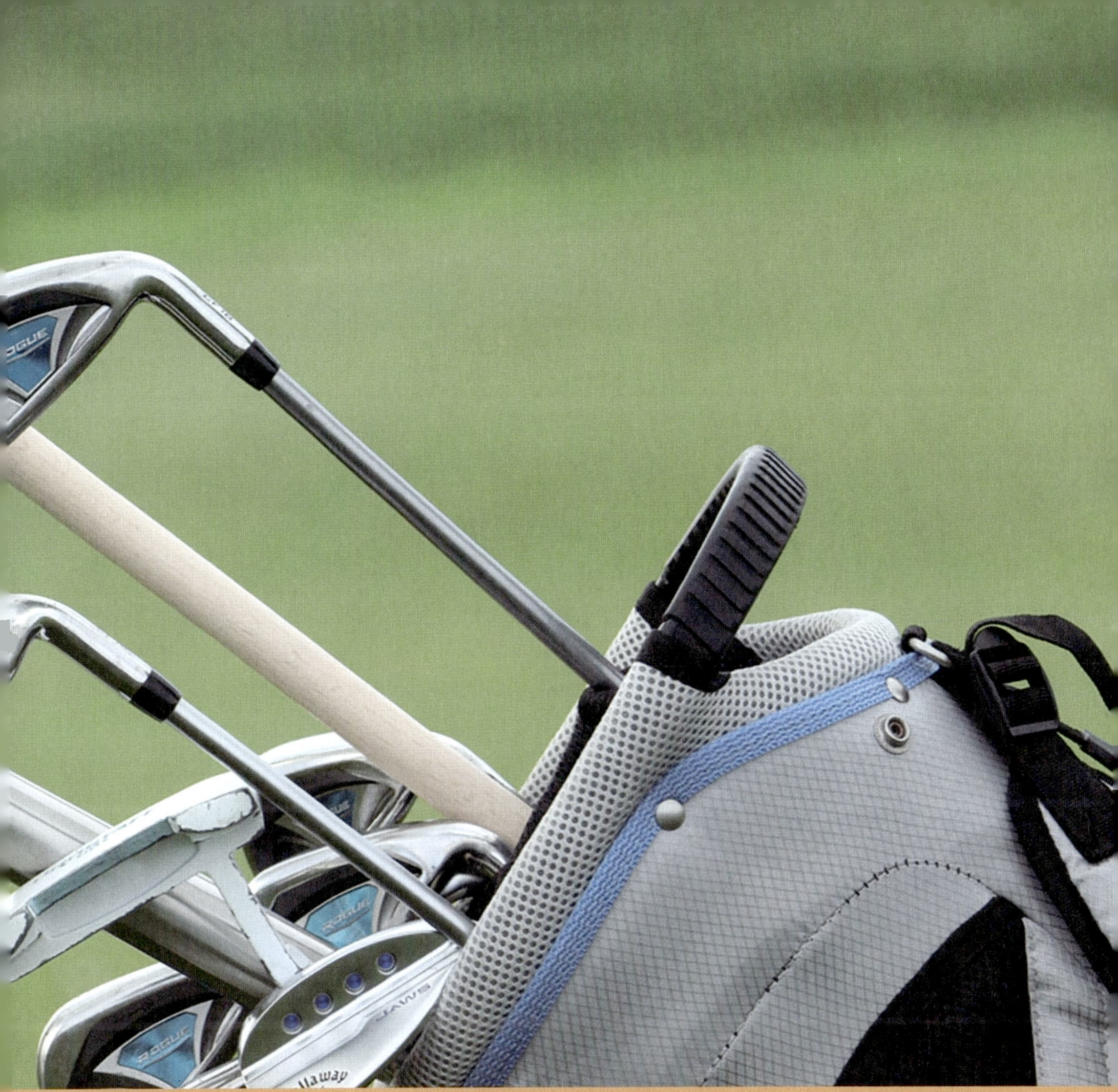

Ich persönlich finde auch nach all den Jahren, die ich jetzt schon auf diesem Gebiet arbeite, den Gedanken extrem spannend, dass man seine eigene Gesundheit und sportliche Performance über das beeinflussen kann, was man sich in den Mund steckt. Aber bin ich mir auch sehr bewusst, dass Essen etwas ist, das uns Freude und Genuss bereiten möchte. Und dass man seine Mahlzeiten nicht immer nur mit dem Gedanken der „Optimierung" angehen sollte.

Natürlich sind Leistungsathleten gut beraten, wenn sie ihre Ernährung möglichst optimal auf ihre Trainingsziele abstimmen. Und ich glaube auch, dass diese Erkenntnis insbesondere im Golfsport noch immer zu wenig in den Köpfen der Professionals angekommen ist (Profisportler anderer Disziplinen sind da schon viel weiter). Aber für uns „normale" Golferinnen und Golfer kommt es natürlich nicht auf das letzte Gramm Eiweiß oder Kohlenhydrate an.

Insofern möchte ich Sie an dieser Stelle ermuntern, Ihr frisch erworbenes theoretisches Ernährungswissen einfach mal vorbehaltlos auszuprobieren – sei es bei der Verpflegung auf der Runde, beim Frühstück vor der Runde, der Halfway-Verpflegung oder während der Regenerationszeit nach der Runde.

Variieren Sie Ihr Essen, horchen Sie in sich hinein und beobachten Sie Ihre Leistung: Was bekommt Ihnen gut? Was hält Sie ausreichend satt, ohne zu belasten? Was verschafft Ihnen mehr Kraft oder vielleicht auch mehr Ausdauer? Womit halten Sie die Konzentration aufrecht? Was dämpft Ihre Nervosität?

Ich versichere Ihnen: Solche kleinen Selbstversuche machen Spaß und sind wirklich aufschlussreich. Denn Ernährung ist und bleibt eine sehr persönliche und individuelle Angelegenheit. Was Ihrem Flightpartner hilft, muss Ihnen noch lange nicht helfen. Und umgekehrt.

Auch in Fachkreisen sprechen wir deshalb immer mehr von *personalisierter Ernährung*. Natürlich funktionieren die physiologischen Stoffwechselvorgänge, die ich Ihnen in diesem Buch nahegebracht habe, bei allen Menschen gleich. Wie ausgeprägt die Effekte jedoch sind, hängt immer mit unserem ganz individuellen genetischen Bauplan sowie der Zusammensetzung unserer ebenfalls ganz individuellen Darmflora zusammen.

Deshalb freue ich mich, wenn Sie mir von Ihren persönlichen Erfahrungen berichten. Schreiben Sie mir gerne eine E-Mail (alexa@goodfood4golf.de), ob es mit einem Powerdrink an den hinteren Löchern besser läuft. Oder ob Sie einen Unterschied merken, wenn Sie morgens mit einem guten Frühstück im Bauch starten. Und selbst wenn Sie nicht genau sagen können, ob sich Ihr Golfspiel durch bestimmte „Ernährungskniffe" verbessert – wenn das Ganze dazu führt, dass Sie sich insgesamt fitter fühlen und dadurch die Zeit auf dem Golfplatz noch mehr genießen können, dann würde ich sagen: Die Lektüre dieses Buchs hat sich gelohnt und #goodfood4golf hat Potenzial.

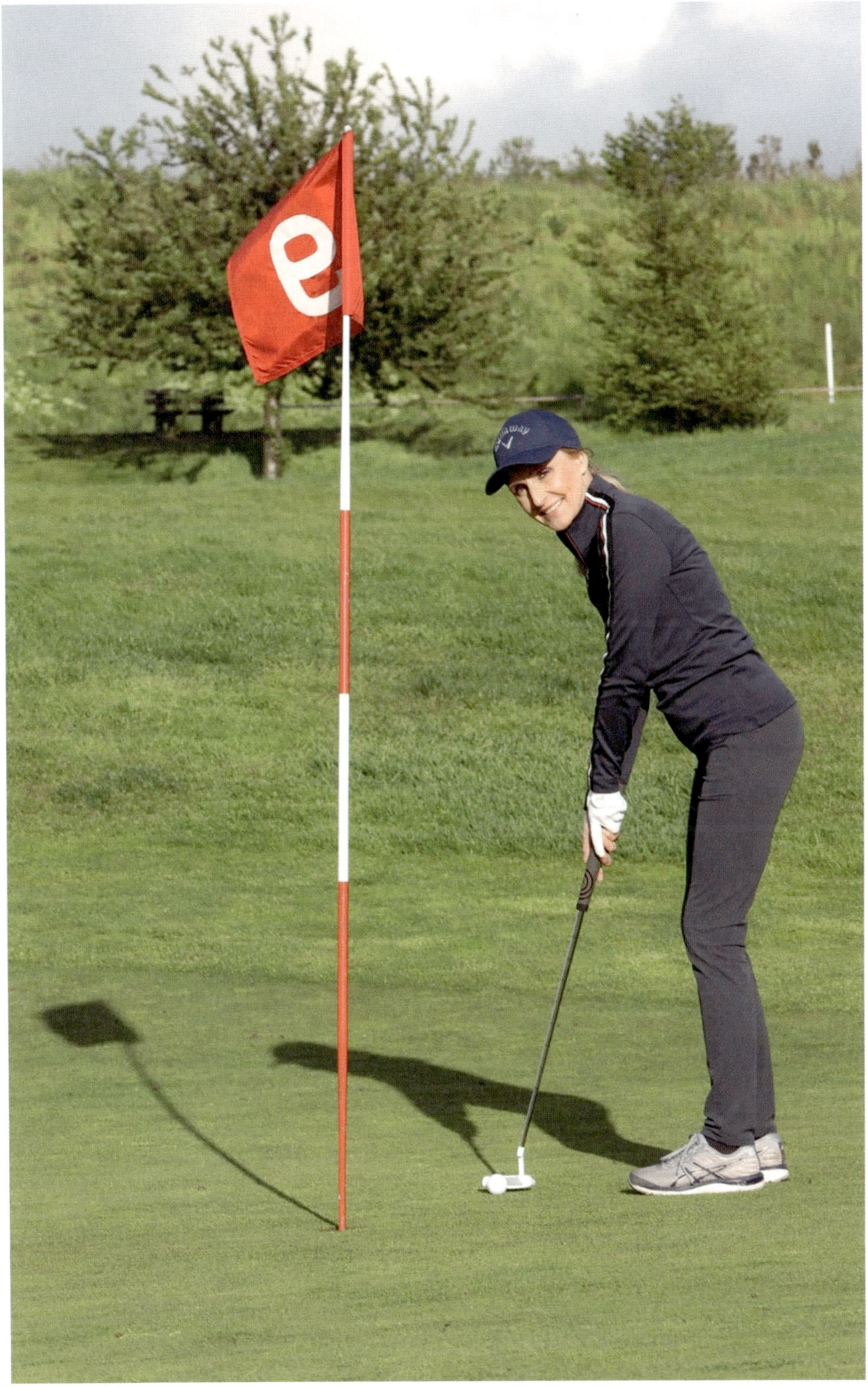

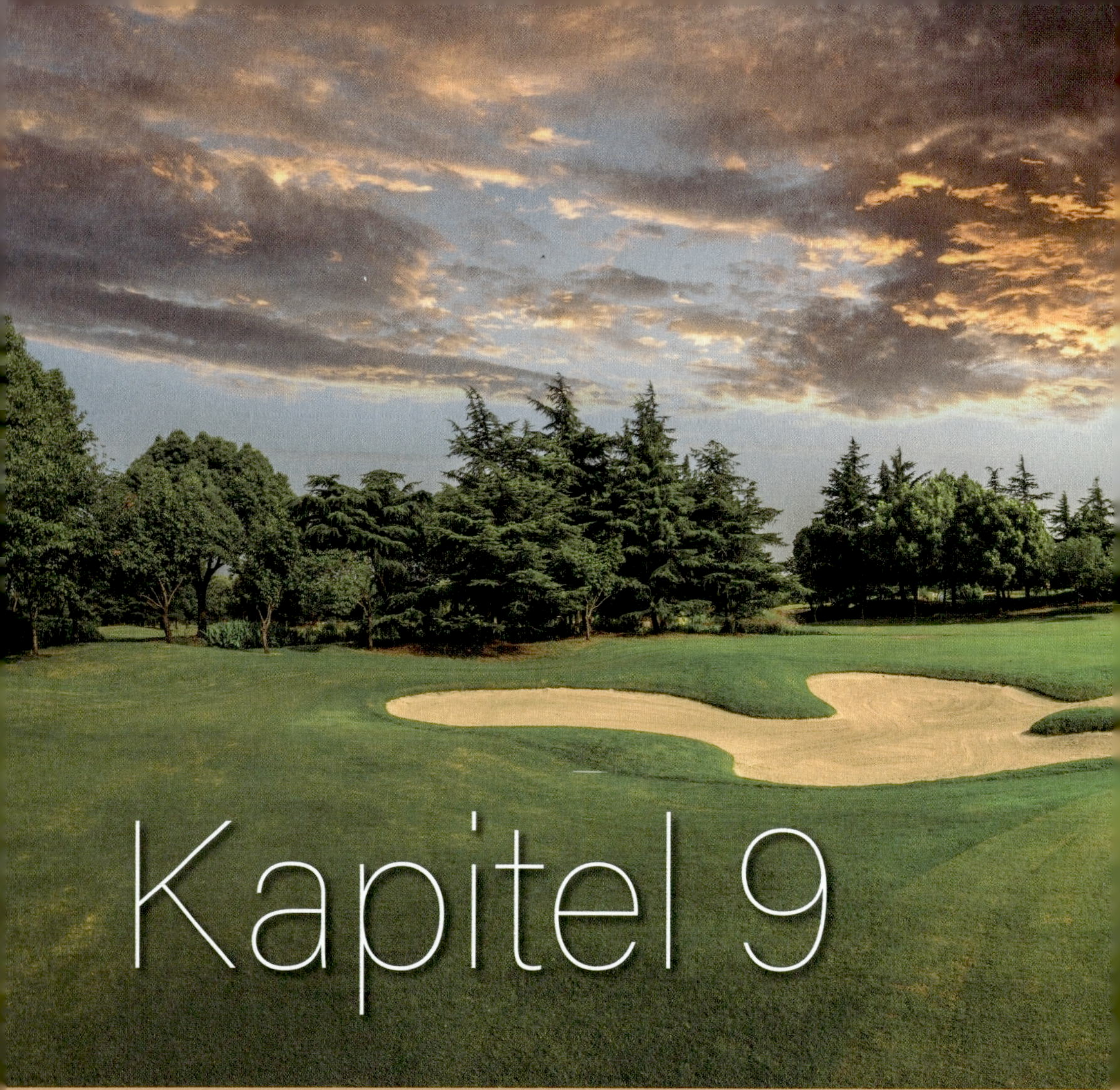

Kapitel 9

Danke!

Zum Schluss möchte ich mich bei einigen Menschen bedanken, die meinen Weg als Golferin sowie die Entstehung dieses Buchs beeinflusst und begleitet haben. An allererster Stelle steht hier mein Mann Jan Rasmus. Ohne ihn wäre ich niemals zum Golfsport gekommen. Und so sehr ich mich am Anfang auch dagegen gewehrt habe und er mir immer wieder gut zureden musste, bereue ich heute zutiefst, dass ich nicht schon viele Jahre eher auf ihn gehört und mit dem Golfspielen angefangen habe … Lieber Jan, das Geld für meinen Platzreifekurs war die beste Idee und Investition ever – tausend Dank!

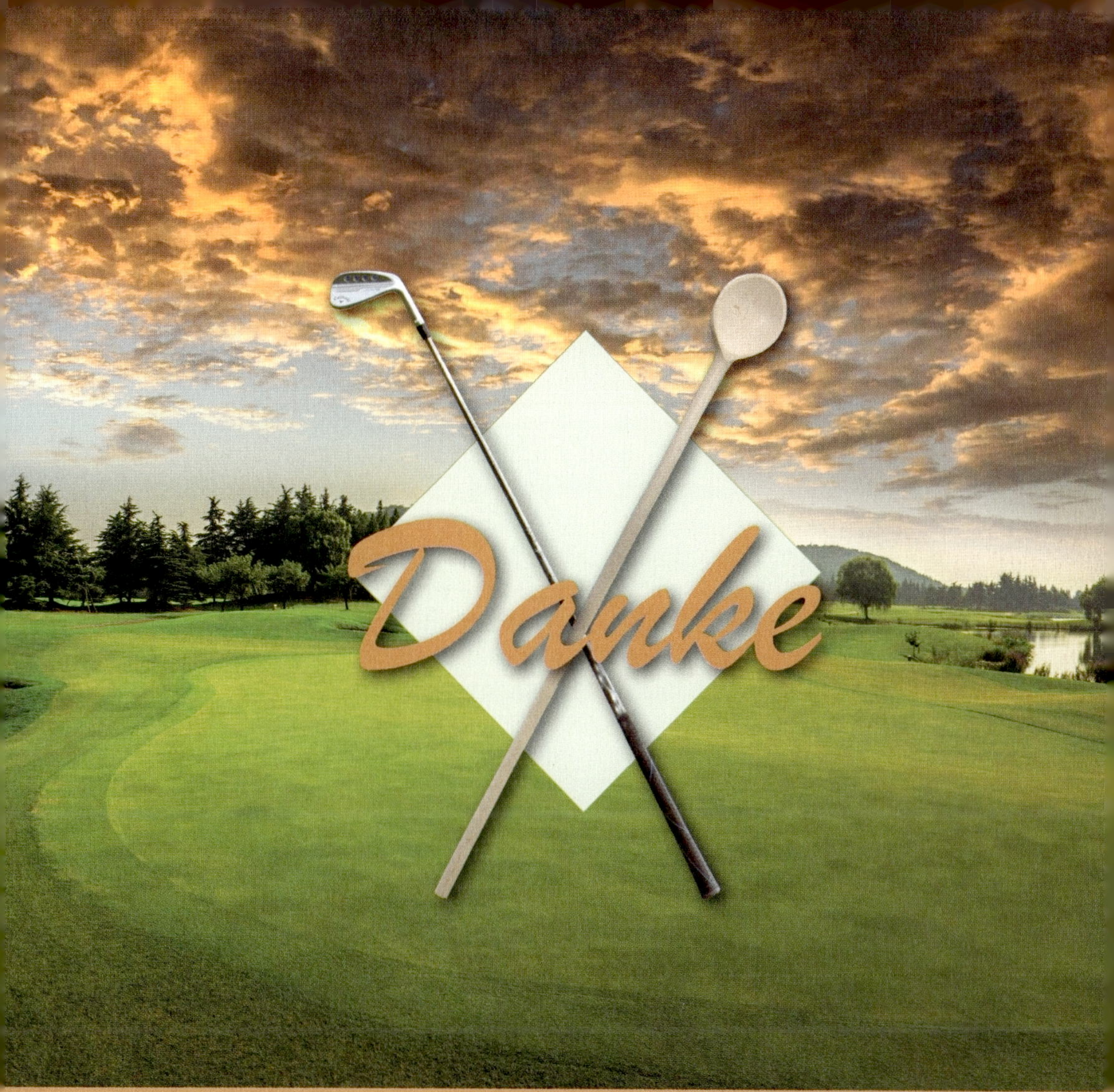

Ein großes Dankeschön gebührt auch meinem Trainer Stefan Geiger (Instagram® @geiger.golf). Er hat mir gezeigt und mich gelehrt, „what golf is all about". Ohne ihn wäre ich golferisch niemals da, wo ich heute bin. Und seine Einladung, mit den Jugendlichen im Kölner Golfclub einen Workshop über Ernährung abzuhalten, hat mich letztlich auf die Idee für dieses Buch gebracht.

Sehr dankbar bin ich zudem Robert Meyer und dem Team des Meyer & Meyer Verlages, die den Mut hatten, ein Buch, das auf eine sehr spitze Zielgruppe ausgerichtet ist, zu verlegen. Nach Angaben des Statistikportals statista.com lag die

Anzahl der registrierten Golfspieler 2019/2020 in der DACH-Region bei rund 835.000 Personen. Ich hoffe sehr, dass sich darunter genügend Interessenten für dieses Buch finden.

Auch den aktuellen und ehemaligen Tour Pros, die ich für dieses Buch interviewen durfte, möchte ich herzlich für ihr Vertrauen danken. Teilweise kannten wir uns persönlich, teilweise liefen die Kontakte über einige Ecken. Und der „kleine Dienstweg" über Social Media hat ebenfalls geholfen. Bettina Hauert, Caroline Kauffmann, Sophie Hausmann, Torsten Giedeon, Ben Parker, Florian Fritsch – danke, dass ihr eure Erfahrungen und Geschichten mit mir und den Lesern geteilt habt!

Und last, not least danke ich Ihnen allen, die Sie dieses Buch gekauft und gelesen haben, für Ihr Interesse. Ich hoffe sehr, dass Sie ein paar persönliche Erkenntnisse gewinnen konnten und sich vielleicht demnächst zumindest eine größere Trinkflasche zulegen werden ☺. Wenn Ihnen das Buch gefallen hat, sagen Sie es gerne weiter und – ganz wichtig für uns Autoren in der heutigen Zeit – hinterlassen Sie eine positive Bewertung auf dem einen oder anderen Onlineportal.

In diesem Sinne: Bis demnächst auf dem Golfplatz!

Denn sollten wir uns tatsächlich irgendwann einmal in einem Flight begegnen, sprechen Sie mich gerne an. Ich bin immer dankbar für persönliches Feedback. Und ich werde auch nicht spinxen, was Sie an Verpflegung im Bag haben. Versprochen!

Mehr gesunde Rezepte und seriöses Ernährungswissen finden Sie auf meinem Blog: **www.goodfood-blog.de**

Auch freue ich mich, wenn Sie mir auf Instagram® (@dr.alexaiwan) oder Facebook® (Ernährungsexpertin Dr. Alexa Iwan) folgen.

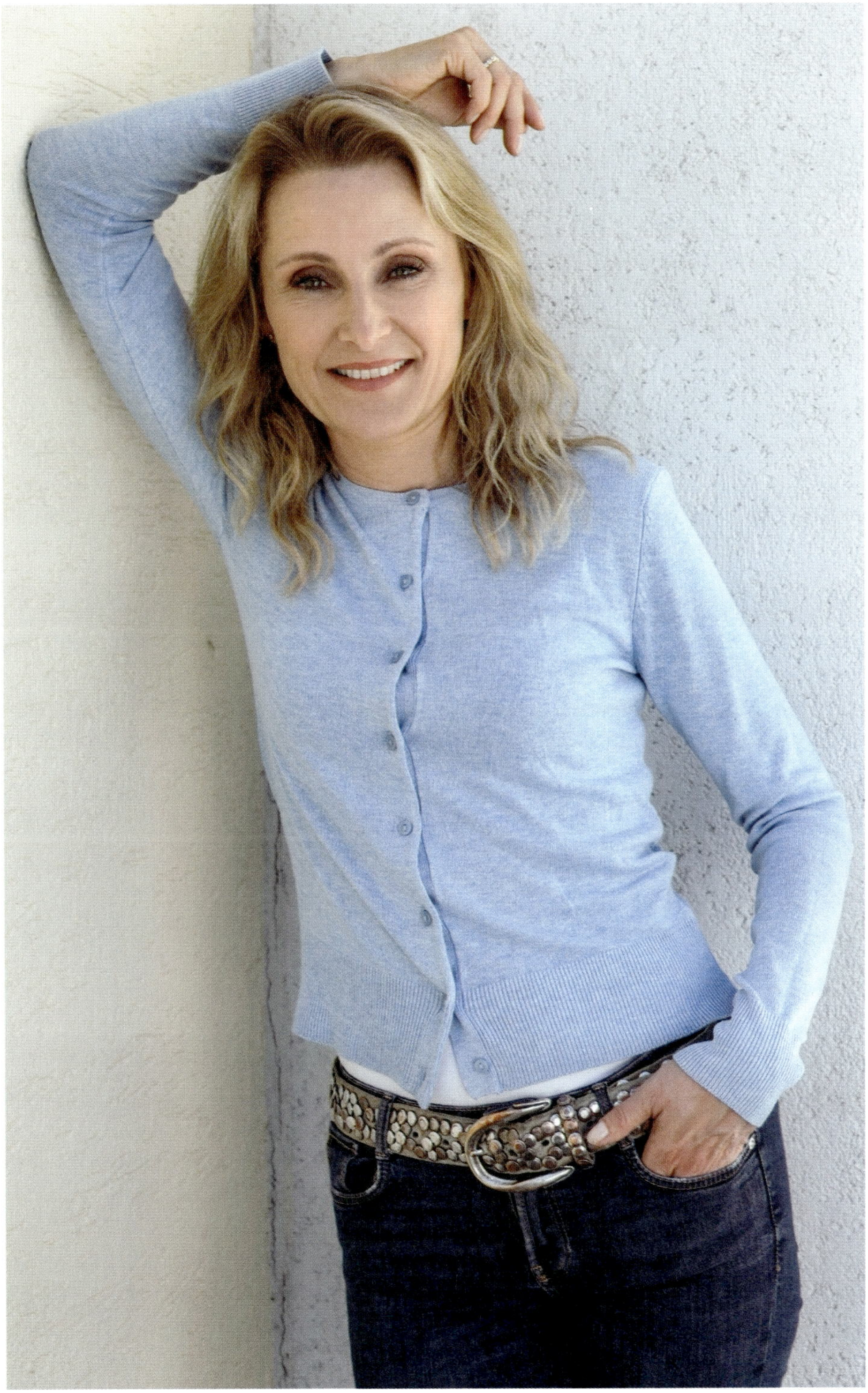

Anhang

Glossar

ADI-Wert	Acceptable Daily Intake = die Menge einer Substanz, die bei täglicher Einnahme als unbedenklich eingestuft wird.
Aerob	Eine chemische Reaktion, die auf Sauerstoff aus der Luft angewiesen ist.
Anaerob	Eine chemische Reaktion, die ohne Sauerstoff aus der Luft abläuft.
Anabol	Körpersubstanzaufbauende Stoffwechselreaktion
ATP	Wichtigster chemischer Energiespeicher des Menschen und aller Lebewesen. Entsteht bei der Verbrennung von Glukose und Fett.
BCAA	Branched-Chain Amino Acids = verzweigtkettige Aminosäuren
BLS	Bundeslebensmittelschlüssel
BMI	Body-Mass-Index
EFSA	European Food Safety Authority = Europäische Behörde für Lebensmittelsicherheit
FODMAPs	Fermentierbare Oligosaccharide, Disaccharide, Monosaccharide und Polyole = Zuckerverbindungen, die von den Darmbakterien verstoffwechselt werden, was zu Blähungen und Bauchschmerzen führen kann.
Fruktose	Fruchtzucker
Glukose	Traubenzucker

Glykogen	Speicherform von Glukose in der Muskulatur und in der Leber
Glykolyse	Enzymatische Spaltung und Abbau von Glukose
Hyperhydratation	Überversorgung mit Wasser
Hyperton	Eine Flüssigkeit (z. B. Getränk), die mehr wasserziehende Teilchen (Zucker, Eiweiße, Salze) enthält als eine Vergleichslösung (z. B. Blut).
Hyponatriämie	Starke Unterversorgung mit Natrium
Hypoton	Eine Flüssigkeit (z. B. Getränk), die weniger wasserziehende Teilchen (Zucker, Eiweiße, Salze) enthält als eine Vergleichslösung (z. B. Blut).
Isoton	Eine Flüssigkeit (z. B. Getränk), die genauso viele wasserziehende Teilchen (Zucker, Eiweiße, Salze) enthält wie eine Vergleichslösung (z. B. Blut).
Insulin	Hormon, welches in der Bauchspeicheldrüse gebildet wird. Schleust Glukose aus dem Blut in die Körperzellen.
Katabol	Körpersubstanzabbauende Stoffwechselreaktion
Kreatinphosphat	Energiereserve des Körpers, mit der verbrauchtes ATP regeneriert wird.
Laktat	Milchsäure. Entsteht, wenn Glukose im Stoffwechsel nur unvollständig abgebaut wird.
MER	Magenentleerungsrate
MET	Metabolisches Äquivalent = ein Maß, mit dem der Energieverbrauch eines Menschen bei verschiedenen Aktivitäten verglichen werden kann.
NEM	Nahrungsergänzungsmittel
Proteine	Eiweiße
Saccharose	Haushaltszucker

Informationsquellen und weiterführende Literatur

Adam, S. & Flothow, A. (2020). Ernährung und kognitive Leistungsfähigkeit – Fokus Makronährstoffe. *Ernährung im Fokus,* (3), 162-169.

Adam, S. (2020). Ernährung und kognitive Leistungsfähigkeit – Fokus Mikronährstoffe. *Ernährung im Fokus,* (4), 270-273.

Andersen, G. & Soyka, K. (2021). *Der kleine Souci/Fachmann/Kraut. Lebensmitteltabelle für die Praxis.* 5. Auflage. Stuttgart, Wissenschaftliche Verlagsgesellschaft.

BMI-Rechner, https://adipositas-gesellschaft.de/bmi/

Braun, H., Carlsohn, A., Großhauser, M. et al. (2019). Energiebedarf im Sport. Positionspapier der Arbeitsgruppe der Deutschen Gesellschaft für Ernährung e. V. (DGE). *Ernährungs Umschau international* 66 (8), 146-153.

Bundeslebensmittelschlüssel, https://blsdb.de

Carlsohn, A., Braun, H. et al. (2019). Mineralstoffe und Vitamine im Sport. Positionspapier der Arbeitsgruppe Sporternährung der Deutschen Gesellschaft für Ernährung e. V. (DGE). *Ernährungs Umschau international* (12), 250-257.

Deutsche Gesellschaft für Ernährung e. V., Bonn, www.dge.de

Deutsches Institut für Sporternährung e. V., Bad Nauheim, https://www.dise.online

Elmadfa, I., Muskat, E., Fritzsche, D. et al. (2020/2021). *Die große GU Nährwert Kalorien Tabelle.* München, GU Verlag.

Ernährungs- und Verbraucherbildung für Übungsleiter und Trainer im Sport. www.verbraucherzentrale.de/ernaehrungskompetenzen-im-sport

Europäische Health Claims Verordnung. https://eur-lex.europa.eu/legal-content/DE/TXT/PDF/?uri=CELEX:32006R1924&from=DE

Gonder, U., Tulipan, J., Lommel, M. et al. (2019). *Der Keto Kompass.* München, Systemed Verlag im riva Verlag.

Iwan, A. (2013). *Jede Frau kann schlanker werden.* München, Goldmann Verlag.

Jeukendrup, A. E. *Mysportsciene Ltd. – evidenzbasierte Informationen und Forschungsergebnisse für Athleten, Trainer, Betreuer und Wissenschaftler.* https://www.mysportscience.com

Jeukendrup, A. E. & Gleeson, M. (2019). *Sport Nutrition.* Chicago, Human Kinetics.

Kölner Liste. https://www.koelnerliste.com

König, D., Braun, H. et al. (2019). Kohlenhydrate in der Sporternährung. Positionspapier der Arbeitsgruppe Sporternährung der Deutschen Gesellschaft für Ernährung e. V. (DGE). *Ernährungs Umschau international* (11), 228-235.

König, D., Carlsohn, A. et al. (2020). Proteinzufuhr im Sport. Positionspapier der Arbeitsgruppe Sporternährung der Deutschen Gesellschaft für Ernährung e. V. (DGE). *Ernährungs Umschau international* (07), 132-139.

Kofrányi, E., Wirths, W., Fröleke, H. et al. (2018). *Einführung in die Ernährungslehre*. 14. vollständig überarbeitete und erweiterte Ausgabe. Neustadt/W., Neuer Umschau Buchverlag GmbH.

Konopka, P. (2018). *Sporternährung: Grundlagen, Ernährungsstrategien, Leistungsförderung*. München, blv Verlag.

Liste zulässiger gesundheitsbezogener Angaben über Lebensmittel (Health Claims). https://www.bmel.de/SharedDocs/Downloads/DE/_Ernaehrung/Lebensmittel-Kennzeichnung/VO_EU_432_2012_HealthClaims.html

Mosler, S., Braun, H. et al. (2019). Flüssigkeitsmanagement im Sport. Positionspapier der Arbeitsgruppe Sporternährung der Deutschen Gesellschaft für Ernährung e. V. (DGE). *Ernährungs Umschau international* (3), 52-58.

Nationale Anti Doping Agentur Deutschland, Bonn. www.nada.de (inklusive Kölner Liste, auch als App. für iOS und Android)

Pannekoek, S., Wisse, V. & van der Stelt, T. (2019). *Eat like an athlete. Moderne Ernährungsstrategien für Sportler.* Aachen, Meyer & Meyer Verlag.

Podlogar, J. & Smollich, M. (2019). *Vitamine, Mineralstoffe, Spurenelemente; Beratungswissen für die Apothekenpraxis*. Stuttgart, Deutscher Apotheker Verlag.

Raschka, Chr. & Ruf, St. (2018). *Sport und Ernährung – wissenschaftlich basierte Empfehlungen, Tipps und Ernährungspläne für die Praxis* (4. unveränderte Auflage). Stuttgart, Thieme Verlag.

Schek, A. (2013). *Ernährung im Top-Sport*. Wiesbaden, Umschau Zeitschriftenverlag GmbH.

Schek, A. (2015). Nahrungsergänzungsmittel im Sport – Bedeutung und praktische Hinweise. *Ernährung im Fokus* (07-08), 194-201.

Schek, A. (2018). *Top ernährt im Sport*. Books on Demand.

Schek, A., Braun, H. et al. (2019). Fette in der Sporternährung. Positionspapier der Arbeitsgruppe Sporternährung der Deutschen Gesellschaft für Ernährung e. V. (DGE). *Ernährungs Umschau international* (9), 182-189.

Stellungnahme des Bundesinstituts für Risikobewertung (März 2021). *Höchstmengen für Vitamine und Mineralstoffe in Nahrungsergänzungsmitteln und angereicherten Lebensmitteln*. https://www.bfr.bund.de/de/presseinformation/2021/11/hoechstmengen fuer vitamine und mineralstoffe in nahrungsergaenzungsmitteln und angereicherten lebensmitteln-269582.html

Supplementguide der Schweizer Gesellschaft für Sporternährung. http://www.ssns.ch/sportsnutrition/supplemente/supplementguide/

UGBforum spezial (2017). *Ernährung & Sport top versorgt.* UGB-Beratungs- und Verlags-GmbH.

von Koerber, K., Männle, Th. & Leitzmann, C. (2012). *Vollwert-Ernährung. Konzeption einer zeitgemäßen und nachhaltigen Ernährung.* (11. unveränderte Auflage). Stuttgart, Haug Verlag.

von Schacky, C. (2018). Omega-3 Fettsäuren – Spiegel rauf im Leistungssport! *Sportärztezeitung* (01), 74-78.

Was Nahrungsergänzungsmittel verschweigen dürfen. https://projekte.meine-verbraucherzentrale.de/media72811A.pdf

Wells, G. & Collier, D. (2011). *Golf nutrition – eating right to win.* http://www.rcga.org/_uploads/documents/Golf_Nutrition_2012_EN.PDF

Yang, R. & Hyson, S. (2018). *Hole-in-One-Nutrition, a guide to fueling better golf.* Amazon Distribution.

Ziegenhagen, R., Braun, H. et al. (2020). Sicherheitsaspekte bei Nahrungsergänzungsmitteln im Sport. Positionspapier der Arbeitsgruppe Sporternährung der Deutschen Gesellschaft für Ernährung e. V. (DGE). *Ernährungs Umschau international* (02), 42-50.

Wissenschaftliche Studien und internationale Literatur

Ainsworth, B. E., Haskell, W. L., Whitt, M. C. et al. (2000). Compendium of physical activities: An update of activity codes and MET intensities. *Med Sci Sports Exerc, 32* (9 Suppl), 498-504.

Ainsworth, B. E., Haskell, W. L., Herrmann, S. D. et al. (2011). Compendium of physical activities: A second update of codes and MET values. *Med Sci Sports Exerc, 43* (8), 1575-81.

Baker, L. B., Nuccio, R. P. & Jeukendrup, A. E. (2014). Acute effects of dietary constituents on motor skill and cognitive performance in athletes. *Nutr Rev*, 72 (12), 790-802.

Barati, M., Jabbari, M., Navekar, R. et al. (2020). Collagen supplementation for skin health: A mechanistic systematic review. *J Cosmet Dermatol*, 19 (11), 2820-2829.

Berry, S. E., Valdes, A. M., Drew, D. A. et al. (2020). Human postprandial responses to food and potential for precision nutrition. *Nat Med,* 26 (6), 964-973.

Broman, G., Johnsson, L. & Kaijser, L. (2004). Golf: A high intensity interval activity for elderly men. *Aging Clin Exp Res, 16* (5), 375-81.

Caciano, S. L., Inman, C. L. et al. (2015). Effects of dietary acid load on exercise metabolism and anaerobic exercise performance. *J Sports Sci Med, 814* (2), 364-71.

Chesney, E., McGuire, P., Freeman, T. P. et al. (2020). Lack of evidence for the effectiveness or safety of over-the-counter cannabidiol products. *Ther Adv Psychopharmacol, 9*; 10:2045125320954992.

Choi, F. D., Sung, C. T., Juhasz, M. L. et al. (2019). Oral collagen supplementation: A systematic review of dermatological applications. *J Drugs Dermatol, 118* (1), 9-16.

Clark, A., & Mach, N. (2016). Exercise-induced stress behavior, gut-microbiota-brain axis and diet: a systematic review for athletes. *J Int Soc Sports Nutr, 2413*, 43.

Clark, K. L., Sebastianelli, W., Flechsenhar, K. R. et al. (2008). 24-week study on the use of collagen hydrolysate as a dietary supplement in athletes with activity-related joint pain. *Curr Med Res Opin, 24* (5), 1485-96.

Courel-Ibáñez, J., Vetrovsky, T., Dadova, K. et al. (2019). Health benefits of β-hydroxy-β-methylbutyrate (HMB) supplementation in addition to physical exercise in older adults: A systematic review with meta-analysis. *Nutrients, 11* (9), 2082.

Czajka, A., Kania, E. M., Genovese, L. et al. (2018). Daily oral supplementation with collagen peptides combined with vitamins and other bioactive compounds improves skin elasticity and has a beneficial effect on joint and general wellbeing. *Nutr Res, 57*, 97-108.

de Toro-Martín, J., Arsenault, B. J., Després, J. P. et al. (2017). Precision nutrition: A review of personalized nutritional approaches for the prevention and management of metabolic syndrome. *Nutrients, 9* (8), 913.

Doherty, R., Madigan, S., Warrington, G. et al. (2019). Sleep and nutrition interactions: Implications for athletes. *Nutrients, 11* (4), 822.

Flores-Mateo, G., Rojas-Rueda, D. et al. (2013). Nut intake and adiposity: Meta-analysis of clinical trials. *Am J Clin Nutr, 97* (6), 1346-55.

García-Coronado, J. M., Martínez-Olvera, L., Elizondo-Omaña, R. E. et al. (2019). Effect of collagen supplementation on osteoarthritis symptoms: A meta-analysis of randomized placebo-controlled trials. *Int Orthop, 43* (3), 531-538.

Gibson, G. R. &, Roberfroid, M. B. (1995). *Handbook of prebiotics.* CRC Press. Published online, 29 Jan 2008.

Habermann, J. (2016). *Veränderung des Inflammationsstatus durch körperliche Extrembelastung und dessen Beeinflussung durch Polyphenole.* Dissertation. https://mediatum.ub.tum.de/1273973

Heffernan, S. M, Horner, K., De Vito, G., Conway, G. E. (2019). The role of mineral and trace element supplementation in exercise and athletic performance: A systematic review. *Nutrients, 11* (3), 696.

Herr, I., Lozanovski, V., Houben, P. et al. (2013). Sulforaphane and related mustard oils in focus of cancer prevention and therapy. *Wien Med Wochenschr, 163* (3-4), 80-88.

Höner, K. & Frerichs, N. (2007). Antioxidative Kapazität verschiedener Schokoladensorten in Abhängigkeit vom Kakaogehalt. *Ernährungs Umschau, 54*, 520-25

Hotfiel T., Freiwald J., Hoppe M. W. et al. (2018). Advances in delayed-onset muscle soreness (DOMS): Part I: Pathogenesis and diagnostics. *Sportverletz Sportschaden, 32* (4), 243-250.

Jeukendrup, A. E. (2014). A step towards personalized sports nutrition: Carbohydrate intake during exercise. *Sports Med, 44*, Suppl 1, 25-33.

Jeukendrup, A. E. (2017). Periodized Nutrition for Athletes. *Sports Med, 47*, 51-63.

Jones, A. M. (2014). Dietary nitrate supplementation and exercise performance. *Sports Med, 44*, Suppl 1, 35-45.

Judelson, D. A., Maresh, C. M., Yamamoto, L. M. et al. (2008). Effect of hydration state on resistance exercise-induced endocrine markers of anabolism, catabolism, and metabolism. *J Appl Physiol, 105* (3), 816-24.

Kamimori, G. H., Karyekar, C. S. et al. (2002). The rate of absorption and relative bioavailability of caffeine administered in chewing gum versus capsules to normal healthy volunteers. *Int J Pharm, 234* (1-2), 159-67.

Kerksick, C. M., Arent, S. et al. (2017). International society of sports nutrition position stand: Nutrient timing. *J Int Soc Sports Nutr, 2914*, 33.

Keys A. (1970). Coronary heart disease in seven countries. *Circulation*, 41(S1), 118-139.

Keys, A., Aravanis, C., Blackburn, H. W. et al. (1966). Epidemiological studies related to coronary heart disease: Characteristics of men aged 40-59 in seven countries. *Acta Med Scand*, Suppl, 460, 1-392.

Khalesi, S., Bellissimo, N., Vandelanotte, C. et al. (2019). A review of probiotic supplementation in healthy adults: Helpful or hype? *Eur J Clin Nutr, 73* (1), 24-37.

Kim, J. & Lee, J. (2014). A review of nutritional intervention on delayed onset muscle soreness. Part I. *J Exerc Rehabil, 10* (6), 349-56.

Larsen, L. H., Angquist, L., Vimaleswaran, K. S. et al. (2012). Analyses of single nucleotide polymorphisms in selected nutrient-sensitive genes in weight-regain prevention: The DIOGENES study. *Am J Clin Nutr, 95* (5), 1254-60.

Lechner, K., Lechner, B., Engel, H. et al. (2020). Vitamin D and athletic performance: Perspectives and pitfalls. *Dtsch Z Sportmed, 71*, 35-42.

Lembke, P., Capodice, J. et al. (2014). Influence of omega-3 (n3) index on performance and wellbeing in young adults after heavy eccentric exercise. *J Sports Sci Med, 20*; 13 (1), 151-156.

Letenneur, L., Proust-Lima, C. et al. (2007). Flavonoid intake and cognitive decline over a 10-year period. *Am J Epidemiol, 165* (12), 1364-1371.

Li, H., Li, X. et al. (2018). Nut consumption and risk of metabolic syndrome and overweight/obesity: A meta-analysis of prospective cohort studies and randomized trials. *Nutr Metab (Lond), 22*, 15-46.

Liu, X., Machado, G. C., Eyles, J. P. et al. (2018). Dietary supplements for treating osteoarthritis: A systematic review and meta-analysis. *Br J Sports Med, 52* (3), 167-175.

Lukaski, H. C. (2004). Vitamin and mineral status: effects on physical performance. *Nutrition, 20* (7-8), 632-44.

Luscombe, J., Murray, A. D. et al. (2017). A rapid review to identify physical activity accrued while playing golf. *BMJ Open, 7* (11), e018993.

Manach, C., Williamson, G. et al. (2005). Bioavailability and bioefficacy of polyphenols in humans. I. Review of 97 bioavailability studies. *Am J Clin Nutr, 81* (1 Suppl), 230S-242S.

Maughan, R. J., Burke, L. M., Dvorak, J. et al. (2018). IOC consensus statement: Dietary supplements and the high-performance athlete. *British Journal of Sports Medicine, 52*, 439-455.

McCartney, D., Benson, M. J., Desbrow, B. et al. (2020). Cannabidiol and sports performance: A narrative review of relevant evidence and recommendations for future research. *Sports Med Opn*, 6(1), 27.

Meng, X., Li, Y. et al. (2017). Dietary sources and bioactivities of melatonin. *Nutrients, 9* (4), 367.

Moore, D. R., Churchward-Venne, T. A. et al. (2015). Protein ingestion to stimulate myofibrillar protein synthesis requires greater relative protein intakes in healthy older versus younger men. *J Gerontol A Biol Sci Med Sci, 70* (1), 57-62.

Mumford, P. W., Tribby, A. C. et al. (2016). Effect of caffeine on golf performance and fatigue during a competitive tournament. *Med Sci Sports Exerc, 48* (1), 132-138.

Novotny, J. A., Gebauer, S. K. & Baer, D. J. (2012). Discrepancy between the Atwater factor predicted and empirically measured energy values of almonds in human diets. *The American Journal of Clinical Nutrition, 96* (2), 296-301.

Pomportes, L., Brisswalter, J. et al. (2017). Cognitive performance enhancement induced by caffeine, carbohydrate and guarana mouth rinsing during submaximal exercise. *Nutrients, 9* (6), 589.

Remer, T. & Manz, F. (1995). Potential renal acid load of foods and its influence on urine pH. *J Am Diet Assoc, 95* (7), 791-797.

Ristow, M., Zarse, K., Oberbach, A. et al. (2009). Antioxidants prevent health-promoting effects of physical exercise in humans. *Proc Natl Acad Sci U S A, 106* (21), 8665-8670.

Smith, M. F. (2010). The role of physiology in the development of golf performance. *Sports Med, 40* (8), 635-655.

Smith, M. F., Newell, A. J. & Baker, M. R. (2012). Effect of acute mild dehydration on cognitive-motor performance in golf. *J Strength Cond Res, 26* (11), 3075-3080.

Stevenson, E. J., Hayes, P. R. & Allison, S. J. (2009). The effect of a carbohydrate-caffeine sports drink on simulated golf performance. *Appl Physiol Nutr Metab, 34* (4), 681-688.

Strasser, B., Gostner, J. M. & Fuchs, D. (2016). Mood, food, and cognition: Role of tryptophan and serotonin. *Curr Opin Clin Nutr Metab Care, 19* (1), 55-61.

Thomas, D. T., Erdman, K. A. & Burke, L. M. (2016). Position of the Academy of Nutrition and Dietetics, Dietitians of Canada, and the American College of Sports Medicine: Nutrition and athletic performance. *J Acad Nutr Diet, 116* (3), 501-528.

Thompson, C., Wylie, L. J., Fulford, J. et al. (2015). Dietary nitrate improves sprint performance and cognitive function during prolonged intermittent exercise. *Eur J Appl Physiol, 115* (9), 1825-1834.

Trexler, E. T., Smith-Ryan, A. E., Stout, J. R. et al. (2015). International society of sports nutrition position stand: Beta-Alanine. *J Int Soc Sports Nutr, l 15,* 12-30.

Van Cutsem, J., De Pauw, K. et al. (2018). A caffeine-maltodextrin mouth rinse counters mental fatigue. *Psychopharmacology (Berl), 235* (4), 947-958.

VanDolah, H. J., Bauer, B. A. &, Mauck, K. F. (2019). Clinicians' guide to cannabidiol and hemp oils. *Mayo Clin Proc, 94* (9), 1840-1851.

Vauzour, D. (2012). Dietary polyphenols as modulators of brain functions: Biological actions and molecular mechanisms underpinning their beneficial effects. *Oxid Med Cell Longev, 2012,* 914273.

Vauzour, D., Camprubi-Robles, M. et al. (2017). Nutrition for the ageing brain: Towards evidence for an optimal diet. *Ageing Res Rev, 35,* 222-240.

von Schacky, C. (2019). Verwirrung um die Wirkung von Omega-3-Fettsäuren. *Internist 60,* 1319–1327.

Weißenborn, A., Bakhiya, N., Demuth, I. et al. (2018). Höchstmengen für Vitamine und Mineralstoffe in Nahrungsergänzungsmitteln. *J Consum Prot Food Saf, 13,* 25-39.

Wickham, K. A. & Spriet, L. L. (2018). Administration of caffeine in alternate forms. *Sports Med, 48* (Suppl 1), 79-91.

Williamson, G. (2017). The role of polyphenols in modern nutrition. *Nutr Bull, 42* (3), 226-235.

Williamson, G. & Manach, C. (2005). Bioavailability and bioefficacy of polyphenols in humans. II. Review of 93 intervention studies. *Am J Clin Nutr, 81* (1 Suppl), 243S-255S.

Wilkinson, D. J., Hossain, T., Hill, D. S. et al. (2013). Effects of leucine and its metabolite β-hydroxy-β-methylbutyrate on human skeletal muscle protein metabolism. *J Physiol, 591* (11), 2911-2923.

Wilson, J. M., Fitschen, P. J., Campbell, B. et al. (2013). International Society of Sports Nutrition Position Stand: Beta-hydroxy-beta-methylbutyrate (HMB). *J Int Soc Sports Nutr, 10* (1), 6.

White, C. M. (2020). A review of human studies assessing cannabidiol's (CBD) therapeutic actions and potential. *J Clin Pharmacol, 59* (7), 923-934.

Yoon, W. Y., Lee, K. & Kim, J. (2020). Curcumin supplementation and delayed onset muscle soreness (DOMS): Effects, mechanisms, and practical considerations. *Phys Act Nutr, 24* (3), 39-43.

Zaragoza, J., Tinsley, G., Urbina, S. et al. (2019). Effects of acute caffeine, theanine and tyrosine supplementation on mental and physical performance in athletes. *J Int Soc Sports Nutr, 16* (1), 56.

Zárate, R., El Jaber-Vazdekis, N. et al. (2017). Significance of long chained polyunsaturated fatty acids in human health. *Clin Transl Med, 6* (1), 25.

Ziegenfuss, T. N., Habowski, S. M. et al. (2015). Effects of a dietary supplement on golf drive distance and functional indices of golf performance. *J Int Soc Sports Nutr, 12* (1), 4.

Zdzieblik, D., Oesser, S., Baumstark, M. W. et al. (2015). Collagen peptide supplementation in combination with resistance training improves body composition and increases muscle strength in elderly sarcopenic men: A randomised controlled trial. *Br J Nutr, 114* (8), 1237-1245.

DR. AMBROSIUS

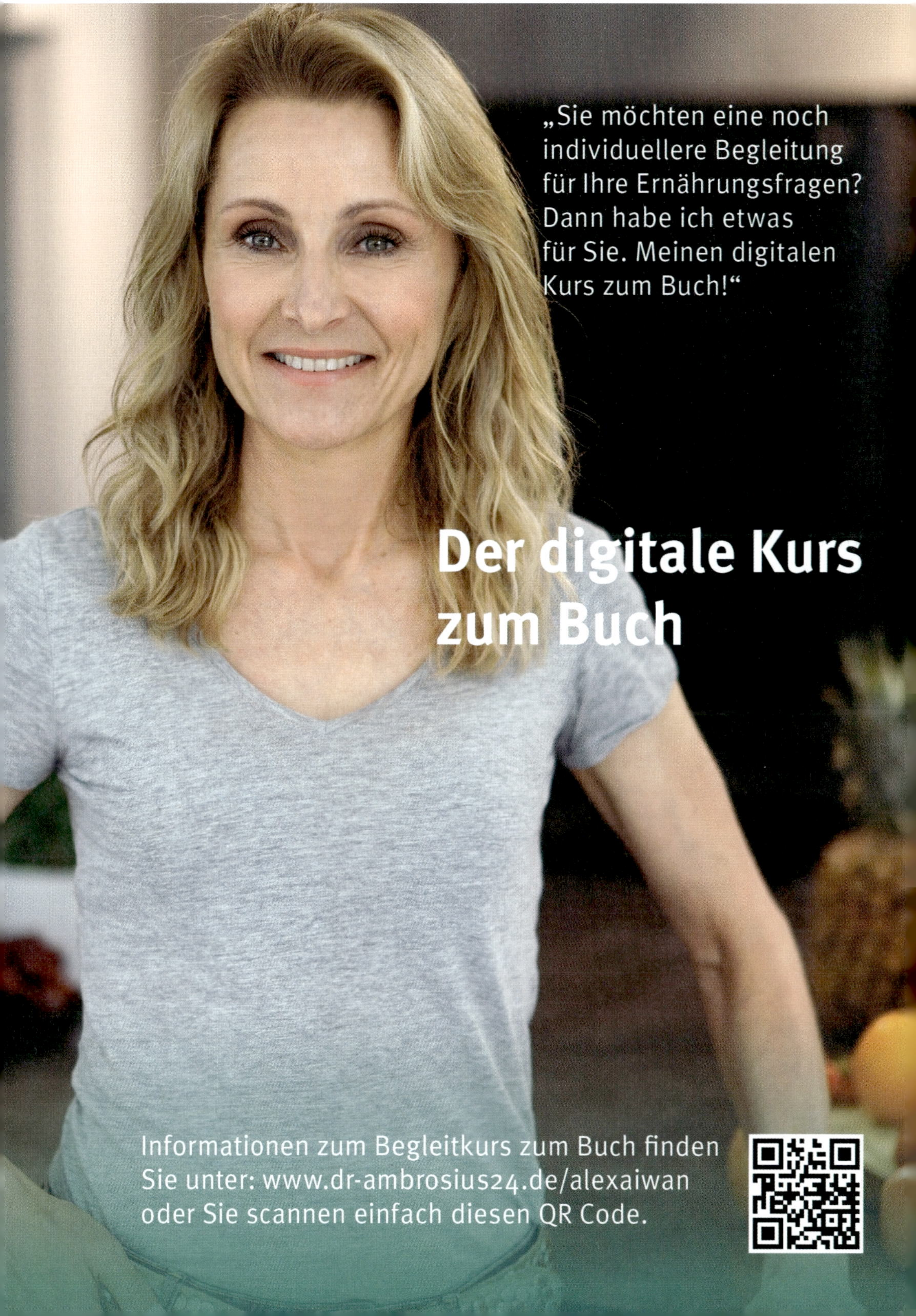

Bildnachweis

Covermotiv & Fotos S. 135, 147, 155, 300-301, 303: © Stephan Wieland

Rezept-Fotos, S. 108, 139, 156, 230, 231, 232, 233, 234, 235, 236, 238, 240, 242, 244, 248, 250, 252, 256, 258, 260, 264, 266, 268, 272, 274, 276, 280, 286, 287, 288, 290, 292: © Dr. Alexa Iwan

Foto Vitaldrink S. 230: © Lilly Rasmus

Foto Sophie Hausmann S. 190: © Ali Palma

Foto Carolin Kauffmann S. 126: © Uwe Weiser

Foto Ben Parker S. 104: © Patrick Runte

Foto Bettina Hauert S. 148: © Dr. Alexa Iwan

Foto Torsten Giedeon, S.74: © Stefan von Stengel

Foto Florian Fritsch, S. 222: © Stefan von Stengel

Fotos Dr. Alexa Iwan S. 73, 103, 113, 147, 155, 189, 246, 254, 270, 278, 299, 307 und Umschlagrückseite: © Streetstyleshooters

Fotos Adobe Stock: S. 9, 10-11, 13, 14-15, 22, 23, 28, 41, 45, 57, 78-79, 82, 102, 114-115, 119-122, 123, 130, 152, 157, 162-167, 168-169, 212-213, 228-229, 239, 247, 255, 263, 271, 279, 283, 284, 285, 294-295, 304-305

S. 89: Mit freundlicher Genehmigung von Informationszentrale Deutsches Mineralwasser (IDM)

Covergestaltung: Katerina Georgieva

Innenlayout: Isabella Frangenberg

Satz: Anja Elsen

Lektorat: Dr. Irmgard Jaeger

Sämtliche Nährwerte und Nährstoffmengen in diesem Buch wurden mit dem Nährwertberechnungsprogramm DGExpert der Deutschen Gesellschaft für Ernährung e.V. berechnet, welches auf dem Bundeslebensmittelschlüssel (BLS 3.01) basiert.